Die

Heil- und Pflege-Anstalten

für

Psychisch-Kranke

des deutschen Sprachgebietes

am 1. Januar 1898.

Von

Dr. **Heinrich Laehr** und Dr. **Max Lewald**

Berlin W-Zehlendorf. Obernigk b. Breslau.

Mit col. geogr. Karte.

Berlin
Verlag von Georg Reimer
1899.

Vorrede.

Die letzte Auflage dieses Buches erschien 1890 und war dem X. internationalen Congresse zu Berlin gewidmet. Seitdem ist eine, im Verhältniss zur raschen Entwicklung des deutschen Irrenwesens, erhebliche Zeit vorübergegangen und es erschien dringend, einen neuen Ueberblick über dasselbe den Collegen und Behörden darzubieten. Durch die Unterstützung des mitunterzeichneten Dr. Lewald ist die Ausführung ermöglicht worden.

Wir danken allen Denen, welche durch authentische Auskunft bereitwillig uns entgegengekommen sind. Die Durcharbeitung des Materials, welche in den verschiedenen Auflagen seit 1852 interessante statistische Ergebnisse geliefert hat, dürfte den Lesern willkommen sein. Die geographische Karte, welche nunmehr colorirt beigefügt ist, gewährt einen klareren Ueberblick, als dies früher der Fall war, und die Hinzufügung des Registers aller Anstaltsärzte im Jahre 1898 wird Vielen willkommen sein.

April 1899.

Heinrich Laehr. **Lewald.**

Inhalt.

A. Verzeichniss der Heil- und Pflege-Anstalten des deutschen Sprachgebietes in alphabetischer Ordnung.

1. Verzeichniss der öffentlichen Heil- und Pflege-Anstalten für Psychisch-Kranke.

2. Verzeichniss der privaten Heil- und Pflege-Anstalten für Psychisch-Kranke.

3. Verzeichniss der Erziehungs- und Pflege-Anstalten für Idioten und Schwachsinnige.

4. Verzeichniss der Heil- und Pflege-Anstalten für Epileptische.

5. Verzeichniss der Heil-Anstalten für toxische Psychosen (Alkohol, Morphium etc.).

6. Verzeichniss der offenen Cur-Anstalten.

B. Verzeichniss der einzelnen Länder des deutschen Sprachgebietes (Deutschland's, Luxemburg's, der Schweiz, der deutschen Länder Oesterreichs und Russlands) nach der in ihnen vorhandenen Anstalts-Fürsorge für die Psychisch-Kranken, von Geburt an Psychisch-Schwachen und Epileptischen in geographischer Ordnung.

A.

Verzeichniss

der Heil- und Pflege-Anstalten des deutschen Sprachgebietes

in alphabetischer Ordnung.

Aachen (Rheinprovinz).

1. **Rheinische Provinzial-Irren-Anstalt** zu Aachen. Post- und Bahnstation Aachen.

Aerzte: Dr. Landerer, leitender Arzt; Dr. Flügge, I. Assistenzarzt; Dr. Schröder, II. Assistenzarzt.

Bestand 1. Januar 1897:		380	männliche	Kranke
Aufgenommen . .	„	59	„	„
Verpflegt	„	439	„	„
Entlassen	„	26	„	„
Gestorben	„	30	„	„
Bestand 1. Januar 1898:		383	„	„

Die Anstalt (Mariaberg) wurde 1879 von der Genossenschaft der Alexianer-Brüder in Aachen erbaut, 1884 und 1893 erheblich erweitert und ist seit 1896 in den Besitz der Stadt Aachen übergegangen. Durch Pachtvertrag ist sie bis zum Jahre 1900 der rheinischen Provinzialverwaltung überlassen und dient dieser hauptsächlich als Pflege-Anstalt für Geisteskranke und Epileptiker männlichen Geschlechtes. Anstaltsberichte.

2. **Irren-Anstalt der Alexianer-Genossenschaft** zu Aachen, Alexianergraben 33.

Privat-Heil- und Pflege-Anstalt für männliche Kranke.

Aerzte: Sanitätsrath Dr. Barm und Hausarzt Dr. Schoebel.

Bestand 1. Januar 1897:		118	Kranke
Aufgenommen . .	„	172	„
Verpflegt	„	290	„
Entlassen	„	87	„
Gestorben	„	14	„
Bestand 1. Januar 1898:		189	„

Die Alexianerbrüder befassen sich seit Jahrhunderten mit der Pflege Geisteskranker und die hiesige Anstalt dürfte eine der ältesten Deutschlands sein. Die Anstalt ist durch Neubauten erweitert und geeignet, Patienten aus allen Ständen aufzunehmen.

Ahrweiler (Rheinprovinz).

Privat-Heil- und Pflege-Anstalt für Gemüths- und Nervenkranke zu Ahrweiler (Rheinprovinz). Post- und Bahnstation Ahrweiler.

Die Anstalt steht unter Leitung des Dr. von Ehrenwall und Dr. Zacher. Assistenzärzte: Dr. Bollhagen und Dr. Knoblauch.

Bestand 1. Januar 1897:	68	Kr.	(40	M., 28	Fr.)
Aufgenommen . . „	116	„	(72	„ , 44	„)
Verpflegt. . . . . „	184	„	(112	„ , 72	„)
Entlassen . . . . „	96	„	(56	„ , 40	„)
Gestorben . . . . „	11	„	(11	„ , —	„)
Bestand 1. Januar 1898:	77	„	(45	„ , 32	„)

Historische Daten: Die nachmals von Ehrenwall-sche Heil- und Pflege-Anstalt für Gemüths- und Nervenkranke zu Ahrweiler wurde im Jahre 1877 durch die Herren Martin Schadde und Dr. med. Feltgen in einem innerhalb des Stadtbezirks Ahrweiler gelegenen Hause begründet und im Jahre 1880 durch Dr. von Ehrenwall übernommen. Aus der anfänglichen Pflege-Anstalt für unheilbare Geisteskranke entwickelte sich allmählich ein grösseres Sanatorium, für dessen Anforderungen die nach und nach auf 3 nebeneinander liegende Häuser gewachsene Einrichtung bald nicht mehr genügte. Es wurde daher vor der Stadt ein umfangreicher Landcomplex acquirirt, auf welchem im Jahre 1882 ein Theil der nach einem grösseren einheitlichen Plan entworfenen Anstaltsbaulichkeiten erbaut wurde. Dieser Bau bestand im Wesentlichen aus einer grösseren offenen und einer kleineren geschlossenen Abtheilung, welche Abtheilungen, den sich allmählich steigernden Aufnahme-Anforderungen entsprechend, in den Jahren 1886,

1887 und 1888 nach dem ursprünglichen Plane ausgebaut wurden. In der geschlossenen Abtheilung wurden separate und doch wieder zusammenhängende Bauten für ruhige männliche und weibliche Geisteskranke aufgeführt, desgleichen die hierzu nöthigen getrennten Gartenanlagen angelegt. Ebenso erfuhr die offene Abtheilung eine Erweiterung bis zu 25 Betten. Sie sollte gewissermaassen zwischen einer Kaltwasser- und einer geschlossenen Anstalt stehen, und den Zweck haben, hierzu passenden leichten Psychosen, sowie den Fällen, die sich auf dem Grenzgebiet zwischen geistiger Gesundheit und Erkrankung bewegen und die in eine eigentliche Irren-Anstalt nicht hineingehören, eine freiere Behandlung zu ermöglichen, ferner den schweren Neurosen eine ausgiebige Beaufsichtigung und Behandlung zu Theil werden zu lassen, sowie den Reconvalescenten von Psychosen Gelegenheit zu geben, sich an eine freiere Bewegung zu gewöhnen.

Hand in Hand mit der Erweiterung der Anstaltsgebäulichkeiten ging die Installirung einer Niederdruck-Centralheizung für sämmtliche Zimmer und Corridore des ganzen Hauses, ferner der Kalt- und Heisswasserversorgung sämmtlicher Etagen und der Bäder in denselben; endlich wurde das ganze Haus mit elektrischem Licht versehen. Letztere Anlage wurde bereits am 19. April 1887 in Betrieb gesetzt. Diese neuen Einrichtungen bedurften im Jahre 1892 der Ergänzung, welche im Wesentlichen in der Beschaffung grösserer Gesellschaftszimmer und Wohnräume für die beiden Abtheilungen für psychisch Gestörte bestand. Gleichzeitig wurde die Abtheilung für unruhige Kranke erweitert und verbessert.

Die Ausnutzung des Hauptterrains für directe Anstaltszwecke machte die Verlegung der Oekonomie nothwendig, für welche im Jahre 1895 ein grösseres Gebäude zur Haltung eines vermehrten Viehbestandes errichtet wurde. Die alten Oekonomiegebäulichkeiten wurden zu einem maschinell betriebenen Waschhaus umgebaut. — In das Jahr 1895 fällt auch der Neubau des neuen Gesellschafts-

und Badehauses für die Abtheilung für Nervenkranke, in welchem Gebäude auch der grosse Turnsaal, sowie die Räumlichkeiten für Handfertigkeitsarbeiten und photographische Zwecke liegen. Die hier sich abspielende Thätigkeit der Pensionäre steht unter der Leitung eines eigens hierzu engagirten Fachmannes.

Endlich wurde es zu einem unabweisbaren Bedürfniss, für unruhige Kranke ein eigenes Heim mit grösserem Garten zu errichten, welche Aufgabe in den Jahren 1895 und 1896 durch die Erbauung eines mit allen Anforderungen der Neuzeit ausgestatteten Hauses gelöst wurde. Diese Neubauten erforderten eine Vergrösserung der Kessel- und Lichtanlage, ausserdem die Einführung von Accumulatoren. Diese Anlagen sind Ende Februar 1898 fertig gestellt worden und damit ist das Bauprogramm in seinem ganzen Umfang zu Ende geführt. Im Ganzen bietet die Anstalt Raum zur gleichzeitigen Verpflegung von 100 Kranken beiderlei Geschlechtes. Entsprechend der vergrösserten Aufnahmefähigkeit hat sich die Zahl der ärztlichen Mitarbeiter um 3 erhöht, so dass gegenwärtig 4 Aerzte an der Anstalt wirken. Das übrige Personal besteht aus ca. 60 Köpfen.

Das Gesammtareal der Anstalt umfasst zur Zeit 32 ha = 128 preussische Morgen. Hiervon entfallen auf das eigentliche Anstaltsterrain inclusive Gärten für die Pensionäre 225 a = 9 Morgen, auf die Oekonomie, Gemüsegärten, Treibhausanlagen, Wiesen etc. 304 a = 12 Morgen, auf die grosse in unmittelbarer Nähe der Anstalt belegene zusammenhängende und vollständig mit Wegen, Ruheplätzen, Bänken, Pavillons, Aussichtsthurm versehene Waldanlage 2681 a = 107 Morgen.

Die Gesammtunkosten der Einrichtungen beziffern sich auf ca. 1 097 200 ℳ, hiervon entfallen auf den Grunderwerb 113 500 ℳ, auf die Bauten des Centralhauses incl. den maschinellen Einrichtungen für elektrische Beleuchtung, das Pumpwerk, Eisbereitung und Badeeinrichtung in allen Etagen, Kalt- und Heisswasserversorgung des ganzen Hauses, Wasserleitung durch die Gärten, Niederdruckdampfheizung des ganzen Hauses 622 700 ℳ (Hierbei ist die Niederdruckdampfheizung mit 61 964 ℳ betheiligt, die Beleuchtungsanlage incl. Antheil am Maschinenhaus mit 39 070 ℳ, die Kalt- und Heisswasserleitung, Pumpwerk, Brunnenbau, Hochreservoir und Rohranlage mit 12 750 ℳ, die Eismaschine und Kühlanlage mit 18 000 ℳ, das neue Badehaus mit Douche-Einrichtungen incl. Salons etc. mit 66 136 ℳ betheiligt); auf die Oekonomie mit Wohnhaus 26 000 ℳ; auf das neue Gebäude für unruhige Kranke incl. elektrischer Lichtanlage und eigener Centralheizung, Anlage der Gärten 160 000 ℳ; auf Inventar, lebendes und todtes, 175 000 ℳ. Hierzu kommen für dieses Jahr die Kosten der Erweiterung des Maschinenhauses, incl. Aufstellung eines neuen Dampfkessels, einer neuen Dynamo-Maschine und einer Accumulatoren-Batterie im Betrag von ca. 30 000 ℳ.

Die Krankenbewegung gestaltete sich folgendermassen:

1880	Aufnahmen	4 Kr.	(2 M., 2 Fr.)
	Bestand am 12. Dec.	11 „	(8 „, 3 „)
1885	Aufnahmen	25 „	(15 „, 10 „)
	Bestand am 12. Dec.	21 „	(11 „, 10 „)
1890	Aufnahmen	66 „	(39 „, 27 „)
	Bestand am 12. Dec.	48 „	(23 „, 25 „)
1894	Aufnahmen	91 „	(62 „, 29 „)
	Bestand am 12. Dec.	60 „	(45 „, 15 „)
1897	Aufnahmen	116 „	(72 „, 44 „)
	Bestand am 12. Dec.	67 „	(45 „, 22 „)

Alexanderbad (Königreich Bayern).

Wasser-Heil-Anstalt für Nervenkranke und chronisch Leidende.

Leitender Arzt: Faltin.

Alexanderhöhe siehe Riga.

Allenberg (Prov. Ostpreussen).

Provinzial-Irren-Heil- und Pflege-Anstalt Allenberg gehört zur Post- und Bahnstation Wehlau, von der Letzteren ist dieselbe 2 km entfernt.

An der Anstalt sind 6 Aerzte angestellt: 1. Director Dr. Wilhelm Sommer, gleichzeitig I. Arzt; 2. Oberarzt Dr. Curt Taubner; 3. Oberarzt Dr. Hugo Hoppe; 4. Assistenzarzt Dr. Curt Passarge; 5. Assistenzarzt Dr. Hans Herrmann; 6. Assistenzarzt Dr. Arthur Butschkus. Ausserdem ist eine Volontärarztstelle vorgesehen, die jedoch zur Zeit unbesetzt ist.

Der Krankenbestand betrug am 1. Januar 1897:

	897 Kr.	(451 M.,	446 Fr.)
Aufgenommen 1897. . . .	202 „	(112 „,	90 „)
Verpflegt „	1099 „	(563 „,	536 „)
Entlassen „	115 „	(60 „,	55 „)
Gestorben „	73 „	(37 „,	36 „)
Bestand am 1. Januar 1898:	911 „	(466 „,	445 „)

Geschichtliche Notizen: Eröffnet am 1. Sept. 1852. Mit der Eröffnung ging die bis dahin als Theil des Löbenichtschen Hospitals in Königsberg bestandene Kgl. Irrenanstalt ein. Die in letzterer befindlichen Kranken, 59 an der Zahl, wurden nach Allenberg übergesiedelt. Die neue Anstalt, nach dem Damerow'schen Plane relativ verbundene Heil- und Pflege-Anstalt, war ursprünglich für 250 Kranke gebaut. In 10 Jahren war dies Ziel erreicht. 1853 betrug der durchschnittliche Krankenbestand 252,4. Da der Bestand in den nächsten 10 Jahren noch weiter stieg, bis er 1870 sein vorläufiges Maximum 325,3 erreichte, so wurde die Anstalt 1870—72 durch Umbau des Oekonomiegebäudes und Neubau zweier Siechenhäuser für je 110 Kranke so weit erweitert, dass sie 500 Kranke aufnehmen konnte. Als auch diese Zahl 1878—79 erreicht war, hatte der erste ostpreussische Landtag bereits am 5. April 1878 den Ankauf von Land zur Anlage einer mit Allenberg verbundenen Irrencolonie beschlossen, der zweite Landtag bewilligte am 17. März 1879 die Mittel zum Landankauf: 60000 ℳ und ebensoviel zum Bau, und so konnte schon im Sommer 1879 der Bau der Coloniegebäude begonnen, die Wirthschaftsgebäude noch 1879 vollendet werden. Am 15. Juni 1880 wurden die Krankengebäude mit 50 M. und 10 Fr. bezogen.

Um die Anstalt auf 600 Kranke zu erweitern, wurde 1881 ein einfaches Gebäude mit 2 Abtheilungen für je 20 in Wasch- und Kochküche beschäftigte Frauen erbaut.

Um dem immer mehr sich fühlbar machenden Bedürfniss einer Vergrösserung der Anstalt zu genügen, wurde im Jahre 1885 der Bau von vier Pavillons — je 2 für Männer und Frauen — beschlossen und wurde mit den Bauten auch bereits im Sommer desselben Jahres begonnen. Nachdem im darauf folgenden Jahre die Häuser fertig gestellt waren, wurden 100 Kranke aus der stark überfüllten Anstalt Kortau übergeführt.

Die Pavillons, für je 60 Kranke, kosten einschliesslich der inneren Einrichtungen (Inventar, Gasbeleuchtung und Dampfheizung) 331 000 ℳ.

Es sind nunmehr durch diese Erweiterung der Anstalt 890 Plätze für Kranke geschaffen worden.

Um den hierzu geeigneten Kranken genügende Beschäftigung in der Landwirthschaft bieten zu können, wurden im Jahre 1894 39 ha Acker und Wiesen für zusammen 36 500 ℳ angekauft.

Bereits im Jahre 1891 wurde der Versuch gemacht, unheilbare aber nicht gemeingefährliche Patienten in Familien unterzubringen. Wenn man hier auch in der Auswahl der Kranken sowohl wie in der der Familien auf Schwierigkeiten stiess, so ist es doch gelungen, die Zahl der Pfleglinge gegenwärtig bis auf 21 zu bringen.

Allenstein siehe Kortau.

Altona (Prov. Schleswig-Holstein).

Irren-Pflege-Anstalt Altona (Post- und Bahnstation). Eigenthum der Stadtgemeinde Altona, verwaltet vom Armenwesen der Stadt. Arzt: Geheimer Sanitäts-Rath Dr. Wallichs, Kreisphysikus in Altona. Zweck der Anstalt: Pflege von harmlosen unheilbaren Irren, welche dem Armenwesen zur Last gefallen sind.

Bestand 1. Januar 1897:	99 Kr.	(46 M.,	53 Fr.)
Aufgenommen . . „	66 „	(30 „,	36 „)
Verpflegt . . . . . „	165 „	(76 „,	89 „)
Entlassen . . . . . . „	42 „	(23 „,	19 „)
Gestorben . . . . „	23 „	(9 „,	14 „)
Bestand 1. Januar 1898:	100 „	(44 „,	56 „)

Geschichtliches: Die Irren-Pflege-Anstalt, welche wirthschaftlich mit dem Siechenhause verbunden ist, wurde mit diesem auf dem Grundstücke zwischen Norder- und Feldstrasse, welches mit zwei alten Kasernen und einem Wirthschaftsgebäude für den Kaufpreis von 100 000 ℳ vom Militär-Fiscus in den Besitz der Stadtgemeinde Altona übergegangen war, im Jahre 1886 zu beregtem Zwecke durch Ausbau der Gebäude hergerichtet. Der Ausbau der beiden Kasernen zum Siechenhause resp. zur Irren-Pflege-Anstalt, des Wirthschaftsgebäudes, eines Isolirhauses mit 8 Zellen und einer Leichenhalle erforderte einen Kostenaufwand von 87 400 ℳ, die Inventar- etc. Einrichtung einen solchen von 13 000 ℳ.

Officiell eröffnet am 1. Januar 1887, nachdem bereits am 27. December 1886 die ersten Kranken aufgenommen waren, zum Theil aus der Provinzial-Irren-Anstalt in Schleswig, zum Theil aus dortigen Pflege-Anstalten, dann aus dem Armenhause der Stadt Altona in Osdorf, wo bis dahin eine eigene Abtheilung für chronische Geisteskranke war. Es sind fast nur Unheilbare, die leichteren Formen werden versuchsweise hin und wieder zu Verwandten entlassen, störende Elemente in die Provinzial-Anstalten verlegt.

1891 wurde die Erweiterung des Isolirhauses auf 16 Zellen erforderlich, wofür 10 000 ℳ verausgabt sind.

Nach zehnjährigem Bestehen 1. Januar 1897 waren im Laufe der Jahre in der Irren-Pflege-Anstalt:

verpflegt	1367 Kr.	(637 M.,	730 Fr.)
also jährlich durchschnittlich . .	137 „	(64 „,	73 „)
Davon sind im Laufe der Jahre			
Entlassen	164 „	(76 „,	88 „)
Gestorben	263 „	(122 „,	141 „)
Im Bestande verblieben	99 „	(46 „,	53 „)

Vergleiche Generalberichte über das öffentliche Gesundheitswesen der Provinz Schleswig-Holstein.

Alt-Scherbitz (Provinz Sachsen).

1. **Provinzial-Irren-Heil- und Pflege-Anstalt** Rittergut Alt-Scherbitz. Aufgenommen werden alle Krankheitsformen mit alleinigem Ausschluss geisteskranker Verbrecher. Den Anstalten der Provinz Sachsen ist kein besonderer Aufnahmebezirk zugewiesen, sondern es steht den Kranken, bezw. deren Angehörigen oder Heimathsbehörden die Wahl der Anstalt frei. — Post- und Eisenbahn-Station: Schkeuditz (Halle-Leipzig) 15 Min. entfernt.

Aerzte: Director und Chefarzt Sanitätsrath Dr. Paetz; Oberarzt Dr. Herting (von 1899 ab Director der rheinischen Anstalt Galkhausen); 3. Arzt Dr. Kaiser; 1. Assistenzarzt Dr. Schaumburg; 2. Assistenzarzt Dr. v. Buchka; 3. Assistenzarzt Dr. Kownatzki; Volontärarzt Dr. Gross.

Bestand 1. Januar 1897 (einschliesslich des unter 2. aufgeführten Siechen-Asyls):	847 Kr.	(449 M.,	398 Fr.)
Aufgenommen . . 1897:	277 „	(129 „,	148 „)
Verpflegt. . . . . „	1124 „	(578 „,	546 „)
Entlassen. . . . . „	158 „	(63 „,	95 „)
Gestorben . . . . „	87 „	(47 „,	40 „)
Bestand 1. Januar 1898:	879 „	(468 „,	411 „)

Nachdem im Frühjahr 1876 das ungefähr 300 ha grosse Rittergut Alt-Scherbitz von der Provinzialverwaltung für nahezu 1 Million Mark angekauft war, wurden disponible Wohnräume desselben am 28. Juni 1876 mit den ersten, aus der Anstalt Nietleben entnommenen Kranken belegt und im August mit dem Bau der Anstalt unter Leitung des damaligen Directors, Geh. Sanitätsrath Prof. Dr. Koeppe, begonnen. Nach des Letzteren Tode († 30. Jan. 1879) ging die Direction auf den damaligen 2. Arzt, jetzigen Director Dr. Paetz, über, welcher bereits mit den ersten Kranken s. Z. von Nietleben nach Alt-Scherbitz übergesiedelt war. 1885 wurde der Anstaltsbau vorläufig abgeschlossen, doch schon 1888 mit einer Erweiterung und Vervollkommnung begonnen, welche 1891 zum Abschluss gebracht worden ist. Die Anstalt bietet für 800—840, einschliesslich des Siechen-Asyls für 960—1000 Kranke Platz.

Mit Alt-Scherbitz ist ein neues Anstalts-System, das der „colonialen Irren-Anstalt" geschaffen worden, welches allseitig als das nach dem gegenwärtigen Standpunkte der Kranken-Behandlung vollkommenste anerkannt und in Folge dessen für alle späteren Anstaltsbauten im In- und Auslande vorbildlich geworden ist. Das Neue und Eigenartige der Einrichtung der Anstalt liegt

1. in der unmittelbaren Vereinigung einer grossen landwirthschaftlichen Colonie mit einer nach den modernsten Grundsätzen der freien Behandlung eingerichteten Central-Anstalt auf dem gemeinsamen Terrain eines grossen Landgutes, im Gegensatz zu der früheren Trennung der geschlossenen Anstalten von den agricolen Colonieen;

2. in dem hier zum ersten Male durchgeführten grundsätzlichen Verzichte auf das Corridor-System und alle durch dasselbe mehr oder weniger erforderten Beschränkungen durch Mauern und Gitter;

3. in der gleichfalls zum ersten Male in Deutschland nach schottischem Vorgange in ausgedehntem Maasse bewirkten Durchführung des „Offen-Thür-Systems" in der Form eines allgemeinen principiellen Systems.

Mittheilungen über die Grundsätze und Einrichtungen der Anstalt sind ausser in den jährlich veröffentlichten Verwaltungsberichten niedergelegt in Vorträgen, welche auf dem VIII. Internationalen medicinischen Congresse in Kopenhagen, auf den Naturforscher-Versammlungen zu Magdeburg und Wiesbaden, sowie auf dem Congress des deutschen Vereins für Armenpflege und Wohlthätigkeit zu Kassel gehalten worden sind. Eine zusammenhängende Darstellung der gesammten Einrichtungen der Anstalt und der Grundsätze, auf denen dieselben beruhen, enthält das im Verlage von Julius Springer in Berlin erschienene Werk: Paetz, die Colonisirung der Geisteskranken in Verbindung mit dem Offen-Thür-System, ihre historische Entwicklung und die

Art ihrer Ausführung auf Rittergut Alt-Scherbitz. Mit 27 Textabbildungen, 6 Lichtdrucktafeln und einem Lageplan.

2. **„Siechen-Asyl Kaiser Wilhelm-Augusta-Stiftung“.** Aufgenommen werden nur unheilbare, nicht gemeingefährliche Geisteskranke, welche wegen körperlicher Gebrechlichkeit oder Unzulänglichkeit der heimischen Verhältnisse in besonderem Grade hülfsbedürftig sind.

Die ärztliche und administrative Leitung des Asyls ist mit derjenigen der zu 1. genannten Provinzial-Irren-Anstalt vereinigt und deshalb dem Director der letzteren, Dr. Paetz, unterstellt. Einem der Assistenzärzte der Anstalt sind die hausärztlichen Functionen am Asyl übertragen.

Das Asyl wurde 1883—85 zur Erinnerung an die 1880 stattgefundene Goldene Hochzeitsfeier des Kaisers Wilhelm I. und der Kaiserin Augusta errichtet aus Mitteln, welche aus diesem Anlass, wie in allen anderen Preussischen Provinzen, so auch in der Provinz Sachsen gesammelt waren und auf den Wunsch Ihrer Majestäten zu wohlthätigen Zwecken verwandt werden sollten. Es besteht aus 2 Pavillons für je 80 weibliche und männliche Kranke und einem Wohngebäude für einen ärztlichen und einen Verwaltungsbeamten.

Die Frequenz des Asyls ist in den vorstehend gegebenen Zahlen über die Krankenbewegung des Jahres 1897 einbegriffen. Beschreibung und Grundrisse finden sich in: Paetz, Colonisirung der Geisteskranken etc. etc.

Amelsbüren (Provinz Westfalen).

Alexianer-Irren-Anstalt Haus Kannen bei Amelsbüren (Poststation). Pflege-Anstalt für männliche Geisteskranke, 3 Kilometer von Amelsbüren, 10 Kilometer von Münster i. W. entfernt.

Die nächsten Bahnstationen sind: Mecklenbeck (Cöln-Minden) und Hiltrup (Münster-Hamm).

Arzt: Dr. Dercken (wohnt bei der Anstalt).

Bestand 1. Januar 1897:	175	Kr.	
Aufgenommen . .	„	45	„
Verpflegt	„	220	„
Entlassen	„	16	„
Gestorben	„	14	„
Bestand 1. Januar 1898:	190	„	

Gegründet 1887. Haus Kannen ist ein Gut von 43 ha, bestehend aus Ackerland, Wiesen und Busch, das die Alexianer-Genossenschaft 1887 von den Jesuiten, die früher hier eine Niederlassung hatten, kaufte. Die Anstalt ist durch viele Neubauten mit Unterstützung der Provinzial-Behörden so vergrössert, dass im nächsten Jahre 300 Kranke Aufnahme finden können. Im Jahre 1897 wurden 4 grössere Neubauten aufgeführt, elektrisches Licht, Dampfwäscherei, Wasserleitung und eine neue Bade-Einrichtung angelegt, sowie ein Desinfectionsapparat angeschafft.

Andernach (Rheinprovinz).

1. **Rheinische Provinzial-Irren-Heil- und Pflege-Anstalt.** Station: Andernach der linksrheinischen Bahn, 10 Min. entfernt.

Aerzte: Director Sanitätsrath Dr. Noetel; 2. Arzt Dr. Schreiber; 1. Assistenzarzt Dr. Werner; 2. Assistenzarzt Dr. Deiters; die Volontärarzt-Stelle ist zur Zeit nicht besetzt.

Bestand 1. Januar 1897:	440 Kr.	(227 M.,	213 Fr.)
Aufgenommen . . „	221 „	(121 „,	100 „)
Verpflegt . . . . „	661 „	(348 „,	313 „)
Entlassen . . . . „	198 „	(114 „,	84 „)
Gestorben . . . . „	27 „	(12 „,	15 „)
Bestand 1. Januar 1898:	436 „	(222 „,	214 „)

Eröffnet am 15. October 1876 unter der Direction des im Januar 1889 als Director der Rheinischen Provinzial-Irren-Anstalt zu Bonn verstorbenen Geh. Medicinalrath Dr. Nasse. Ihm folgte Juni 1881 der gegenwärtige Director. Am 1. Januar 1877 betrug die Krankenzahl 54. Der höchste Krankenbestand Anfang 1889 von über 460 Köpfen liess die Anstalt erheblich überfüllt erscheinen. Eine Uebersiedelung von ca. 70 Kranken in von geistlichen Genossenschaften geleitete Privat-Anstalten in demselben Jahre entlastete die Anstalt in erwünschter Weise.

1879 wurde der bisher bestehenden 3. Klasse eine 4. hinzugefügt, die nun statt der bisherigen 3. Klasse die Normalklasse darstellt, während die 3. Klasse eine Klasse für Pensionäre wurde, in welcher aber auch für Unbemittelte gebildeten Standes Freistellen bewilligt werden.

Ein ernster Unglücksfall betraf die Anstalt im December 1879, indem die Frauenisolirabtheilung abbrannte. Weder Kranke noch Personal erlitten Schaden. Sie war 1880 wieder hergestellt. Verschiedentlichen baulichen Uebelständen wurde in den Jahren 1882 bis 1885 durch eingreifende Umänderungen in den Closet-, Wasch- und Bade-Einrichtungen, wie in der Abflussableitung Abhilfe geschafft. Seit 1891 sind ausgeführt: Errichtung eines neuen Kesselhauses, einer Isolirbaracke für ansteckende Krankheiten, sowie von Viehställen; Vergrösserung der Isolirabtheilungen auf der Männer- und Frauen-Seite um einen grossen Tagesraum, 3 Einzelzimmer und einen grösseren gemeinsamen Schlafsaal. Endlich wurde Dampfwäscherei eingerichtet.

Das Anstaltsareal betrug bei Eröffnung der Anstalt etwas über 11,46—52, es hat sich im Laufe der Jahre durch Ankauf verschiedener Parzellen um ca. 3 ha 19 ar vermehrt und beträgt jetzt 14 ha 75 ar 52 qm. Davon sind 7 ha 45 ar 70 qm in landwirthschaftlichem Betriebe. — 1. „Die Provinzial-Irren-, Blinden- und Taubstummen-Anstalten der Rheinprovinz. Düsseldorf 1880.“ 2. „Bericht über die Rhein. Provinzial-Irren-Anstalt zu Andernach in den Jahren 1880—87. Coblenz 1888.“

2. **Irren-Bewahr-Anstalt St. Thomas.** Leitender Arzt: Dr. Heintze.

Bestand 1. Januar 1897:	311 Kr.	(163 M.,	148 Fr.)
Aufgenommen . . .,	19 „	(7 „,	12 „)
Verpflegt . . . . „	330 „	(170 „,	160 „)
Entlassen . . . . „	19 „	(7 „,	12 „)
Gestorben . . . . „	21 „	(13 „,	8 „)
Bestand 1. Januar 1898:	290 „	(150 „,	140 „)

Die Anstalt besteht seit 1833; sie war früher Kloster, dann adliges Damenstift. Anfangs 40 Betten, durch Erweiterungsbauten bis 1891 auf 300 Betten vermehrt.

Die Anstalt gehört dem Regierungsbezirk Coblenz und ist öffentliche Anstalt.

Verwaltung: Ein Curatorium von 5 Mitgliedern (incl. des Arztes) besonders für die Vermögensverwaltung und grössere Ausgaben.

Aplerbeck (Provinz Westfalen).

Provinzial-Irren-Anstalt. Von Post- und Bahn-Station Aplerbeck 25 Min. entfernt.

Aerzte: Director Dr. Backenköhler; Oberarzt Dr. Simon; 2 Assistenzärzte Dr. Wetzel und Dr. Voigt.

Bestand 1. Januar 1897:	369 Kr.	(192 M.,	177 Fr.)
Aufgenommen . . „	226 „	(114 „,	112 „)
Verpflegt . . . . „	595 „	(306 „,	289 „)
Entlassen . . . . „	118 „	(62 „,	56 „)
Gestorben . . . . „	28 „	(19 „,	9 „)
Bestand 1. Januar 1898:	449 „	(225 „,	224 „)

Die am 5. April 1895 mit 92 Kranken eröffnete selbstständige Heil- und Pflege-Anstalt bietet nach ihrer gegen Ende 1897 erfolgten Vollendung Platz für 500. Im Pavillon-System erbaut, besteht sie aus 15 Krankenhäusern, 1 Verwaltungsgebäude, 1 Wirthschaftsgebäude, 1 Kesselhaus mit Centralbädern, 1 Festsaal, 1 Wohnhaus für den Director, 1 für Beamte und 1 für den Anstaltsgeistlichen, sowie aus dem Oekonomiehof mit Stallungen, Scheunen u. s. w. Mit Ausnahme der letzteren sind die Gebäude aus gelben Verblendsteinen mit einem Kostenaufwand von rund 2 1/4 Millionen Mark hergestellt. In den Landhäusern befindet sich Ofenheizung, sonst überall Centralheizung. Die Beleuchtung ist durchweg elektrisch. Das Grundeigenthum beträgt etwa 200 Morgen, von denen reichlich 50 auf das engere Anstaltsgebiet mit seinen Anlagen kommen. Bei Offen-Thür-System in 6 Häusern trägt die Unterbringung und Beschäftigung der Kranken einen agricolen Charakter. An dem Wege zum Orte Aplerbeck besitzt die Anstalt noch in zunächst 4 Häusern Wohnungen für 8 Wärter bezw. Anstalts-Handwerker, welche zur Aufnahme von je 1 oder 2 Kranken in die Familie nach Auswahl des Directors verpflichtet sind. Eine Erweiterung dieser Colonie ist vorbehalten.

Bei confessioneller Trennung der Provinzial-Anstalten in Westfalen dient Aplerbeck zur Aufnahme von evangelischen Kranken. Die Krankenpflege wird auf der Frauenabtheilung durch Diakonissen besorgt. — Eine ausführliche Beschreibung der Anstalt wird jetzt nach ihrer Vollendung erfolgen: Jahresberichte gemeinsam mit den anderen Provinzial-Irren-Anstalten von Westfalen.

Attl (Bayern).

Attl, **Anstalt für männliche Unheilbare**, Post- und Bahn-Station Wasserburg in Oberbayern.

Anstaltsarzt: Dr. Adam in Wasserburg.

Bestand 1. Januar	1897:	133 Kr.
Aufgenommen . .	„	27 „
Verpflegt	„	160 „
Entlassen	„	1 „
Ausgetreten . . .	„	6 „
Gestorben	„	21 „
Bestand 1. Januar	1898:	132 „

Das Anstaltsgebäude, die frühere Kloster- und nun Pfarrkirche und nahe dabei weitere erst später entstandene 4 Häuser, zusammen den Ort Attl bildend, liegt auf hervorragend schönem Punkte am linken Innufer nach Südwest im Innthal weithin sichtbar, 4 Stunden von Rosenheim, 1 Stunde von Wasserburg entfernt.

Die Römer hatten hier ein Kastell, nach ihnen die Deutschen eine militärische Besatzung; dann ging der Platz an die Grafen von Andechs über und von diesen später an den Orden der Benedictiner, deren Abtei nach beinahe 900 jährigem Bestand im Jahre 1803 durch den Staat aufgehoben wurde. Im Jahre 1872 wurde vom Orden der barmherzigen Brüder in Bayern das jetzige Hauptanstaltsgebäude mit Garten und einigen Tagwerken (2—3 Hektar) Land angekauft und für 50—60 Pfleglinge eingerichtet.

Die Errichtung einer Ordens-Anstalt wurde in den Jahren 1873—74 von der königlichen Regierung nicht gestattet, und so entstand „Eine für sich bestehende Anstalt mit juristischen Rechten" unter Oberaufsicht der Regierung.

Die genehmigte Collekte in alljährlich einem Theil des Regierungsbezirkes Oberbayern ermöglichte es, innerhalb 25 Jahren, auch die Oekonomiegebände mit 59½ Hektar Land und eine kleine Mühle zu erwerben, und die Anstalt für 140 Pfleglinge zu erweitern und einzurichten.

Die Verwaltung, Pflege der Kranken, Verrichtung aller Hausgeschäfte und Aufsicht über Oekonomie und Mühle liegt in den Händen der barmherzigen Brüder.

Zur Zeit sind 44 Epileptische, 56 Blödsinnige oder Schwachsinnige und 33 mit verschiedenen körperlichen Krankheiten als Lähmung, Nervenleiden, Krebs etc. untergebracht.

Aue (Provinz Hessen-Nassau).

Pensionat für Schwachsinnige in Aue bei Schmalkalden, Regierungsbezirk Kassel. Station Schmalkalden.

Besitzer: Joh. Saal. Anstaltsarzt: Dr. Lehnebach-Schmalkalden.

Bestand 1. Januar 1897:	69 Kr.	(33 M.,	36 Fr.)
Aufgenommen . .	„	21 „	(9 „ ,	12 „)
Verpflegt	„	97 „	(44 „ ,	53 „)
Entlassen	„	7 „	(2 „ ,	5 „)
Gestorben	„	1 „	(— „ ,	1 „)
Bestand 1. Januar 1898:		82 „	(40 „ ,	42 „)

Die Anstalt erstreckt sich längs der Ortsstrasse Aue-Schmalkalden und besteht aus 4 durch Garten, Wiesen und Hofraum begrenzten Wohnhäusern, nebst einem im gegenüber liegenden Garten sich befindlichen Neubau, in dem sich Wasch- und Badehaus, nebst sonstigen Wohnräumen befinden. Im Jahre 1873 wurde zu Fischhaus bei

Meiningen die Anstalt eröffnet, wegen Mangels an Raum im Jahre 1883 nach Aue bei Schmalkalden verlegt.

Aussee (Tirol).

Wasser-Heil-Anstalt „Alpenheim".

Besitzer und leitender Arzt: Kaiserlicher Rath Dr. Schreiber.

Baden-Baden (Grossherzogthum Baden).

1. **Sanatorium** des Dr. Emmerich für Nervenleidende, sowie speciell Morphium-, Cocain- etc., auch Alkohol-Kranke. Geisteskranke ausgeschlossen. Baden-Baden ist Post- und Bahn-Station.

Aerzte: Dr. Emmerich, Besitzer und leitender Arzt; Dr. Leibold.

Gründung der Anstalt 1890. Specialität der Anstalt sind Entziehungs-Curen.

2. **Sanatorium** Dr. Frey und Dr. Gilbert, u. a. auch für Nervenkranke.

3. **Heil-Anstalt für Nervenkranke** von Dr. Schneider.

4. **Curhaus** Annaberg, Sanatorium für Nervenkranke, von Dr. Dr. Lüderitz und Teufel.

Ballenstedt am Harz (Anhalt).

1. **Kurhaus** Villa Friede, Pension und Heil-Anstalt für Nervenkranke, das ganze Jahr geöffnet für nervenleidende Damen und Herren der gebildeten Stände. Zur Behandlung kommen alle Formen organischer und functioneller Nervenerkrankung, Neurosen und Neuro-Psychosen, sowie Reconvalescenz-Zustände nach körperlichen oder Geistes-Krankheiten. Psychisch Kranke werden nur aufgenommen, wenn sie 1. Bewusstsein und Erkenntniss ihrer Krankheit haben, 2. freiwillig kommen und bleiben, 3. kein Suicidium befürchten lassen, 4. für ihre Umgebung nicht störend sind, 5. keiner fortlaufenden besonderen Ueberwachung bedürfen. Patientenzahl im Sommer ca. 20, im Winter 10.

Station Ballenstedt, Verbindung nach Frose (Station

der Linie Halle-Goslar-Löhne) und nach Quedlinburg: zwei Bahnhöfe, Schloss- und Stadt-Bahnhof, nur an letzterem Wagen.

Besitzer und Director: Dr. Julius Bartels (im Sommer ein Assistenzarzt).

Bestand 1. Januar	1897:	9 Kr.	(3 M.,	6 Fr.)
Aufgenommen . .	„	49 „	(22 „,	27 „)
Verpflegt	„	58 „	(25 „,	33 „)
Entlassen	„	48 „	(23 „,	25 „)
Gestorben	„	— „	(— „,	— „)
Bestand 1. Januar	1898:	10 „	(2 „,	8 „)

Angestellt: 11 Personen.

Die Anstalt ist 1879 durch den verstorbenen Sanitätsrath Dr. Wiedemeister gegründet und im März 1894 in den Besitz von Dr. Bartels übergegangen, der bis dahin dirigirender Arzt der Heil-Anstalt Johannisberg in Kaiserswerth war.

2. **Pensionat für 6 nervenkranke Damen** von Frau von Drenkhan.

Bamberg (Kreis Oberfranken).

Irren-Anstalt St. Getreu zu Bamberg, öffentliche Heil- und Pflege-Anstalt, zunächst für die Stadt Bamberg. Station Bamberg.

Aerzte: Oberarzt Dr. Lehmann, Assistenzarzt Dr. Seeber.

Bestand 1. Januar	1897:	71 Kr.	(28 M.,	43 Fr.)
Aufgenommen . .	„	57 „	(35 „,	22 „)
Verpflegt	„	128 „	(63 „,	65 „)
Entlassen	„	53 „	(34 „,	19 „)
Gestorben	„	10 „	(5 „,	5 „)
Bestand 1. Januar	1898:	75 „	(29 „,	46 „)

Seit 4. April 1805. Das Gebäude gehörte bis zur Säcularisation 1803 dem nahen Benediktinerkloster St. Michaelsberg und war eine Probstei. Medicinal-Director Dr. A. Marcus änderte es 1804 in eine Irren-Anstalt für Bamberg und das Gebiet des Hochstifts um, wozu das Bürgerspital, das

die Gebäude und Realitäten des Klosters erworben hatte, die Einrichtungskosten mit 3036 fl. bestritt. 1863 wurde die Anstalt und ihr auf 66000 fl. angelaufener Fonds als local anerkannt und ging mit dem Grundbesitz durch Vergleich in den Besitz der Stadt über. Die Verhandlungen zur Reorganisation schlossen 1870. In demselben Jahre wurde der Umbau begonnen, der jedoch durch den deutsch-französischen Krieg unterbrochen wurde, und es konnte die Anstalt erst am 1. Januar 1873 theils neu, theils umgebaut wieder eröffnet werden (Aufwand 60000 ℳ). 1872 kam ein anstossendes Privat-Anwesen mit grösserem und kleinerem Hause, Garten und Scheuer für 7000 fl. hinzu und nahm Kranke auf. Zur Beschäftigung der Kranken wurden 1875, 78 und 79 Felder in unmittelbarer Nähe der Anstalt — 147,4 ar für 7854 ℳ — erworben. Eine Erweiterung erfuhr die Anstalt 1887. Der als Speicher benutzte Bodenraum wurde zu Mansardenzimmern umgewandelt, und man gewann einen Tageraum, einen Schlafsaal, drei Einzelzimmer I. und II. Klasse und Corridor. 1889 wurde ein Oekonomiegebäude vollständig neu erbaut. Seit 1890 pachtete die Anstalt vom Bürgerspital den anstossenden Wäschegarten als Erholungsplatz für die Kranken. 1897 Neubau für 12 Kranke. Eine Isolir-Abtheilung für Frauen ist im Bau.

Basel (Canton Baselstadt).

1. **Cantonale Irren-Anstalt.** Station Basel.

Aerzte: Director Prof. Dr. L. Wille; II. Arzt Dr. Meine; I. Assistenzarzt Dr. H. Wille; II. Assistenzarzt Dr. Sturzenegger.

Bestand 1. Januar 1897:	246 Kr.	(112 M.,	134 Fr.)
Aufgenommen . . „	233 „	(135 „,	98 „)
Verpflegt . . . . „	479 „	(247 „,	232 „)
Entlassen . . . . „	230 „	(133 „,	97 „)
Gestorben . . . . „	29 „	(20 „,	9 „)
Bestand 1. Januar 1898:	248 „	(114 „,	134 „)

Eröffnung der in Villenform neu erbauten Anstalt am 29. October 1886 an Stelle der früheren Irren-Abtheilung des städtischen Spitals. Klinischer Unterricht. — „Schweiz. ärztl. Corresp.-Blatt." „Schweiz. Bauzeitung." „Zeitschrift: Zwischen Jura und Alpen 1886—1887." Jährliche Jahresberichte der Irren-Anstalt.

2. **„Anstalt zur Hoffnung"** für schwachsinnige Kinder. Privat-Idioten-Anstalt, Lehr- und Pflege-Anstalt für 22 schwachsinnige Kinder. Privatunternehmen einer Gesellschaft, gegründet vom Prof. Jung 1857, von Privaten unterhalten, im eigenen Hause und Garten: Elsässerstrasse 23.

Lehrer und Vorsteher: Mathias Nehracher. Hausarzt: Dr. Wm. Bernoulli, Mitglied des Vorstandes in Basel: Schärflingasse 4.

Bestand durchschnittlich 22 Kinder.

Bayreuth (Bayern. Kreis Oberfranken).

Kreis-Irren-Anstalt, öffentliche Heil- und Pflege-Anstalt für den Kreis Oberfranken, 10 Minuten von der Bahnstation Bayreuth entfernt.

Aerzte: k. Director Dr. Kraussold, k. II. Arzt Dr. Prinzing, I. Assistenzarzt Dr. Fritz, II. Assistenzarzt Dr. Kolb.

Bestand 1. Januar 1897:	495 Kr.	(280 M.,	215 Fr.)
Aufgenommen. . . .	118 „	(65 „,	53 „)
Verpflegt	613 „	(345 „,	268 „)
Entlassen	82 „	(47 „,	35 „)
Gestorben	26 „	(18 „,	8 „)
Bestand 1. Januar 1898:	505 „	(281 „,	224 „)

Die Anstalt wurde 1868—1870 mit einem Aufwande von 592 216 fl. (1 015 227 ℳ) gebaut, am 16. Mai 1870 eröffnet und übernahm die Kranken und das Personal aus der 1789 vom Markgrafen Alexander von Bayreuth für die Unterthanen des Fürstenthums Bayreuth gestifteten Irren-Anstalt St. Georgen bei Bayreuth.

Zunächst für 250 Kranke eingerichtet, wurde sie in den Jahren 1878—1893 durch Neubauten zur Aufnahme der doppelten Krankenzahl erweitert. (Gegenwärtig wieder Ueberfüllung.)

Das für Grunderwerbung, Bau und Einrichtung aufgewandte Grundkapital beträgt 1 453 720 ℳ.

Areal 29,658 ha, davon 25 ha Wiesen, Acker- und Gartenland.

Es bestehen 47 halbe Freiplätze für Geisteskranke aus dem ehemaligen Markgrafthum Bayreuth.

Durch den Arbeitsverdienst (Cocosmatten- und Strohflechterei) und Beiträge der Kranken und des Pflegepersonals wurde (seit 1864) ein Unterstützungsfonds für Kranke und Pflegepersonal im derzeitigen Betrag von 194 381 ℳ angesammelt.

Literatur: „Zeitschrift für Psychiatrie", Bd. XII, S. 575. Gedruckte Jahresberichte.

2. **Privat-Heil- und Pflege-Anstalt „Herzogshöhe"** für Gemüths- und Nervenkranke zu Bayreuth in Bayern (Post- und Bahnstation).

Besitzer: Dr. Albert Würzburger. Aerzte: Dr. Albert Würzburger, Dr. Heinrich Knehr.

Bestand 1. Januar 1897:	41 Kr.	(21 M.,	20 Fr.)
Aufgenommen . .	„ 24	„ (16	„, 8	„)
Verpflegt	„ 65	„ (37	„, 28	„)
Entlassen	„ 24	„ (14	„, 10	„)
Gestorben	„ 4	„ (1	„, 3	„)
Bestand 1. Januar 1898:	37	„ (22	„, 15	„)

Gegründet 1861 von Dr. Simon Würzburger († 1895), dem Vater des jetzigen Besitzers. 1894 auf eine am Westende der Stadt über dem Mainthal gelegene Anhöhe verlegt. Pavillonsystem, Niederdruckdampfheizung, elektrische Beleuchtung.

3. **Asyl St. Gilgenberg,** Privat-Heil-Anstalt für Nerven- und Gemüthskranke ausschliesslich männlichen Geschlechts, zu Donndorf bei Bayreuth. Station Bayreuth, 1 Std. entfernt.

Besitzer und dirigir. Arzt: Dr. Aug. Falco, Hofrath.

Gegründet 1869 von Dr. A. Falco. Die Anstalt liegt in der Nähe des bekannten früher herzogl. Württemb.

Schlosses und Parkes „Fantaisie“ in einer durch landschaftliche Schönheiten hervorragenden Gegend und hat ihren Namen nach einem auf gegenüberliegender Höhe früher befindlichem Schlosse „St. Gilgenberg“. Sie wurde durch Ankauf angrenzender Grundstücke und eines aus der Markgrafenzeit stammenden Besitzes mit Wald und parkartigen Anlagen, „Retraite“ genannt, wesentlich vergrössert und verschönert. Neubauten 1869, 1876 und 1884; Areal 27 bayr. Tagwerke. — Eine Neuorganisation der Anstalt, verbunden mit Neu- und Umbauten steht in diesem Jahre bevor und deswegen sind in den letzten Jahren absichtlich alle Neuaufnahmen sistirt worden. Die Anstalt beherbergte daher während des verflossenen Jahres überhaupt nur 3 Kranke. — Jährliche Berichte an die Kgl. Kreisregierung von Oberfranken zu Bayreuth; weitere Nachrichten in „Allg. Ztschr. f. Psychiatrie“ und „Aerztl. Intelligenzblatt“.

Bellelay (Canton Bern).

Cantonale Anstalt, im Bau begriffen, für 260—300 Betten; soll im Laufe des Jahres 1898 eröffnet werden.

Bellevue (Kreuzlingen, Canton Thurgau) bei Konstanz.

Cur-Anstalt für Neurosen und Psychosen.

Poststation für Briefe aus der Schweiz: Kreuzlingen, für Briefe aus Deutschland und den anderen Ländern: Konstanz.

Bahnstation Kreuzlingen oder Konstanz, je ca. 7 Minuten von der Anstalt entfernt.

Aerzte: Director Dr. Robert Binswanger. Hausärzte: Dr. H. Smidt[1]), Dr. O. v. Holitz.

Bestand 1. Januar 1897:	41 Kr.	(22 M.,	19 Fr.)
Aufgenommen . . „	84 „	(54 „,	30 „)
Verpflegt. . . . . „	125 „	(76 „,	49 „)
Entlassen. . . . . „	77 „	(48 „,	29 „)
Gestorben . . . . „	6 „	(6 „,	— „)
Bestand 1. Januar 1898:	42 „	(22 „,	20 „)

[1]) nicht Schmidt, wie in voriger Auflage irrthümlich gedruckt.

Unter den verpflegten 125 Kr. befanden sich 70 Nerven- und 55 Geisteskranke.

Gegründet 1857 von Dr. L. Binswanger sen. Seit 1880 unter Leitung seines Sohnes Dr. R. Binswanger. Ursprünglich Heil- und Pflege-Anstalt für Psychosen. Seit ca. 20 Jahren steigende Aufnahme von Neurosen. Bauliche Fortentwicklung im Sinne des Villensystems. Auf einem Terrain von ca. 9 ha 3 Villen für Geisteskranke, 5 Villen für Nervenkranke und Reconvalescenten, 3 Villen für einzelne Kranke (Neurosen und leichte Psychosen).

Bellevue bei Neuveville (Canton Neuchâtel) siehe Neuveville.

Bendorf (Rheinprovinz).

1. **Dr. Erlenmeyer'sche Anstalten** zu Bendorf a. Rhein. Bahn- und Poststation Bendorf.

Privat-Anstalten. Gegründet 1848 vom Sanitätsrath Dr. Erlenmeyer. Besitzerin: dessen Wittwe, Frau Emma Erlenmeyer geb. Tilemann.

Aerztliche Direction: Sanitätsrath Dr. Albrecht Erlenmeyer, Sanitätsrath Dr. Hermann Halbey.

Verwaltungsdirection: Max Erlenmeyer.

1—2 Assistenz-Aerzte.

Für die verschiedenen Formen der Gehirn- und Nervenkrankheiten bestehen drei besondere, von einander getrennte, vollständig selbständige Anstalten.

I. Heil-Anstalt für Gemüths- und Geisteskranke, sowie für Alkoholisten, Morphiumkranke, Epileptiker. Am nördlichen Ausgange der Stadt Bendorf gelegen, Platz für 60 Kranke.

II. Wasser-Heil-Anstalt „Rheinau", Sanatorium für Nervenkranke, sowie für Morphiumkranke, Luetiker, Erholungsbedürftige, leichte Fälle von Alkoholismus, 10 Minuten südwestlich von der Stadt Bendorf gelegen. Platz für 40 Curgäste.

III. Colonie „Albrechtshof“, landwirthschaftliche Anstalt für geisteskranke Pfleglinge. Wirthschaftsareal 110 ha. Platz für 50 Pfleglinge.

Eisenbahnstationen: Bendorf oder Engers (rechtsrheinische Bahn). Von Coblenz-Ehrenbreitstein Wagenfahrt in 1 Stunde, von Neuwied in 3/4 Stunden.

2. **Privat-Heil- und Pflege-Anstalt** für Nerven- und Gemüthskranke zu Bendorf und Waldesruhe (vorm. Dr. Brosius).

Besitzer und Aerzte: Dr. Zanke, ehemals I. Assistenzarzt der psychiatrischen Klinik in Würzburg; Dr. Bernard, ehemals Volontärarzt derselben Klinik.

Bestand 1. Januar 1897:	10 Kr.	(8 M.,	2 Fr.)
Aufgenommen . .	„ 8 „	(6 „ ,	2 „)
Verpflegt	„ 18 „	(14 „ ,	4 „)
Entlassen	„ — „	(— „ ,	— „)
Gestorben	„ — „	(— „ ,	— „)
Bestand 1. Januar 1898:	18 „	(14 „ ,	4 „)

Concession für die Anstalt 12. Juli 1856; Eröffnung der Anstalt Bendorf 1. Juli 1857. Neubauten 1860, 62, 64, 76, 77. Bau der Villa Waldesruhe 1878. Neubau in Bendorf 1882; Neues Isolirgebäude daselbst 1887.

Die beiden Anstalten Bendorf und Waldesruhe sind völlig umgebaut nach dem Princip absoluter Trennung schwerer und leichter Geisteskränker in eigenen Abtheilungen und eigenen Terrains (64 Morgen). Neubauten: Vier neue Bade-Anlagen, Luftheizung.

(Vergl. auch unter Godesberg.)

Benfeld (Elsass-Lothringen).

Wasser-Heil-Anstalt des Dr. Sieffermann zu Benfeld (Station der Linie Basel—Strassburg).

Bergquell-Frauendorf bei Stettin (Pommern).

Dr. Zenker's Heil- und Pflege-Anstalt für Gehirn- und Nervenkranke. Post und Bahnhaltestelle Frauendorf; Bahnstation Stettin.

Aerzte: Sanitätsrath Dr. W. Zenker, Besitzer, Dirigent und I. Arzt; Dr. Niesel II. Arzt; Dr. Hofschläger III. Arzt.

Bestand 1. Januar 1897:		115 Kr.	(53 M.,	62 Fr.)
Aufgenommen . .	„	96 „	(48 „,	48 „)
Verpflegt	„	211 „	(101 „,	110 „)
Entlassen	„	110 „	(57 „,	53 „)
Gestorben	„	17 „	(9 „,	8 „)
Bestand 1. Januar 1898:		101 „	(45 „,	56 „)

Gründung und Eröffnung der Anstalt durch Sanitätsrath Dr. Zenker am 1. October 1882. Neubauten 1883, 1887, 1892. Ein Anstaltsbericht wird demnächst erscheinen.

Als verbunden mit der Anstalt Bergquell, aber räumlich von ihr getrennt, und zur Aufnahme von Alkohol- und Morphiumkranken, sowie Nervenleidenden bestimmt, ist die (offene) Curanstalt Buchheide zu Finkenwalde bei Stettin (dirig. Arzt Dr. Colla) hier zu erwähnen.

Berlin (Provinz Brandenburg).

1. **Königl. Charité-Krankenhaus.** Abtheilung für psychisch Kranke, öffentliche Heil-Anstalt zunächst für Berlin und Potsdam.

Aerzte: Dirigirender Arzt Prof. ord. und Med.-Rath Dr. F. Jolly; I. Assistent Prof. extraord. Dr. M. Köppen; II. Assistent Privatdocent Dr. A. Westphal; III. Assistent Dr. R. Henneberg. Ausserdem 3 Militärunterärzte und 3 Civilvolontärärzte.

I. Geisteskranke:

Bestand 1. Januar 1897:		41 Kr.	(20 M.,	21 Fr.)
Aufgenommen . .	„	901 „	(522 „,	379 „)
Verpflegt	„	942 „	(542 „,	400 „)
Entlassen	„	299 „	(173 „,	126 „)
Uebergeführt nach Dalldorf	„	535 „	(316 „,	219 „)
Gestorben	„	43 „	(20 „,	23 „)
Bestand 1. Januar 1898:		65 „	(33 „,	32 „)

II. Krampfkranke:

Bestand 1. Januar 1897:	68 Kr.	(33 M.,	35 Fr.)
Aufgenommen . . „	940 „	(549 „ ,	391 „)
Verpflegt . . . . . „	1008 „	(582 „ ,	426 „)
Entlassen . . . . . „	732 „	(412 „ ,	320 „)
Uebergeführt nach Wuhlgarten . . „	149 „	(105 „ ,	44 „)
Gestorben . . . . „	67 „	(36 „ ,	31 „)
Bestand 1. Januar 1898:	60 „	(29 „ ,	31 „)

III. Deliranten:

Bestand 1. Januar 1897:	32 „	(31 „ ,	1 „)
Aufgenommen . . „	521 „	(473 „ ,	48 „)
Verpflegt . . . . . „	553 „	(504 „ ,	49 „)
Entlassen . . . . . „	471 „	(431 „ ,	40 „)
Gestorben . . . . „	56 „	(49 „ ,	7 „)
Bestand 1. Januar 1898:	26 „	(24 „ ,	2 „)

Besteht seit 1798. Die Anstalt dient zum klinischen Unterricht. Sie ist ursprünglich nur zur Heil-Anstalt bestimmt, diente bis 1892 als einzige Aufnahmestation der Irren der Stadt Berlin, jetzt als solche für einen bestimmten Stadtbezirk, während aus den übrigen Bezirken die Aufnahmen direct in Dalldorf und Herzberge erfolgen. Der Neubau der Anstalt (auf 200 Kranke berechnet), der unmittelbar südlich von dem bisherigen Gebäude der sog. neuen Charité zu stehen kommt, ist genehmigt und wird noch im Jahre 1898 begonnen werden. Die bisher in der alten Charité untergebrachte, aber unter der gleichen ärztlichen Leitung stehende Nervenklinik und Poliklinik wird ebenfalls in dem Neubau Platz finden. Die Nervenklinik enthält 56 Betten. Assistent derselben ist Privatdocent Dr. Max Lähr, dazu 2 Militärunterärzte und 1—2 Civilvolontärärzte.

2. **Irren-Anstalt der Stadt Berlin zu Dalldorf.** Heil- und Pflege-Anstalt. Sie nimmt direct ihr zugeführte Kranke und einen grossen Theil der der öffentlichen Fürsorge anheimfallenden Geisteskranken aus der Irren-Abtheilung der Charité auf.

Aerzte: Director: Geh. Med.-Rath Dr. W. Sander. Oberärzte: Sanitätsrath Dr. A. Richter, Med.-Assessor Dr. W. König. Assistenzärzte: Drr. Schmidt, Werner, Junius, Nawratzki, Arndt, Sklarek, Klipstein. Volontärärzte: Drr. Simon und Matthis. Apotheker: Dr. Blass.

Poststation Dalldorf. Bahnstation: Haltestelle Dalldorf an der Nord- und Kremmener-Bahn. Besser zu erreichen mit der Pferdebahn Charlottenstrasse-Dalldorf.

Bestand 31. März 1897:	1227 Kr.	(651 M.,	576 Fr.)
Aufgenommen . . . „	1423 „	(917 „,	506 „)
Verpflegt. . . . . . „	2650 „	(1568 „,	1082 „)
Entlassen. . . . . . „	1096 „	(730 „,	366 „)
Gestorben . . . . . „	251 „	(144 „,	107 „)
Bestand 17. Februar 1898:	1303 „	(694 „,	609 „)

Die zu Dalldorf gehörigen Communal-Abtheilungen von Privat-Anstalten hatten:

Bestand 31. März 1897:	669 Kr.	(294 M.,	375 Fr.)
Zugang vom 1./4. 97—17./2. 98:	165 „	(94 „,	71 „)
Verpflegt „	834 „	(388 „,	446 „)
Abgegangen „	103 „	(66 „,	37 „)
Bestand 17. Februar 1898:	731 „	(322 „,	409 „)

In Familienpflege befanden sich

Bestand 31. März 1898:	126 „	(64 „,	62 „)
Zugang vom 1./4. 97—17./2. 98:	189 „	(110 „,	79 „)
Verpflegt „	315 „	(174 „,	141 „)
Abgegangen „	166 „	(96 „,	70 „)
Bestand 17. Februar 1898:	149 „	(78 „,	71 „)

Der Bau der Anstalt wurde im Frühjahr 1877 begonnen, die Anstalt 1. Februar 1880 eröffnet; sie war von Anfang an für die Krankenzahl zu klein. Von dem zum Bau der Anstalt angekauften Gute in Dalldorf wurden zunächst 46 ha (ca. 128 Morgen) zu Anstaltszwecken verwendet, wovon die Gebäude mit Höfen und eingehegten Gärten für die Kranken 14 ha (55 Morgen) beanspruchten. Wegen der Unzulänglichkeit der Räume mussten die Privat-Anstalten in immer steigendem Maasse mitbenutzt werden und die eigentliche Anstalt, statt mit 1020, bis zu 1250 Kranken belegt werden.

Die Anstalt besteht aus 10 Krankengebäuden, je 5 für Männer und Weiber, und zwar enthält jede Abtheilung 2 Pavillons für 150 bezw. 100 ruhige, 1 desgleichen für 50 unruhige und unreinliche, 1 für 200 sieche Irren, dazu zwei „Colonie"-Gebäude in der Nähe des Gutshofes, so dass die Anstalt ohne die für Wärter und sonstige besondere Zwecke bestimmten Betten und einige Reserve-Räume im Ganzen 1370 Betten aufnehmen kann und somit eine der grössten Irren-Anstalten in Deutschland ist. Ausserdem sind 6 grössere und 3 kleine Gebäude für die Verwaltung eingerichtet. Dazu kam noch 1895 eine Baracke für Infectionskrankheiten mit 20 Plätzen. — Die Anstalt ist allen neuen Anforderungen entsprechend, solide aber mit möglichster Sparsamkeit ausgeführt. Grössere Kosten sind nur auf die Centralheizung verwendet, welche es gestattet, unter gänzlicher Vermeidung von Feuerstellen in den einzelnen Gebäuden die 10 Krankenhäuser und theilweise drei der Verwaltungs-Gebäude mittelst Dampf von einem Kesselhause aus zu erheizen, wozu rot. 10 000 m ($1^1/_2$ Meilen) Dampfröhren verwendet sind. Gasbeleuchtung aus den städtischen Anstalten, eigene Wasserleitung (aus einem 30 m tiefen Brunnen) sind vorhanden. Die Entwässerung erfolgt auf eigene Rieselfelder. Die Kosten des Baues ohne Grund und Boden belaufen sich auf etwa 3 500 000—3 600 000 ℳ, die des gesammten Inventariums auf ca. 400 000 ℳ. Bei einem ursprünglich angenommenen Bestande von 1020 Betten kamen sonach auf das Bett ca. 3500 ℳ und incl. Inventar gegen 400 ℳ Anlagekosten. Im Jahre 1897 wurde das Werkstattgebäude und das Leichenhaus durch Erweiterungs-Bauten vergrössert, da die bisherigen Räume nicht mehr ausreichten. — Der Gutshof ist 15 Minuten von der Anstalt entfernt. Im October 1881 wurde eine Idioten-Anstalt für 100 Kinder auf dem Anstaltsterrain, aber ausserhalb der Einfriedigung der Irren-Anstalt, erbaut, dieselbe wurde 1887 für 60 Mädchen durch einen Neubau erweitert, so dass sie zur Zeit etwa 200 idiotische Kinder (60 w., 140 m.) unter dem Erziehungs-Inspector Piper beherbergt (mit je 4 Lehrern und Lehrerinnen).

1886/87 wurde ein Neubau einer colonialen Abtheilung für 70 kranke Männer errichtet.

— Ideler u. Blankenstein: „Die städtische Irren-Anstalt zu Dalldorf, herausgegeben vom Magistrat zu Berlin“, Berlin 1883, Verlag von J. Springer. Bericht über die Gemeinde-Verwaltung der Stadt Berlin von 1882—1888. 1890. 2. Th. S. 180.

3. **Irren-Anstalt der Stadt Berlin Herzberge** in Lichtenberg bei Berlin.

Station der Berliner Ringbahn Frankfurter Allee (auch Pferdebahn).

Aerzte: Director: Geh. Med.-Rath Prof. Dr. Moeli. Oberärzte: Dr. Otto, Dr. Kortum. Assistenzärzte: Dr. Falkenberg, Dr. Mönkemöller, Dr. Finkelnburg, Dr. Kaplan, Dr. O. Meyer, Dr. G. Meyer, Dr. Burghardt, Dr. Krefft. Apotheker: Dr. Wulff.

Anstalt:

Bestand 1. Januar 1897:	1069 Kr.	(594 M.,	475 Fr.)
Aufgenommen . „	1044 „	(721 „,	323 „)
Verpflegt . . . . „	2113 „	(1315 „,	798 „)
Entlassen . . . . „	852 „	(615 „,	237 „)
Gestorben . . . . „	196 „	(118 „,	78 „)
Bestand 1. Januar 1898:	1065 „	(580 „,	485 „)

Familienpflege:

Bestand 1. Januar 1897:	151 „	(84 „,	67 „)
Zugang . . . . . „	75 „	(41 „,	34 „)
Abgang . . . . . „	103 „	(64 „,	39 „)
Bestand 1. Januar 1898:	123 „	(61 „,	62 „)

Eröffnet am 12. Juni 1893.

Siehe: Moeli: „Die Anstalt Herzberge der Stadt Berlin in Lichtenberg.“ Enslin. Berlin 1896.

4. **Berliner städtische Anstalt für Epileptische**, Wuhlgarten bei Biesdorf, Bahnhaltestelle der Ostbahn, Post Biesdorf.

Aerzte: Director Dr. Hebold, Oberarzt Dr. Vogelgesang. Assistenzärzte: Dr. Bratz, Dr. Ehreke, Dr. Janssen, Lüth, Kühne. 2 Volontärarztstellen unbesetzt.

Bestand 1. Januar 1897:	861 Kr.	(493 M.,	281 Fr.,	87 K.)
Aufgenommen . . „	1003 „	(707 „	, 259 „	, 37 „)
Verpflegt . . . . „	1864 „	(1200 „	, 540 „	, 124 „)
Entlassen . . . . „	898 „	(655 „	, 217 „	, 26 „)
Gestorben . . . . „	49 „	(27 „	, 20 „	, 2 „)
Bestand 1. Januar 1898:	917 „	(518 „	, 303 „	, 96 „)

Die Anstalt ist für nahezu 1100 Kranke eingerichtet. Es können 528 Männer, 455 Frauen und 100 Kinder untergebracht werden. Die Kinder bewohnen ein eigenes Haus, das Kinderhaus, und erhalten Unterricht von einem Erziehungsinspector, 2 Lehrern und 2 Lehrerinnen. Die Erwachsenen bewohnen zum grössten Theil offene Landhäuser, zudem sind für die Männer und Frauen je ein geschlossenes Haus, das gegen 160 Kranke aufnehmen kann, vorhanden.

Die Anstalt umfasst einen Raum von 90 ha, davon sind 36 ha bebautes und mit gärtnerischen Anlagen versehenes Land. Sie wurde in den Jahren 1890—1893 nach den Plänen des Geh. Bauraths Blankenstein ausgeführt und am 16. November 1893 eröffnet.

Die Anstalt ist mit einem Aufwand von 5 357 112 ℳ erbaut, davon machen die Gebäude einen Werth von 4 721 382 ℳ, das Grundstück 217 096 ℳ und die Einrichtungsgegenstände 418 634 ℳ aus.

Angaben über die Anstalt finden sich in der „Allgemeinen Zeitschrift für Psychiatrie“ 1890 (Bd. 46, S. 125), in der „Hygieinischen Rundschau“ 1897 und in den Jahresberichten.

5. **Irren-Abtheilung der Straf-Anstalt Moabit**, Berlin NW., Lehrterstrasse 3, für geisteskranke Sträflinge.

Arzt: Sanitätsrath Dr. Leppmann, kgl. Bezirksphysicus.

Bestand 1. Januar 1897:	37 Kr.
Aufgenommen . . „	57 „
Verpflegt . . . . . „	94 „
Entlassen . . . . „	52 „
Gestorben . . . . „	2 „
Bestand 1. Januar 1898:	40 „

Erbaut 1887 als Umbau eines zu Beamtenwohnungen benutzten Hauses. 40 Betten. Zwei Gemeinschafts-Abtheilungen, ausserdem Zellen; eine dritte Gemeinschafts-Abtheilung als Wachabtheilung im Bau. Aufnahmen im Ganzen über 500. — Literatur: Leppmann: „Ueber Fürsorge für geisteskranke Strafgefangene" („Medizinal-Beamten-Zeitung" 1893, Protocoll der Hauptversammlung).

Bern (siehe Waldau).

Bernau (Provinz Brandenburg).

Privat-Irren-Heil- und Pflege-Anstalt für Geisteskranke männlichen Geschlechts zu Bernau in der Mark. Post- und Bahnstation Bernau.

Besitzer und leitender Arzt: Dr. Ernst Matzdorff.

Bestand 1. Januar 1897:	14	Kr.
Aufgenommen . . „	8	„
Verpflegt . . . . . „	22	„
Entlassen . . . . „	10	„
Gestorben . . . . „	2	„
Bestand 1. Januar 1898:	10	„

Die Anstalt wurde von Dr. Matzdorf 1890 mit 20 Betten begründet; es besteht eine Privat- und eine Communal-Abtheilung, letztere für Kranke der Stadt Berlin und der Provinz Brandenburg.

Bernburg (Herzogthum Anhalt).

Landes-Heil- und Pflege-Anstalt für Geisteskranke des Herzogthums Anhalt. (In der Landes-Siechen-Anstalt Hoym, welche von Diakonissen verwaltet wird, befinden sich etwa 100 Irrensieche.) Bahnhof Bernburg 20 Minuten.

Aerzte: Sanitätsrath Dr. Neuendorff, Director, Dr. Heinrich Dehio, I. Assistenzarzt (II. Arzt), Dr. Georg v. Feilitzsch, II. Assistenzarzt (III. Arzt).

Bestand 1. Januar 1897:	300	Kr.	(158	M.,	142	Fr.)
Aufgenommen . „	66	„	(35	„,	31	„)
Verpflegt . . . . „	366	„	(193	„,	173	„)
Entlassen . . . . „	38	„	(22	„,	16	„)
Gestorben . . . . „	39	„	(22	„,	17	„)
Bestand 1. Januar 1898:	289	„	(148	„,	141	„)

Eröffnet 1. October 1875 mit 115 Kranken (63 M., 52 Fr.). Erbaut im Pavillonstil für 132 Kranke. Neubauten 1880: 1 Saal nebst 4 Zellen auf der Frauenabtheilung, Portierloge. 1883: 2 Pavillons für je 20 Kranke, — 1 Scheune, 4 Ställe für die von der geschlossenen Anstalt durch die Kreisstrasse getrennte landwirthschaftliche Colonie. 1887 bis 89: 2 Beobachtungspavillons (Wachabtheilung) zu je 16 Betten im Anschluss an die Isolirgebäude. 1894: 1 Beamtenhaus.

Ausserdem sind Erweiterungsbauten, so Vergrösserung der Scheune, des Schweinestalles, der Küche und Waschküche; Umbauten: Herstellung passender Räume für Pensionäre, ein geeigneterer gedeckter Gang u. s. w. in den letzten Jahren dem Bedürfniss entsprechend vorgenommen worden. Erwerbung 1894: 1 zweites Beamtenhaus, welches früher zu der benachbarten Zuckerfabrik gehörig war. Beantragt sind für die diesjährige Bauperiode noch zwei Pavillons zu je 20 Betten, je einer für die Männer- und Weiberabtheilung.

Das Terrain der Anstalt, das bei Eröffnung der Anstalt 10 ha, 1890 22 ha betrug, hat sich 1896 auf 50 ha vermehrt. Davon sind 5 ha mit Gebäuden, Höfen und Gärten besetzt.

Beutelsbach (Königreich Württemberg).

Privat-Irren-Pflege-Anstalt der Wittwe Romberg für ca. 20 Kranke.

Biberach (Königreich Württemberg).

Wasser-Heil-Anstalt Jordansbad. Arzt: Dr. Stützle.

Schloss Biberstein (Canton Aargau).

Privat-Anstalt für schwachsinnige Kinder zu Schloss Biberstein bei Aarau (Bahnstation).

Anstaltsarzt: Dr. G. Schenker, ist zugleich Präsident der Direction und führt die unmittelbare Aufsicht über die Anstalt.

Bestand 1. Januar 1897:	45 Kr.	(17 M.,	28 Fr.)
Aufgenommen . . „	13 „	(6 „,	7 „)
Verpflegt . . . . „	58 „	(23 „,	35 „)
Entlassen . . . . „	12 „	(4 „,	8 „)
Gestorben . . . . „	1 „	(— „,	1 „)
Bestand 1. Januar 1898:	45 „	(19 „,	26 „)

Eröffnet 13. October 1889. Die Anstalt ist durch Privatwohlthätigkeit auf Anregung eines Initiativ-Comité's in's Leben gerufen worden. (Cf. „Verhdlg. d. erst. Schweiz. Conferenz f. d. Idiotenwesen in Zürich" 1889.) Allmählich erweitert bis zu einer Aufnahmefähigkeit von 60 Kranken.

Bethel.

Anstalt der innern Mission unter dem Gesammtnamen „Zionsgemeinde", Post Bethel, Bahnstation Bielefeld.

Colonie Bethel für Epileptische.

9 Aerzte und 1 Zahnarzt: a) dirigirender Arzt: Sanitätsrath Dr. Huchzermeier; b) Oberärzte: Dr. Liebe, Dr. Müller-Warneck, Sanitätsrath Dr. A. Bertelsmann, Dr. Steffann; c) Hülfsärzte: Dr. Lütgert, Dr. Nöllner, Dr. Glück, Dr. Hartmann; d) Zahnarzt: Bonsel.

Bestand 1. Januar 1897:	1442 Kr.	(787 M.,	655 Fr.)
Aufgenommen . „	250 „	(149 „,	101 „)
Verpflegt . . . . „	1692 „	(936 „,	756 „)
Entlassen . . . . „	101 „	(64 „,	37 „)
Gestorben . . . . „	98 „	(63 „,	35 „)
Bestand 1. Januar 1898:	1493 „	(809 „,	684 „)

Es existirt ausserdem eine besondere Heil-Anstalt für nichtepileqtische, psychische Kranke, im Anschluss an die Colonie Bethel, unter dem Namen: Morija.

Bestand 1. Januar 1897:	30 Kr.
Aufgenommen . . „	17 „
Verpflegt. . . . . „	47 „
Entlassen . . . . „	12 „
Gestorben . . . . „	5 „
Bestand 1. Januar 1898:	30 „

Die Colonie „Bethel" bei Bielefeld für Epileptische hat

den Zweck, epileptische Kranke in leibliche und geistige Pflege zu nehmen und sie womöglich zu heilen und ist daher Heil-, Erziehungs-, Unterrichts-, Beschäftigungs- und Pflege-Anstalt. Sie ist Privat-Wohlthätigkeits-Anstalt mit den Rechten einer juristischen Person. An der Spitze steht ein Verwaltungsrat aus 80 Mitgliedern; ein aus dessen Mitte gewählter „geschäftsführender Ausschuss" von 16 Mitgliedern aus der Colonie Bethel und der Stadt Bielefeld hat die nächste Leitung und Verwaltung.

Präses desselben ist z. Z. Forstrath Deckert, Vorsteher Pastor Dr. von Bodelschwingh. Besteht seit 15. October 1867 in einem früheren für Anstaltszwecke durchgebauten Bauernhause. Sie ist durch freie christliche Liebesthätigkeit der evangelischen Kirche gegründet, sie hat ein Areal von über 2000 Morgen mit ca. 150 Anstaltsgebäuden, z. Th. für wirthschaftliche Zwecke und vermag im Ganzen 1600 Kranke aufzunehmen. Dabei werden die evangelischen Kranken aus Rheinland, Westfalen, Hannover, Schleswig-Holstein, Hessen-Nassau, Grossherzogthum Hessen, Lippe-Detmold und -Schaumburg, Waldeck, Oldenburg, Hamburg und Bremen besonders berücksichtigt, unter ihnen besonders unterrichtsfähige epileptische Kinder. Kranke aus andern Ländern, sowie anderer Confessionen werden ebenfalls aufgenommen. 3 Verpflegungsklassen.

Literatur: 1. „Die rheinisch-westfälische Anstalt für Epileptische zu Bielefeld, von ihrer ersten Gründung an." Von Fr. v. Bodelschwingh. Schwerte, Braus. 2. „Kurze Geschichte und Beschreibung der Anstalten Bethel, Sarepta, Nazareth, Wilhelmsdorf und Arbeiterheim" von M. Siebold. 3. „Rundgang durch die Bielefelder Anstalten." Verlag der Buchhandlung der Anstalt Bethel.

Die Anstaltsgebäude liegen in Bethel, Amtsgemeinde Gadderbaum bei Bielefeld, doch liegen auch drei grössere Häuser für Epileptische, sog. landwirthschaftliche Stationen, in der Senne, Post Friedrichsdorf i. W., sie werden von Bethel aus verwaltet.

Das Pflegepersonal setzt sich zusammen aus Diakonen

des Brüderhauses Nazareth und aus Diakonissen des Diakonissenhauses Sarepta, welche mit der Colonie Bethel zusammen die Zionsgemeinde bilden.

Das Diakonissenhaus Sarepta hat z. Z. 800 Diakonissen auf 250 Stationen beschäftigt, hat auch einige Häuser für psychische Kranke eingerichtet:

1. Die geschlossene Anstalt Magdala für Kranke erster und zweiter Classe, 30 Plätze, dirigirender Arzt: Dr. Liebe.

Bestand 1. Januar 1894:	24	Kr.
Aufgenommen . . „	17	„
Verpflegt. . . . . „	41	„
Entlassen . . . . „	10	„
Gestorben . . . . „	2	„
Bestand 1. Januar 1898:	29	„

2. Die offene Anstalt Bethesda, ebenfalls für Kranke erster und zweiter Klasse, 40 Plätze, dirigirender Arzt: Dr. Liebe.

Bestand 1. Januar 1898:	29	Kr.
Aufgenommen . . „	31	„
Verpflegt. . . . . „	60	„
Entlassen . . . . „	24	„
Gestorben . . . . „	1	„
Bestand 1. Januar 1898:	35	„

3. Im Bau begriffen ist eine Anstalt insonderheit für weibliche Unheilbare dritter Klasse mit 60 Plätzen, welche zum grossen Theil durch den Landeshauptmann der Provinz Westfalen besetzt werden sollen, dieselbe wird am 1. October d. J. eröffnet und befindet sich innerhalb der Colonie Bethel.

4. Eine Filiale von Bethesda für leichtere nervöse Kranke ist das Haus Schwestern-Heim in Lemgo (Lippe) mit 12 Plätzen; Anstaltsarzt derselben ist Med.-Rath Dr. Overbeck.

3. Das Brüderhaus Nazareth, ein Haus mit 280 Diakonen, unterhält auch eine Station für leichtere psychische Kranke erster und zweiter Classe, das offene Haus Pella mit 12 Plätzen (auch Erholungsstation für Brüder).

Bestand 1. Januar 1897:		11	Kr.
Aufgenommen . .	„	3	„
Verpflegt	„	14	„
Entlassen	„	2	„
Bestand 1. Januar 1898:		12	„

6. Im Bau begriffen ist ferner ein Haus dritter Classe für männliche Unheilbare mit 60 Plätzen, welche ebenfalls zumeist durch den Landeshauptmann von Westfalen besetzt werden sollen, dieselbe wird am 1. October d. J. eröffnet und befindet sich in der Senne.

Bischweiler-Oberhofen (Reichsl. Elsass-Lothringen).

Evangelische Privat-Blöden-Anstalt, selbständige private Heil- und Pflege-Anstalt. Station Bischweiler im Unter-Elsass.

Director der Anstalt: J. Bott. Anstaltsarzt: Dr. Faullimel. In der Knaben-Anstalt Bischweiler 2 Lehrer. In der Mädchen-Anstalt Oberhofen 1 Lehrerin.

Bestand 1. Januar 1897:		154	Kr.	(92 Knaben,		62 Mädchen)		
Aufgenommen . .	„	22	„	(13	„	, 9	„	)
Verpflegt	„	176	„	(105	„	, 71	„	)
Gestorben und Entlassen . . .	„	11	„	(9	„	, 2	„	)
Bestand 1. Januar 1898:		165	„	(96	„	, 69	„	)

Gegründet 1876. Früher nur in Oberhofen, seit 1885 Knaben-Anstalt mit Landwirthschaft in Bischweiler mit 1 Lehrer, Mädchen-Abtheilung in Oberhofen mit 1 Lehrerin. Bis jetzt die einzige Anstalt in Elsass-Lothringen.

Blankenburg (Grossherzogthum Oldenburg).

Bewahr- und Pflege-Anstalt Kloster Blankenburg. Grossherzogthum Oldenburg, Post- und Bahnstation Oldenburg i. Gr.

Arzt: Dr. med. E. Laux in Oldenburg i. Gr.

Bestand 1. Januar 1897:		195	Kr.	(97	M.,	98	Fr.)	
Aufgenommen . .	„	28	„	(22	„,	6	„	)
Verpflegt	„	223	„	(119	„,	104	„	)
Entlassen	„	—	„	(—	„,	—	„	)
Gestorben	„	13	„	(7	„,	6	„	)
Bestand 1. Januar 1898:		210	„	(112	„,	98	„	)

Das Kloster Blankenburg (6 km von der Residenzstadt Oldenburg entfernt) ist angeblich im 12. Jahrhundert als Nonnenkloster erbaut. 1632 wurde dasselbe unter Graf Anton Günther zu einem Asyl für unbemittelte Sieche und Gebrechliche umgestaltet. Seit 1786 ist Blankenburg Anstalt für präsumptiv unheilbare Irre (auch Epileptische, Sieche und Gebrechliche). — Die Anstalt wurde in den Jahren 1857—59 wesentlich erweitert und verbessert und durch spätere Neubauten vervollkommnet. Sie enthält jetzt 114 Betten für männliche Kranke und 100 Betten für weibliche Kranke. — Die technische Leitung ist einem Verwalter (Inspector) übertragen, welcher nach einer von der vorgesetzten Behörde (Commission für die Verwaltung der Fonds und milden Stiftnugen in Oldenburg) ihm erteilten Instruction, sowie nach Anleitung des Arztes die Betriebsgeschäfte zu führen hat.

Blankenburg am Harz
(Herzogthum Braunschweig).

1. **Cur-Anstalt für Nervenkranke.** Offene Heilstätte sowohl für Kranke, welche an allgemeinen nervösen Schwächezuständen, als auch an den Anfangsformen psychischer Verstimmung leiden — solange dieselben noch unter den Erscheinungen erhöhter Reizbarkeit, Mangel an geistiger Frische, Schlaflosigkeit Unfähigkeit zu grösserer Anstrengung verläuft —, bietet aber keine über die ärztliche hinausgehende Ueberwachung. Sie ist Winter und Sommer geöffnet, gewährt eine freundliche Erholungsstätte unter ärztlicher Obhut in mittlerer geschützter Gebirgslage. Ausserhalb der Anstalt zahlreiche Privatwohnungen für Kranke. — Station Blankenburg der Halberstadt-Blankenburger Bahn, 20 km von Halberstadt.

Dirigirende Aerzte und Besitzer: Sanitätsrath Dr. Otto Müller und Dr. Paul Rehm, Assistenzarzt: Dr. M. Schmelzer.

Bestand 1. Januar 1897:	33 Kr.	(12 M.,	21 Fr.)
„ 1. Juli „	65 „	(25 „,	43 „)
Verpflegt . . . . „	210 „	(74 „,	136 „)
Abgereist . . . . „	175 „	(60 „,	115 „)
Gestorben . . . . „	1 „	(— „,	1 „)
Bestand 1. Januar 1898:	34 „	(14 „,	20 „)

Eröffnet 1861 in Helmstedt, den 6. October 1865 nach Blankenburg übergesiedelt. Sie ist die älteste offene Heilstätte für Nervenleidende in Deutschland. — Wiederholt erschienen Anstaltsberichte, zuletzt 1894.

2. **Sanatorium Eyselein** für Nervenleidende und Erholungsbedürftige.

Aerzte (und Besitzer): Dr. Matthes und Dr. Grosch.

Bestand 1. Januar 1897:	14 Kr.	(6 M.,	8 Fr.)
Aufgenommen . . „	138 „	(63 „,	75 „)
Verpflegt . . . . „	152 „	(69 „,	83 „)
Entlassen . . . . „	133 „	(59 „,	74 „)
Gestorben . . . . „	1 „	(1 „,	— „)
Bestand 1. Januar 1898:	18 „	(9 „,	9 „)

Die Anstalt wurde als Familien-Pension für Nervenleidende 1876 gegründet und in den Jahren 1881—90 wesentlich vergrössert, so dass sie jetzt aus 7 Einzelgebäuden mit einem 13 Morgen grossen Parke besteht. Eingerichtet für 40 Patienten.

3. **Villa Daheim.** Besitzerinnen Fräulein Siegling und Fräulein v. Loewenstein.

Hausarzt: Dr. Bechmann.

Sanatorium für nervenkranke Damen; 14 Plätze. Besteht seit März 1888.

Blankenburg in Thüringen
(Fürstenthum Schwarzburg-Rudolstadt).

Villa Emilia bei Blankenburg in Thüringen im Schwarzathal. Privat-Heil-Anstalt für Nervenleiden (Neurasthenie, hypochondrische, hysterische und melancholische Verstimmung, Morphinismus), Geisteskrankheiten und Epilepsie schliessen von der Aufnahme aus. Station Blankenburg der Saalbahn 10 Minuten entfernt.

Aerzte: Sanitätsrath Dr. Bindseil und Dr. Warda.

Bestand 1. Januar 1897:		19 Kr.	(7 M.,	12 Fr.)
Aufgenommen . .	„	142 „	(60 „,	82 „)
Verpflegt	„	161 „	(67 „,	94 „)
Entlassen	„	131 „	(57 „,	74 „)
Gestorben	„	4 „	(3 „,	1 „)
Bestand 1. Januar 1898:		26 „	(7 „,	19 „)

Eröffnet am 1. Januar 1874 für Kranke der oben bezeichneten Kategorien. Mit weniger bestimmter Tendenz bestand die von Dr. Schwabe begründete und neuerbaute Heil-Anstalt seit 1870. Dieselbe wurde 1879, 1886 und 1889 durch Neubauten wesentlich vergrössert. Seit 1879 Mitbesitzer, ist Dr. Bindseil seit 1884 alleiniger Besitzer der Anstalt. Seit dem 1. Januar 1897 ist Dr. Warda Mitarzt. „Bericht über die Heil-Anstalt Villa Emilia in den Jahren 1874—1881“ von Med.-Rath Dr. Schwabe.

Blankenhain (Grossherzogthum Sachsen).

Karl-Friedrich-Hospital. Grossherzogl. Sächs. Landes-Irren-Heil-Anstalt mit landwirthschaftlicher Colonie und Siechen-Abtheilung. Post- und Bahnstation Blankenhain.

Aerzte: Geh. Med.-Rath Dr. Kessler, Dr. Pauling, Dr. Schneider.

Bestand 1. Januar 1897:		295 Kr.	(162 M.,	133 Fr.)
Aufgenommen . .	„	57 „	(28 „,	29 „)
Verpflegt	„	352 „	(190 „,	162 „)
Entlassen	„	6 „	(3 „,	3 „)
Gestorben	„	19 „	(11 „,	8 „)
Bestand 1. Januar 1898:		326 „	(175 „,	151 „)

Geschichtliche Mittheilungen. Die Anstalt wurde am 1. October 1840 als Asyl für körperlich gebrechliche oder geistesschwache Personen gegründet, 1854 in ein früher gräflich Gleichen'sches Schloss verlegt und wurde 1861, 1875, 1887 und 1897 erweitert, bez. neu organisirt. Die umfangreichen Neubauten des letzten Jahres sind noch nicht vollständig mit Kranken belegt. Es wird beabsichtigt, einen Theil der Pavillons als Frauen-Colonie einzurichten.

Druckberichte des Directors Dr. Kessler vom 30. Juni 1877, August 1881, Mai 1888, October 1890 (Jubiläumsausgabe mit historischen Notizen) und April 1893.

Blasewitz (Königreich Sachsen).

Institut für schwachsinnige Kinder zu Blasewitz bei Dresden. Besitzer und Leiter: Eduard Förster.

9 Plätze.

St. Blasien (Grossherzogthum Baden).

Wasser-Heil-Anstalt. Hôtel und Kurhaus St. Blasien.

Arzt: Dr. Determann.

Bockenheim (Provinz Hessen-Nassau).

Sanatorium des Dr. Rosenbaum.

Blumenau (Canton Zürich).

Privat-Trinkerinnen-Heilstätte Blumenau bei Steg (Canton Zürich). Post- und Bahnstation Steg.

Besitzer: Simeon Diener. Arzt: Dr. Spörri in Bauma. Gegründet 1894. 14 Plätze.

Bois de Cery (Canton Waadt).

Heil- und Pflege-Anstalt für den Canton Waadt (Asile cantonal des aliénés et maison de santé du Bois de Cery près Lausanne). 1/2 Stunde von Lausanne entfernt. Mit der Eisenbahn in 10 Minuten erreichbar. Station Prilly oder Jouxtens.

Aerzte: Director und Chefarzt Dr. Rabow, Professor der Psychiatrie an der Universität Lausanne; Dr. Pinard, II. Arzt; Dr. Wehrlin, Assistenzarzt. Ausserdem (nach Bedürfniss) Hülfsärzte.

Bestand 1. Januar 1897:	470	Kr.	(229	M.,	241	Fr.)
Aufgenommen . .	„ 220	„	(127	„ ,	93	„)
Verpflegt	„ 690	„	(356	„ ,	334	„)
Entlassen	„ 177	„	(101	„ ,	76	„)
Gestorben	„ 46	„	(31	„ ,	15	„)
Bestand 1. Januar 1898:	467	„	(224	„ ,	243	„)

Eröffnet im März 1873 unter Director Dr. Rist. Die alte Anstalt (Champ de l'Air in Lausanne) bestand seit 15. Mai 1810; die neue wurde im März 1873 für 350 Kranke eröffnet und hat etwa 3 Millionen Franken gekostet. Sie ist 600 m hoch an einem der schönsten Punkte der Schweiz, gelegen mit prachtvoller Aussicht auf den Genfersee, Jura und die ganze Alpenkette (von Freiburg bis Genf). Die Anstalt nimmt auch Ausländer als Pensionäre der ersten und zweiten Classe auf (Pensionspreis für die zweite Classe 4 bis 5 Fr., für die erste 8 bis 10 und darüber, je nach den Ansprüchen.

Seit 1890 dient die Anstalt auch dem klinischen Unterrichte.

Jährlicher Bericht im „Compte-rendu du Département de l'Intérieur du canton de Vaud".

Bonn (Rheinprovinz).

1. **Rheinische Provinzial-Irren-Heil- und Pflege-Anstalt.** Selbständige Anstalt für alle Krankheitsformen, Eigenthum der Rheinprovinz. Station Bonn.

Aerzte: Director Prof. ord. und Geh. Med.-Rath Dr. C. Pelman; Oberarzt Dr. Umpfenbach; I. Assistenzarzt Privatdocent Dr. E. Schultze; II. Assistenzarzt Dr. Burghart; Volontärarzt Dr. Hagen; klinischer Assistent Dr. Lückerath.

Bestand 1. Januar 1897:	555 Kr.	(260 M.,	295 Fr.)
Aufgenommen . . „	453 „	(221 „,	232 „)
Verpflegt . . . . „	1008 „	(481 „,	527 „)
Entlassen . . . . „	313 „	(173 „,	140 „)
Gestorben . . . . „	94 „	(42 „,	52 „)
Bestand 1. Januar 1898:	601 „	(266 „,	335 „)

Eröffnet am 12. Januar 1882 unter der Direction des Geh. Raths Nasse, nach dessen Tode (19. Januar 1889) Dr. C. Pelman die Direction übernahm. Die Anstalt ist für 640 Kranke eingerichtet. Das Terrain beträgt 23 ha.

Seit dem 1. April 1896 bestehen nur noch 2 Verpflegungs-Classen, indem ein Theil der bisher von Kranken der besseren Stände bewohnten Räume zu einer besonderen, den klinischen Zwecken dienenden Abtheilung eingerichtet wurde.

In Betreff der näheren Beschreibung siehe „Die Prov. Irren-, Blinden- und Taubstummen-Anstalten der Rheinprovinz in ihrer Entstehung, Entwickelung und Verfassung.“ Düsseldorf 1880.

2. **Städtisches Noth- und Hülfshospital,** Pflege-Anstalt für unheilbare Irre und Epileptische der Stadtgemeinde Bonn.

Arzt: Oberarzt der Provinzial-Irren-Anstalt Dr. Umpfenbach.

Bestand 1. Januar 1897:	78 Kr.	(31 M.,	47 Fr.)
Aufgenommen . .	„ 22 „	(9 „,	13 „)
Verpflegt	„ 100 „	(40 „,	60 „)
Entlassen	„ 12 „	(5 „,	7 „)
Gestorben	„ 6 „	(4 „,	2 „)
Bestand 31. Dec. .	„ 82 „	(31 „,	51 „)

Eröffnet im Herbst 1866.

3. **Dr. Hertz'sche Privat-Heil- und Pflege-Anstalt.** Kreuzbergweg 4 an der südwestlichen Peripherie der Stadt. Von den Patienten sind $^2/_3$ Geisteskranke, $^1/_3$ Nervenkranke beiderlei Geschlechtes. Station Bonn.

Besitzer: Erben des Geh. Sanitätsrathes Dr. C. R. Hertz (gestorben 1897).

Aerzte: Leitender Arzt: Prof. Dr. Thomsen; Assistenzärzte: Dr. Brosius, Dr. Wilhelmi.

Bestand Anfang 1897:	83 Kr.	(38 M.,	45 Fr.)
Aufgenommen .	„ 41 „	(15 „,	26 „)
Verpflegt	„ 124 „	(53 „,	71 „)
Entlassen	„ 37 „	(15 „,	22 „)
Bestand Ende . .	„ 87 „	(38 „,	49 „)

Eröffnet am 19. Juli 1849. Die Verlegung der Anstalt in das jetzige Anstaltsterrain erfolgte im Juni 1861. Das Terrain umfasste 3 Morgen, die Baulichkeiten bestanden in 3 Häusern für 30 Patienten beiderlei Geschlechtes und einem Oekonomiegebäude. Durch fortgesetzte territoriale und bauliche Vergrösserungen besitzt die Anstalt jetzt auf einem Areal von etwa 15 Morgen ausser dem Wohnhause des Besitzers, einer Dependance für männliche Pfleglinge, und einem wesentlich Verwaltungs- und geselligen Zwecken dienenden „Gesellschaftshause“ 7 getrennte Abtheilungen für Kranke. Die Häuser sind im Pavillonsystem gebaut; die eine offene Hälfte der Anstalt ist den Nervenkranken, die andre geschlossene den Geisteskranken zugewiesen. Beide Abtheilungen sind von einander getrennt.

1886 übernahm die Leitung der Anstalt an Stelle des Gründers (Dr. C. R. Hertz) der bisherige Director der Landes-Irren-Anstalt in Saargemünd, Dr. Freusberg, nach dessen Tode vom Juni 1888 ab Dr. Thomsen, Professor an der Universität Bonn, früher Docent und I. Assistent an der neuen Charité in Berlin.

Wissenschaftliche Arbeiten der genannten Aerzte erschienen in „Westphal's Archiv“ und in der „Allg. Zeitschrift für Psychiatrie“.

4. **Privat-Nerven-Heil-Anstalt** für Nervenkranke, Morphium- und Alkohol-Entwöhnung, Lennéstrasse 24.

Besitzer und leitender Arzt: Dr. A. Schmitz.

Durchschnittliche Frequenz: 15 Kranke beider Geschlechter.

Eröffnet mit ihrem jetzigen Charakter 21. October 1897, im Sommer 1888 durch Zuhilfenahme einer Pension erweitert, im Februar 1889 in das jetzige grössere Haus Lennéstrasse 24 verlegt und im Sommer 1889 durch eine zweite Pension vergrössert.

Boppard a. Rh. (Rheinprovinz).

Wasser-Heil-Anstalt Marienberg. Eisenbahn- und Dampfschiffstation. Insbesondere gegen Nervenkrankheiten: Hysterie, Hypochondrie, Neurasthenie, Lähmungen, Hirncongestionen, Morphinismus.

Dirigirender Arzt: Dr. E. Hoestermann.

Borsdorf (Königreich Sachsen).

Diakonissenhaus zu Borsdorf bei Leipzig für Pflege trunksüchtiger Frauen.

Brake bei Lemgo (Fürstenthum Lippe-Detmold).

Fürstlich Lippische Landes-Irren-Heil- und Pflege-Anstalt. Station Lemgo.

Aerzte: Director Dr. Wagemann; Assistenzarzt Dr. F. Böckelmann.

Bestand 1. Januar 1897:	154 Kr.	(75 M.,	79 Fr.)
Aufgenommen . . „	72 „	(35 „,	37 „)
Verpflegt . . . . „	226 „	(110 „,	116 „)
Entlassen . . . . „	50 „	(25 „,	25 „)
Gestorben . . . . „	14 „	(5 „,	9 „)
Bestand 1. Januar 1898:	162 „	(80 „,	82 „)

Gegründet durch Fürstin Pauline zur Lippe. Eröffnet 1811. Erster Arzt: Geh. Rath Dr. Focke bis 1844. Von da bis 1884: Med.-Rath Dr. Meyer († 9. Mai 1884). Bis 1896 Geh. Sanitätsrath Dr. Roller †. 1854 Eröffnung des neugebauten Frauenhauses. 1857 Umbau des Männerhauses vollendet. 1875 Einweihung der Kapelle. 1887 Vollendung der 1885 begonnenen Dampfwasserleitung. 1889 neuerbaute Villa für Frauen eröffnet. 1891 neuerbaute Villa für Männer eröffnet.

Breitenau (Canton Schaffhausen).

Cantonale Irren-Anstalt „Breitenau" in Schaffhausen.

2 Aerzte (1 Director und 1 Assistenzarzt, letztere Stelle gegenwärtig vacant). Director: Dr. August Müller-Joos.

Bestand 1. Januar 1897:	149 Kr.	(72 M.,	77 Fr.)
Aufgenommen . . „	76 „	(44 „,	32 „)
Verpflegt. . . . . „	225 „	(116 „,	109 „)
Entlassen . . . . „	61 „	(32 „,	29 „)
Gestorben . . . . „	9 „	(7 „,	2 „)
Bestand 1. Januar 1898:	155 „	(77 „,	78 „)

Post- und Bahnstation ist Schaffhausen, Knotenpunkt diverser schweizerischer und deutscher Eisenbahnlinien. Die Anstalt liegt 1/4 Stunde von der Stadt entfernt auf einem stillen Hochplateau mit Aussicht ins Gebirge. Areal: 20 Jucharten Park- und Gartenland, alles eingehegt. Die Anstalt bildet ein einziges zusammenhängendes Gebäude in E-Form. In der Mitte das Verwaltungsgebäude zweistöckig, alle übrigen Abtheilungen einstöckig oder Parterrebauten; sämmtliche Räume elektrisch erleuchtet, überall eichene Parket- und Riemenholzböden. Eigene Wasserversorgung. Die Spazierhöfe der einzelnen Abtheilungen haben keine Mauern. Küche, Wäscherei, Versammlungs-Saal etc. in besonderem Gebäude untergebracht. Die ganze Anlage ist für 130 Kranke berechnet und kostete einschliesslich Landankaufs 1 200 000 Fr., welche von der Einwohnerschaft des Cantons Schaffhausen (38 000 Seelen) allein bestritten wurden. Eröffnungstermin: 1. Juli 1891. Bis 31. December 1897 wurden 622 Kranke aufgenommen, worunter viele Ausländer, besonders Deutsche.

Bremen (Freie Stadt Bremen).

1. **Irren-Heil- und Pflege-Anstalt.** Staatsanstalt, bis jetzt administrativ mit dem allgemeinen Krankenhause verbunden, räumlich davon getrennt. Station Bremen.

Aerzte: Director Dr. Delbrück; Assistenzarzt Dr. Liesau.

Bestand 1. Januar 1897:	202 Kr.	(98 M.,	104 Fr.)
Aufgenommen . . „	137 „	(73 „,	64 „)
Verpflegt . . . . . „	339 „	(171 „,	168 „)
Entlassen . . . . „	81 „	(46 „,	35 „)
Gestorben . . . . „	27 „	(14 „,	13 „)
Bestand 1. Januar 1898:	231 „	(111 „,	120 „)

Seit 1851 besteht das Hauptgebäude, durch Um- und Neubauten seitdem vielfach vergrössert. Das Gebäude der landwirthschaftlichen Colonie (Pavillon „Griesinger“) für 21 männliche Kranke wurde 1878 errichtet, der Pavillon „Laehr“ für 38 chronisch aufgeregte Frauen 1884. 2 neue Pavillons für heilbare Kranke und ein Festsaal sind projectirt. — In der Reformation wurde das St. Johanniskloster säcularisirt, und aus den Gütern desselben ging später der Aufenthaltsort der Irrsinnigen hervor. Der grössere Theil der jetzigen Anstalt rührt hiervon her. — Als öffentliche Pflege-Einrichtung besteht noch eine ländliche familiäre Verpflegung bei Ellen und den benachbarten Dörfern und zwar schon seit 1779 unter der Aufsicht eines Vogtes, selbst Grundbesitzers und Pflegers. Revision durch das Armeninstitut. In der Regel hat jeder Pflegling vorher das Irrenhaus zu passiren. Etwaige Rücklieferung in die Anstalt geschieht gewöhnlich durch Dr. Engelken, der die ärztliche Aufsicht und Behandlung der intercurrenten Krankheiten übernommen hat. Die Einrichtung ist in den letzten Jahren wesentlich verbessert. Im December 1897 ist von der Bürgerschaft die Verlegung der Anstalt aufs Land beschlossen und dazu in dem Dorfe Ellen bei Oberneuland (Station Oberneuland bei Bremen) ein grosses Grundstück erworben worden, auf dem die agricole Verpflegungsform so viel wie möglich durchgeführt werden soll. Zugleich soll aber die familiäre Verpflegung in Ellen beibehalten und dem zukünftigen Director der Irrenanstalt unterstellt werden. Man hofft, in 3 Jahren den Bau dieser Anstalt zu vollenden. — Regelmässige Jahresberichte als Manuscript gedruckt.

2. **Privat-Heil- und Pflege-Anstalt** für Nervenleidende und Geisteskranke zu Rockwinkel, Station Oberneuland bei Bremen.

Besitzer und Vorsteher: Dr. H. Engelken.

Bestand 1. Januar 1897:	20 Kr.	(10 M.,	10 Fr.)
Aufgenommen . . „	22 „	(12 „,	10 „)
Verpflegt . . . . . „	42 „	(22 „,	20 „)
Entlassen . . . . . „	15 „	(6 „,	9 „)
Gestorben . . . . „	2 „	(2 „,	— „)
Bestand 1. Januar 1898:	25 „	(14 „,	11 „)

Die Anstalt liegt 1¼ Stunde von Bremen, hat Areal von 15 Morgen. Sie ist unter Wahrung des Charakters eines Landsitzes mit allen Erfordernissen der Jetztzeit auf's Beste versehen. Im Anschluss an die Anstalt werden unheilbare Kranke in familiärer Pflege im Orte untergebracht. Die Anstalt ist seit 1890 völlig umgebaut, erneuert und überall mit Centralheizung versehen.

40 Plätze. Das Areal ist um 75 a vergrössert.

1764 von einem früher in Indien stationirten holländischen Militärarzt gegründet für 3—5 Kranke, seitdem stets vom ältesten Sohne des Vorgängers fortgeführt, jetzt in 5. Generation.

3. **Pensionat** für geistig zurückgebliebene Kinder von Marg. Imhoff, Bremen, Uthbremerstr. 35. Privat-Unterricht, -Erziehungs- und Pflege-Anstalt für Schwachsinnige beiderlei Geschlechtes.

Zur Zeit 9 Kranke, 4 Knaben und 5 Mädchen im Alter von 8—15 Jahren. 15 Plätze.

Bremgarten (Canton Aargau).

St. Josefs-Anstalt für schwachsinnige Kinder und Erwachsene zu Bremgarten (Canton Aargau). Station Bremgarten.

Katholische Privat-Anstalt.

Arzt: Constantin Meissenbach.

Bestand 1. Januar 1897:		125	Kranke
Aufgenommen . .	„	58	„
Verpflegt	„	183	„
Entlassen	„	16	„
Gestorben	„	3	„
Bestand 1. Januar 1898:		164	„

Gegründet 1889 durch einen Verein, eröffnet mit 3 Kindern, erweitert für 250 Pfleglinge. 5 Anstaltsklassen. Die Anstalt ist das ehemalige neurestaurirte Kapuzinerkloster.

Breslau (Provinz Schlesien).

1. **Städtisches Krankenhaus** an der Einbaumstrasse (Irren-Anstalt), durch Vertrag mit dem Staate vom 7. Juni 1887 zugleich psychiatrische Klinik.

Aerzte: Director: Med.-Rath Prof. Dr. Wernicke; Oberarzt: Dr. Hahn; Assistenzärzte: Dr. Kahlbaum, Dr. Liepmann.

Bestand 1. Januar 1897:	176 Kr.	(85 M.,	91 Fr.)
Aufgenommen . . . „	766 „	(532 „,	234 „)
Verpflegt . . . . „	942 „	(617 „,	325 „)
Entlassen . . . . „	617 „	(428 „,	189 „)
Gestorben . . . . „	110 „	(82 „,	28 „)
Bestand 1. Januar 1898:	215 „	(107 „,	108 „)

Die Anstalt ist im October 1888 eröffnet; sie hat sich aus der Irrenabtheilung des städtischen „Allerheiligen"-Hospitales entwickelt, deren Ueberfüllung und unzweckmässige Räumlichkeiten einen eigens zu diesem Zwecke dienenden Neubau veranlasst haben. — C. Wernicke „Ueber die Irrenversorgung der Stadt Breslau". Allg. Zeitschr. f. Psych. „Stadt-Asyle und psychiatrische Kliniken". Klin. Jahrbuch, 2. Band.

2. **Das Wenzel-Hanke'sche Krankenhaus**, der Stadt Breslau gehörig, dient u. a. zur Aufnahme und Verpflegung unheilbarer Geisteskranker aus der Irren-Anstalt der Stadt.

Aerzte: Primärarzt Dr. Drewitz, Assistenzärzte Dr. Kabierschke und Dr. Kuron.

Bestand 1. Januar 1897:	81 Kr.	(46 M.,	35 Fr.)
Aufgenommen . . „	42 „	(30 „,	12 „)
Verpflegt . . . . . „	123 „	(76 „,	47 „)
Entlassen . . . . . „	50 „	(31 „,	19 „)
Gestorben . . . . „	1 „	(1 „,	— „)
Bestand 1. Januar 1898:	72 „	(44 „,	28 „)

98 Betten. 3 Wärter, 6 Wärterinnen.

Guttstadt, „Krankenhaus-Lexikon" 1885, pag. 160.

3. **Privat-Irren-Heil- und Pflege-Anstalt** zu Breslau-Pöpelwitz. —

Besitzer und leitender Arzt: Sanitätsrath Dr. Eicke: Assistenzarzt: Dr. Wartmann.

Bestand 1. Januar 1897:	36 Kr.	(15 M.,	21 Fr.)
Aufgenommen . . „	28 „	(17 „,	11 „)
Verpflegt . . . . . „	64 „	(32 „,	32 „)
Entlassen . . . . . „	24 „	(14 „,	10 „)
Gestorben . . . . „	5 „	(4 „,	1 „)
Bestand 1. Januar 1898:	35 „	(14 „,	21 „)

Eröffnet am 17. Februar 1852, gegründet von Professor H. Neumann, übernommen und neu eingerichtet im October 1881 von Dr. Eicke, seit 1885 für eine doppelte Anzahl Kranker vergrössert. — Anstaltsbericht über die ersten 10 Jahre des Bestehens.

4. **Privat-Idioten-Anstalt**, Fürstenstrasse 6, 8 und 10. Leiterin: Frl. Anna Reiss. Arzt: Dr. med. Möbus.

Bestand 1. Januar 1897:		65	Pfleglinge
Aufgenommen .	„	12	„
Verpflegt	„	77	„
Entlassen	„	8	„
Gestorben	„	4	„
Bestand 1. Januar 1898:		65	„

Eröffnet 1885. Jahresberichte.

Brieg (Prov. Schlesien).

Provinzial-Irrenanstalt Brieg, Regbz. Breslau. Oeffentliche Heil- und Pflegeanstalt, selbständig, für alle Krankheitsformen. Station Brieg zwischen Breslau und Oppeln.

Aerzte: Director Dr. Petersen; 2. Arzt Dr. Schubert; 3. Arzt Dr. Pollitz.

Bestand 1. Januar 1897:		405 Kr.	(175 M.,	230 Fr.)	
Aufgenommen .	„	108 „	(34 „,	74 „)	
Verpflegt	„	513 „	(209 „,	304 „)	
Entlassen	„	70 „	(16 „,	54 „)	
Gestorben	„	40 „	(14 „,	26 „)	
Bestand 1. Januar 1898:		403 „	(179 „,	224 „)	

Um 1750 wurden die ersten Geisteskranken im Brieger Zuchthaus untergebracht. 1784 wurde, unmittelbar an das Zuchthaus grenzend und unter derselben Verwaltung stehend, ein neues Irrenhaus für ca. 50 Kr. erbaut. 1818 richtete man zur Unterbringung einer Anzahl von Geisteskranken das ehemalige, 1680 erbaute Capuzinerkloster ein, ein nach Lage und Bauart ganz ungeeignetes Gebäude. 1829, als die Irrenanstalt in die Verwaltung der Provinzialstände überging, wurde nur das Kloster, nicht das 1784 erbaute Haus übergeben. Das Kloster war damals für 120 Kr. bestimmt und wurde von einer aus Arzt und Verwalter bestehenden Behörde, der Administration, geleitet. Durch Errichtung eines Isolirgebäudes und Beamtenhauses wurde die Anstalt derart erweitert, dass von 1845 ab 170 Kr. verpflegt werden konnten. Seit 1843 wohnt der Arzt in der Anstalt. Seit 1876 sind auch präsumptiv heilbare Kranke zur Aufnahme gelangt. Im Januar 1879 wurde die Administration aufgelöst und dem Director allein die Leitung übertragen. 1880 wurde ein der Anstalt gegenüberliegendes Grundstück angekauft, in dieses die Geschäftszimmer, die Wohnung des Directors und der Oberbeamten verlegt und die dadurch in den alten Anstaltsgebäuden disponibel gewordenen Räume zur Mehraufnahme von 50 Kr. bestimmt. 1881 wurde dadurch die etatsmässige Belegung der Anstalt auf 223 Köpfe erhöht, 1882 wurde das 2 km von der Hauptanstalt entfernte Bauerngut Briegischdorf No. 2 mit einem Flächeninhalt von 27 ha gepachtet und das Gehöft zur Aufnahme von 60 männl. Kr. eingerichtet. Gleichzeitig wurden auf dem Gartengrundstück der Hauptanstalt 2 neue Häuser für 80 Männer hergestellt. Die Belegung des neuerworbenen Bauerngutes und der neuerbauten Häuser wurde bis Ende October 1884 bewirkt, von welchem Zeitpunkte an etatsmässig 363 Kr. verpflegt wurden. Die alten Anstaltsgebäude dienen nunmehr ausschliesslich zur Beherbergung von Frauen. 1886 wurde das Bauerngut definitiv angekauft; in demselben Jahre auch die Stelle eines 2. Arztes neukreirt und besetzt. — In Folge baulicher Veränderungen konnte im Jahre 1894 der Krankenbestand auf 400 Köpfe erhöht werden, seit welcher Zeit ein 3. Arzt angestellt ist. Der Grundbesitz in Briegischdorf hat sich bis 1897 durch Zukauf und Tausch auf annähernd 54 ha. vergrössert. — „Alter, Gründung und Entwicklung der Provinzial-Irren-Anstalt zu Brieg, Regbz. Breslau“, Brieg 1879. — Regelmässige Jahresberichte.

Bruchsal (Grossh. Baden).

Hauptkrankenhaus des Landesgefängnisses Bruchsal zur Aufnahme der in den Strafanstalten des Landes erkrankten geistesgestörten Gefangenen. Auch körperlich Kranke, welche in den übrigen Strafanstalten des Grossherzogthums nicht entsprechend behandelt werden können, werden hierher versetzt. Ausserdem hat das Landesgefängniss eine Invalidenabtheilung für altersschwache und gebrechliche Gefangene. Station Bruchsal.

Arzt: Med.-Rath Dr. Ribstein.

Gefangenenstand

a) im Hauptkrankenhause

Bestand 1. Januar 1897:		19 Geisteskranke (darunter 4 Epileptiker)
Aufgenommen . .	„	10 „ (darunter 2 Epileptiker und 1 zur Beobachtung)
Verpflegt	„	29 Geisteskranke
Entlassen	„	16 „ (darunter 4 Epileptiker)
Gestorben	„	— —
Bestand 1. Januar 1898:		13 Geisteskranke (darunter 2 Epileptiker)

b) in der Abtheilung für Gebrechliche

Bestand: 1. Januar 1898: 12 Köpfe.

1864 wurde die Anstalt unter dem Namen „Hülfsstrafanstalt" als Zubehör zu dem Zellengefängniss Bruchsal eröffnet für mit körperlichen oder geistigen Leidenszuständen behaftete Gefangene. Ausserdem sollten über 70 Jahre alte Gefangene und solche, welche nach 6jähriger Einzelhaft derselben nicht weiter unterworfen würden, in ihr untergebracht werden. 1871 wurde die Anstalt als Hilfsstrafanstalt aufgehoben und in das Landesgefängniss Bruchsal verwandelt. Das Krankenhaus aber wurde in das jetzige Hauptkrankenhaus umgewandelt. — Dr. Gutsch, „Die Hilfsstrafanstalt Bruchsal", Heidelberg 1867. — Ribstein, „Criminal-Irrenanstalten und Invalidengefängnisse" im Handbuch des Gefängnisswesens von v. Holtzendorff und von Jagemann, woselbst auch die ganze einschlägige Literatur zu finden ist.

Bruck a. M. (Steiermark).

Cretinen-Heilanstalt (Pius-Institut) der Schwestern vom heil. Kreuze für männl. und weibl. Idioten und Cretinen aller Confessionen. Station Bruck a. Mur, 20 Min. entfernt.

Arzt: Rath Dr. Carl Schmidt sen.

Bestand 1. Januar 1897:	120 Kr.	(57 M.,	63 Fr.)
Aufgenommen . . .	„	83 „	(60 „,	23 „)
Verpflegt.	„	203 „	(117 „,	86 „)
Entlassen.	„	38 „	(27 „,	11 „)
Gestorben	„	5 „	(4 „,	1 „)
Bestand 1. Januar 1898:		160 „	(86 „,	74 „)

Eröffnet 1879 von den barmherzigen Schwestern vom heiligen Kreuze im „Zehenthofe", welchen die Congregation, durch milde Gaben unterstützt, angekauft hatte. Neubauten 1888 und 1893. 10 Joch Acker und Garten. Der Landesausschuss von Niederoesterreich hat 80 Pfleglinge im Pius-Institut untergebracht. „Jahresberichte des niederoesterreichischen Landesausschusses."

Bruckberg siehe Neuendettelsau.

Brünn (Oesterreich).

Mähr. Landes-Irren-Anstalt, öffentliche Heil- und Pflege-Anstalt für einen Theil des Landes Mähren, welches Aufnahmegebiet 1 148 345 Einwohner umfasst.

Aerzte: Director Medicin.-Univ. Dr. Alfred Hellwig; 1. Primararzt Dr. Sigmund Kornfeld; 2. Primararzt Dr. Alois Papirnik; Secundarärzte: Dr. Ottokar Fafl und Dr. Franz Socculi; Hilfsärzte: Dr. Alois Dockal, zweite Stelle derzeit unbesetzt.

Bestand 1. Januar 1897:	615 Kr.	(320 M.,	295 Fr.)
Aufgenommen. . „	355 „	(189 „,	166 „)
Verpflegt . . . . „	970 „	(509 „,	461 „)
Entlassen . . . . „	381 „	(206 „,	175 „)
Gestorben. . . . „	105 „	(50 „,	55 „)
Bestand 1. Januar 1898:	589 „	(303 „,	286 „)

Die Anstalt, im Corridorsystem erbaut, wurde am 1. November 1863 eröffnet mit einem Normalbeleg von 336 Köpfen für das ganze Land Mähren und Schlesien. Durch späteren Zubau von zwei Pavillons für 56 arbeitende Kranke, Umgestaltung des ehemaligen Leichenhauses in ein Infections-Spital, dann durch Heranziehung von durch Bau eines Beamtenwohnhauses freiwerdenden Wohnungen im Hauptgebäude zum Belegraum, ein solches in Summe von 89 Köpfen erzielt. Trotz der im Jahre 1889 erfolgten Eröffnung der Landes-Irren-Anstalt für Schlesien und Troppau und Abgabe der dorthin gehörigen Kranken, sowie der im Jahre 1892 eröffneten 2. neuen Landes-Irren-Anstalt in Sternberg mit 445 Betten für den Norden Mährens mit 1 160 657 Einwohnern erwies sich die hierortige Anstalt mit 425 Betten zu klein und erfuhr unter dem gegenwärtigen Director in den Jahren 1896/97 eine abermalige Erweiterung um 175 Betten, somit 600 Köpfen Normalbeleg. Während dieser 2 Jahre wurden nicht nur Neubauten, sondern auch solche der Erweiterung, Adaptirung und vollständigen Assanirung der Anstalt im Betrage von circa 156 000 fl. durchgeführt, welche Summe dem Reservefonds entnommen wurde.

Die Lösung der weiteren Frage der Irren-Siechen-Versorgung dürfte in allernächster Zeit erfolgen. — Jahresberichte. — „Die mährische Landes-Irren-Anstalt" von Dr. Czermak, Wien 1866. — „Entwicklung des Irrenwesens und Stand der Irrenpflege in Mähren" von Dr. Scharf, 1887.

Bad Brunnthal (Königreich Bayern).

Dr. V. Stammlers Wasser-Heil-Anstalt Bad Brunnthal bei München.

Franz. Buchholz (Provinz Brandenburg).

Privat-Pflege-Anstalt für weibliche Geisteskranke von Simon in Franz. Buchholz bei Berlin, Hauptstrasse 57.

Zahl der vorhandenen Plätze: 41.

Arzt: Dr. Strube in Niederschönhausen.

Verpflegt 1897: 15 Kranke.

Bunzlau (Provinz Schlesien).

Provinzial-Irren-Heil- und Pflege-Anstalt bei Bunzlau, Post und Bahnstation Bunzlau, 2 Kilometer.

4 Aerzte: Dr. Stöver, Director, Dr. Dubbers, Oberarzt, Dr. Köhler, Dr. Glatschke.

Bestand 1. Januar 1897:	669 Kr.	(388*) M.,	281 Fr.)
Aufgenommen . „	97 „	(55 „ ,	42 „)
Verpflegt . . . . „	766 „	(443 „ ,	323 „)
Entlassen . . . . „	44 „	(25 „ ,	19 „)
Gestorben . . . . „	47 „	(29 „ ,	18 „)
Bestand 1. Januar 1898:	675 „	(389*) „ ,	286 „)

Eröffnet am 17. September 1863. 1870 Erbauung von zwei Landhäusern für je 15 männliche Kranke. 1874 Erbauung eines weiteren Landhauses für 30 männliche Kranke. 1886 Einrichtung der Familienpflege in dem benachbarten Dorfe Looswitz. 1887 Ankauf des etwa 5 Min. entfernt liegenden, 84 ha grossen Drüsselgutes für die Anstalt. (Allgemeine Zeitschrift für Psychiatrie, Band 23, Seite 147. Aerztliche Jahresberichte.)

Burghölzli siehe Zürich.

Burtscheid (Rheinprovinz).

Sanatorium für Nervenkranke zu Burtscheid bei Aachen.

Buttelstedt (Grossherz. Sachsen-Weimar).

Pensionat für nerven- und gemüthskranke Damen, besonders für epileptische, 1 Stunde von Weimar; Station Buttelstedt der Bahn Weimar-Rastenberg.

Vorstand und Besitzer: Eugen Baltz; Arzt: Sanitätsrath Dr. A. Lange in Weimar.

Bestand 1. Januar 1897:	6 Frauen
Aufgenommen . . . „	1 Frau
Entlassen . . . . . „	1 „
Gestorben . . . . . „	— —
Bestand 1. Januar 1898:	6 Frauen.

*) Darunter in Familienpflege in Looswitz 25 Männer.

Gegründet 1. Juli 1850 von Dr. Baltz in Grimma, verlegt nach Buttelstedt 1. October 1879. Nach dem im August 1880 erfolgten Tode des Begründers übernahm der jetzige Leiter die Anstalt und änderte sie 1883 in ein Pensionat um.

Canstatt (Königreich Württemberg).

Cur-Anstalt für Nervenkranke und Erholungsbedürftige zu Canstatt bei Stuttgart.

Besitzer und Arzt: Dr. Römer.

Ausgesprochene Psychosen sind von der Aufnahme ausgeschlossen. Es können bis zu 16 Kranke aufgenommen werden.

Carlsfeld (Provinz Sachsen).

Privat-Irren-Heil- und Pflege-Anstalt Carlsfeld bei Brehna (Berlin, Anhalter Bahn). Telephon und Telegramme: Postamt Landsberg bei Halle a. S.

Leitender Arzt und Besitzer: Dr. A. Schmidt, Assistenzarzt Dr. L. Bindemann.

Bestand 1. Januar 1897:	28 Kr.	(15 M.,	13 Fr.)
Aufgenommen . . „	18 „	(6 „,	12 „)
Verpflegt . . . . . „	46 „	(21 „,	25 „)
Entlassen . . . . . „	13 „	(9 „,	4 „)
Gestorben . . . . „	2 „	(2 „,	— „)
Bestand 1. Januar 1898:	31 „	(10 „,	21 „)

Gegründet 1. Juni 1862 von Dr. H. Niemeyer. Bei dessen Tode (Nov. 1862) war die Anstalt noch unvollendet und trat erst 1863 in vollkommene Thätigkeit unter Dr. Böttger, der 1865 die Anstalt kaufte, und unter dessen Leitung sie sich entwickelte. Nach dessen Tode (1879) führte seine Wittwe die Anstalt weiter fort unter der ärztlichen Leitung des Dr. Benno, bis letzterer sie 1882 käuflich erwarb. Am 1. October 1895 ging die Anstalt an den jetzigen Besitzer über. Sie bietet jetzt Raum für 34, vom Herbst 1898 an durch den Bau eines neuen Hauses für 48 Kranke.

Carlshof (Ostpreussen).

Privat-Heil- und Pflege-Anstalt für Epileptische zu Carlshof, Post- und Bahnstation Rastenburg O.-Pr.

Leitender Arzt: Ludwig Winckel; Assistenzarzt Dr. Hans Haberkant.

Bestand 1. Januar 1897:	554 Kr.	(262 M.,	292 Fr.)
Aufgenommen . .	„	60 „	(30 „,	30 „)
Verpflegt	„	614 „	(292 „,	322 „)
Entlassen	„	27 „	(15 „,	12 „)
Gestorben	„	13 „	(22 „,	11 „)
Bestand 1. Januar 1898:	554 „	(255 „,	299 „)

Auf Anregung des Superint. Klapp in Rastenburg erbaut und eröffnet am 23. October 1882 mit 36 Kranken. Die Provinzial-Verwaltung der Provinz Ostpreussen hat z. Z. 410, die von Westpreussen 80 Pfleglinge auf Grund des Gesetzes vom 11. Juli 1891 in Carlshof untergebracht.

Champel-les-Bains (Canton Genf).

„**Etablissement hydrothérapique** de Champel" zur Behandlung von Krankheiten des Nervensystems (Neurosen, Rückenmarksleiden, Hysterie, Hypochondrie, Schlaflosigkeit, Veitstanz, Epilepsie u. s. w.), von Anämie und Chlorose, Neuralgie, Rheumatismus, Geschlechtsleiden u. s. w. Station Genf 20 Min. entfernt.

Director M. Rivenc; dirigirender Arzt: Dr. P. Glatz.

Jährl. Bestand durchschn.: 400 Kranke.

Gegründet 1873. Die Anstalt ist vom 1. April bis 30. November geöffnet. — „l'Hydrothérapie, les eaux d'Arve, l'Établissement de Champel", par Dr. Glatz. — „Études techniques et pratiques sur l'hydrothérapie par Dr. Glatz.

Charlottenburg (Provinz Brandenburg).

Asyl für Gemüthskranke, Berlinerstrasse 15/18, Charlottenburger Ufer 25/26, Heil- und Pflege-Anstalt für Psychisch Kranke beiderlei Geschlechts.

Stadtbahnhof: Thiergarten. Fernbahnhof: Zoologischer Garten.

Haltestelle der electrischen Bahn (Berlin-Charlottenburg): Polytechnikum.

Director: Sanitätsrath Dr. Karl Edel. Oberarzt: Dr. Caesar Heimann; Assistenzärzte: Dr. Felix Leonhard und Dr. Max Edel.

			Privatkranke		Communalkranke	
			M.	Fr.	M.	Fr.
Bestand 1. Januar 1897:	278 Kr.	(	58	58	68	94)
Aufgenommen . . „	242 „	(	63	55	60	64)
Verpflegt . . . . . „	520 „	(	121	113	128	158)
Entlassen . . . . . „	234 „	(	48	48	67	80)
Gestorben . . . . „	44 „	(	14	7	14	9)
Bestand 1. Januar 1898:	233 „	(	59	58	47	69)

Gegründet am 24. Februar 1869 vom jetzigen Besitzer, nach und nach vergrössert, besteht die Anstalt jetzt aus 6 durch Gärten mit einander verbundenen Häusern in Villenstyl. Dieselbe ist eingerichtet für 140 Privatkranke und 200 Communalkranke, je zur Hälfte für Männer und Frauen. Näheres im Bericht über Sanitätsrath Dr. Karl Edels Asyl für Gemüthskranke zu Charlottenburg 1869—1894, von Dr. Caesar Heimann, Berlin 1895, Hirschwald'sche Buchhandlung.

2. **Dr. J. Waldschmidt's Privat-Heil-Anstalt** für Gemüthskranke zu Westend bei Charlottenburg.

Direction: Dr. Waldschmidt und Dr. Weiler: Assistenzarzt: Dr. Siemsen.

Bestand 1. Januar 1897:	66 Kr.	(35 M., 31 Fr.)
Aufgenommen . . „	84 „	(47 „ , 37 „)
Verpflegt . . . . . „	150 „	(82 „ , 68 „)
Entlassen . . . . . „	72 „	(36 „ , 36 „)
Gestorben . . . . „	18 „	(14 „ , 4 „)
Bestand 1. Januar 1898:	60 „	(32 „ , 28 „)

Die am 1. October 1888 eröffnete Anstalt ging am 1. Juli 1890 in den Besitz von Dr. Waldschmidt über und ist für 99 Betten concessionirt. Die Zahl der Kranken — es handelt sich nur um Privat- — keine Communalkranken, schwankt seit Jahren zwischen 60 und 70. Seit

1. November 1894 sind an Stelle von Wärterinnen Pflegeschwestern auf der Frauenabtheilung mit gutem Erfolg thätig, auf 3 bis $3^1/_2$ Kranke 1 Pfleger. Eine nicht unwesentliche Vergrösserung hat die Anstalt durch das am 1. Dec. 1897 eröffnete offene Haus erfahren, das ausser mannigfachen Gesellschafträumen 15 elegante Einzelzimmer enthält.

3. **Privat-Pflege-Anstalt** für geisteskranke Frauen der Frau Auguste Paufler, geb. Schulz, zu Westend bei Berlin, Nussbaumallee 40. Bahnstation: Bahnhof Charlottenburg oder Stadtbahnhof Westend.

Hausarzt: Dr. Bruno Schäfer in Charlottenburg.

Bestand 1. Januar 1897:		29	Frauen
Aufgenommen . .	„	9	„
Verpflegt	„	38	„
Entlassen	„	2	„
Gestorben	„	4	„
Bestand 1. Januar 1898:		32	„

1892 eröffnet. Concession für 34 Kranke.

4. **Privat-Pflege-Anstalt** für geisteskranke Männer des Johann Achtziger, Bismarckstrasse 57, 8 Min. von Bahnhof Charlottenburg.

Hausarzt: Dr. Bruno Schäfer in Charlottenburg.

Bestand 1. Januar 1897:		31	Männer
Aufgenommen . .	„	15	„
Verpflegt	„	46	„
Entlassen	„	8	„
Gestorben	„	7	„
Bestand 1. Januar 1898:		31	„

Besteht seit 1887. Concession für 48 Kranke.

Cleve (Rheinprovinz).

1. **Kur-Anstalt Prinzenhof,** Wasser-Heil-Anstalt, zu Cleve am Rhein.

Dirig. Arzt: Dr. Dünges.

2. **Dr. Bergmann's Wasser-Heil-Anstalt** (System Kneipp).

Cöln (Rheinprovinz).

Städtische Irren-Anstalt Lindenburg in dem eingemeindeten Vororte Cöln-Lindenthal.

Aerzte: Director Geh. Sanitätsrath Dr. Laudahn; Assistenzarzt: Dr. Heinr. Fuchs.

Bestand 1. Januar 1897:	221 Kr.	(94 M.,	127 Fr.)
Aufgenommen . . „	251 „	(112 „,	139 „)
Verpflegt . . . . „	472 „	(206 „,	266 „)
Entlassen . . . . „	281 „	(147 „,	134 „)
Gestorben . . . . „	43 „	(20 „,	23 „)
Bestand 1. Januar 1898:	148 „	(39 „,	109 „)

1854 durch Lenartz gegründet, seit dem 1. August 1872 in den Besitz der Stadt Cöln übergegangen.

„Ueber die Entwickelung der Irrenpflege in Cöln.“ Von Dr. Laudahn. In der „Festschrift für die 61. Versammlung deutscher Naturforscher und Aerzte. Cöln 1888.“ S. 359—73.

Colditz (Königreich Sachsen).

Kreishauptmannschaft Leipzig, Post- und Eisenbahnstation (der Muldenthalbahn) Colditz. Seit 1893 **Landes-Irren-Versorg-Anstalt** für solche unheilbare Kranke, die tief verblödet, chronisch tobsüchtig oder siech sind, und für solche, die ihres Vorlebens halber zur gemeinsamen Verpflegung mit unbescholtenen Kranken nicht geeignet erscheinen.

Aerzte: Director Ober-Med.-Rath Dr. Felgner, Oberarzt Dr. Krell, Anstaltsärzte Dr. Steinbrück, Dr. Früstück, Dr. Rossbach.

Bestand 1. Januar 1897:	580 Kr.	(296 M.,	284 Fr.)
Aufgenommen . . „	150 „	(88 „,	62 „)
Verpflegt . . . . . „	730 „	(384 „,	346 „)
Entlassen . . . . . „	53 „	(41 „,	12 „)
Gestorben . . . . „	61 „	(29 „,	32 „)
Bestand 1. Januar 1898:	616 „	(314 „,	302 „)

Die Anstalt wurde am 12. November 1829 mit 335 Irren unter Dr. Hayner in einem seit 1753 nicht mehr benutzten Kurfürstlichen Schlosse eröffnet. Mehrere Neubauten und Umbauten machten sich im Laufe der Jahre nöthig. Von

1852 bis 1893 durften nur männliche Kranke in Colditz untergebracht werden. Die im Jahre 1868 eröffnete, 20 Minuten von Colditz entfernte Colonie Zschadrass ist zu einer Heil- und Pflege-Anstalt erweitert, am 1. Juli 1894 unter eigene Direction gestellt und von der Anstalt Colditz abgetrennt worden. Berichte in der „Allg. Zeitschrift für Psychiatrie" von Hayner, Weiss, Voppel, Huppert, Köhler.

Conradstein (Westpreussen).

Provinzial-Irren-Anstalt Conradstein. Post- und Bahnstation Pr.-Stargard.

Aerzte: Med.-Rath Dr. Kroemer, Director; Dr. Schauen, zweiter Arzt; Dr. Neugebauer, Assistenzarzt: Dobrick, Volontärarzt.

Bestand 1. Januar 1897:	118 Kr.	(59 M.,	59 Fr.)
Aufgenommen . . „	362 „	(192 „,	170 „)
Verpflegt . . . . . „	480 „	(251 „,	229 „)
Entlassen . . . . . „	53 „	(25 „,	28 „)
Gestorben . . . . „	47 „	(33 „,	14 „)
Bestand 1. Januar 1898:	480 „	(193 „,	187 „)

Zur Errichtung der dritten westpreussischen Irren-Anstalt wurde das Rittergut Conradstein bei Pr.-Stargard von 332, 17, 87 ha = 1328 Morgen Grösse zum Preise von 266 000 ℳ mit allem lebenden und todtem Inventar angekauft. Der Kaufvertrag wurde am 3. Februar 1893 abgeschlossen, vom Provinzial-Landtag am 22. Februar desselben Jahres genehmigt und das Gut am 1. April 1893 seitens der Provinz in Bewirthschaftung genommen. Das Personal des bisherigen Besitzers wurde zunächst beibehalten. Dem in Westpreussen vorhandenen grossen Bedürfniss gemäss wurde beschlossen, die neue Anstalt für 1000 Kranke zu erbauen. Die Baupläne sind von dem ersten Director der Anstalt, Med.-Rath Dr. Kroemer, seither Director der Provinzial-Irren-Anstalt Neustadt in Westpreussen, entworfen und mit wenigen Abstrichen bezüglich der Grösse einzelner Wirthschafts-Räume zur Ausführung gelangt. Die umfangreichen Häuser stehen in vier Parallelstrassen, welche von N.-O. nach S.-W. gerichtet sind. Männer- und Frauenseite sind durch zwei dazu rechtwinkelig stehende Strassen, die die Wirthschafts- und Verwaltungsgebäude in die Mitte nehmen, getheilt. — An der ersten Strasse liegen 6 Beamtenwohnhäuser mit dem Verwaltungsgebäude, an der zweiten die Pensionärgebäude, an der dritten die zur Behandlung akuter Krankheitsformen bestimmten Häuser (Heil-Anstalt) und an der vierten die Häuser für Unheilbare und Gefährliche. In der Mittelstrasse liegen hinter dem Verwaltungsgebäude ein Wasserthurm, der 300 cbm Wasser enthält, darnach der Festsaal mit Kirche, Kochküche und Waschhaus, Maschinen- und Kesselhaus, Werkstättengebäude, Sectionshaus und Leichenhalle. Die Zahl der Krankenhäuser beträgt 24 und zwar sind bestimmt 8 Häuser zu je 20 Kranken in Summa für 160 Kranke I. und II. Klasse, je 4 für Männer und 4 für Frauen. Je eins derselben ist bestimmt für Ruhige, eins für Unruhige, projectirt je eins für Kranke der I. Klasse ausschliesslich und je eins für Sieche, Bettlägerige u. A. Für die III. Klasse sind bestimmt: 2 Beobachtungsabtheilungen für je 40 Kranke, 2 Lazarethe für körperliche Kranke für je 60 Kranke, 2 Siechenhäuser für je 60 Kranke, 2 Häuser für Ruhige, Reconvalescenten für je 60 Kranke, 2 Häuser für Halbruhige für je 60 Kranke, 2 Häuser für Unruhige für je 60 Kranke, 2 Häuser für Gefährliche für je 50 Kranke, 1 Arbeiterabtheilung im Werkstättengebäude für 20 Männer, 2 Abtheilungen für die in Kochküche und Waschhaus beschäftigten 40 Frauen. Hiezu kommen noch eine frei auf dem Vorwerk Dorotheenhof wohnende kleinere Männerabtheilung, 1 Männer- und 1 Frauenabtheilung, die das Guts- und Insthaus in Conradstein bewohnen werden und einzelne kleine im Dorfe Saaben, das circa 15 Minuten von der Anstalt entfernt liegt, später mit Kranken zu belegende freie Wohnhäuser. — Neben zahlreichen Badezimmern in den Krankenhäusern ist ein Centralbad mit Schwimmbassin und irisch-römisches Dampfbad errichtet.

Anfang des Jahres 1898 waren 14 Krankenhäuser fertig gebaut, die etwa für 640 Kranke Raum gewähren. —

Die Anstalt erhält ihr Wasser aus Tiefbrunnen, das durch Electromotoren auf den Wasserthurm gehoben wird, nachdem es vorher enteisnet worden ist. Die Beleuchtung ist ebenfalls electrisch, desgleichen werden die Maschinen des Waschhauses electrisch betrieben. Die Abwässer fliessen auf ein noch im Bau begriffenes Rieselfeld, welches circa 20 Morgen gross werden wird.

Die ersten Kranken kamen am 31. December 1895 aus Neustadt nach Conradstein und waren bestimmt, die Arbeiten bei Wege-, Garten- und Rieselfeldanlagen vorzunehmen, wovon bereits ein erheblicher Theil fertig gestellt ist.

Die Gesammtkosten für 1000 Kranke werden inclusive Bodenerwerb 4 Millionen Mark, also pro Kopf voraussichtlich 4000 ℳ betragen.

Veröffentlicht ist über die Conradsteiner Anstalt nur ein kurzer orientirender Jahresbericht für die Zeit vom 30. December 1895 bis 31. März 1897. Die Werke des westpreussischen Landtages über dessen Sitzungen, 15—19 in den Jahren 1892 bis 1896, enthalten geschichtliche Daten, das westpreussische Irrenwesen und insbesondere die neue Anstalt Conradstein betreffend.

Crefeld (Rheinprovinz).

Privat-Irren-Pflege-Anstalt der Alexianer zu Crefeld (Rheinprovinz) für männliche Kranke.

Dirigirender Arzt: Geh. San.-Rath Dr. Heilmann, Königl. Kreisphysikus; 2. Arzt: Dr. Claven, Königl. Kreiswundarzt.

Bestand 1. Januar 1897:		208	Kranke
Aufgenommen . .	„	25	„
Verpflegt	„	233	„
Entlassen	„	8	„
Gestorben	„	11	„
Bestand 1. Januar 1898:		214	„

Die Anstalt liegt in einem Aussenbezirk der Stadt Crefeld, durch ein Vorgärtchen von der Strasse getrennt. Sie besteht aus 4 unmittelbar mit einander verbundenen Gebäuden, von denen das vordere, nach der Strasse zu gelegene, nach Westen sieht, die anderen nach den übrigen Himmelsrichtungen. Ein grosser Garten- und Hofraum wird von den 4 Gebäuden, von denen das nördliche (für 107 Betten) i. J. 1893 und 1894 errichtet worden ist, umschlossen. Nach Norden ist die Anstalt von einem grossen, schön gepflegten Garten begrenzt, an die südliche Fläche des vorderen Gebäudes ist eine Capelle angebaut, die mit dem Hause in directer Verbindung steht. In dem Vorderhause befinden sich die Besuchszimmer, Küche, Verwaltungsräume und Speisezimmer der Pensionäre (unten), Schlaf- und Wohnzimmer der Pensionäre und Bäder (oben), in dem nördlichen Flügel die Krankenzimmer und der Tagesraum für die ruhigen Kranken (parterre), die Schlafsäle und -Zimmer (oben) ebenfalls für ruhige Kranke, im südlichen Flügel zwei Säle (unten) und Schlafzimmer (oben) für unruhige Kranke. Im Hintergebäude sind unten die Werkstätten (Bäckerei, Schlosserei, Schusterei, Schreinerei, Schneiderei), oben die 10 Isolirzellen.

Aus den Tagesräumen gelangt man direct in zwei mit Bäumen bepflanzte, mit Bänken und Hallen versehene Höfe, in denen sich die Pfleglinge 3. Klasse bei gutem Wetter aufhalten. Die Pensionäre ergehen sich in dem angeführten, nach Norden gelegenen Garten.

Die Warmwasserheizung spendet die erforderliche Wärme in reichlicher Quantität.

Für Vergnügungen ist durch eine Kegelbahn im Binnengarten und ein Harmonium gesorgt. Badeeinrichtungen sind drei vorhanden. Die Closets sind mit Wasserspülung versehen. — Im Uebrigen s. Geiso, Gesundheitswesen des Reg.-Bez. Düsseldorf, 1883—1885, S. 255.

Dalldorf siehe Berlin.

Danzig (Provinz Westpreussen).

Städtische Irren-Station, Neben-Anstalt zum Stadtlazareth, vereinigt mit dem städtischen Arbeitshause.

Aerzte: Oberarzt Dr. Freymuth; Assistenzarzt Dr. Möller.

Bestand 1. Januar 1897:	80 Kr.	(44 M.,	36 Fr.)
Aufgenommen . . „	225 „	(146 „ ,	79 „)
Verpflegt . . . . . „	305 „	(190 „ ,	115 „)
Entlassen . . . . „	226 „	(144 „ ,	82 „)
Gestorben . . . . „	25 „	(19 „ ,	6 „)
Bestand 1. Januar 1898:	54 „	(27 „ ,	27 „)

Eröffnet 1870. Bis dahin waren die Geisteskranken der Stadt, soweit die Provinzial-Irren-Anstalt sie nicht aufnahm, mit den übrigen Kranken zusammen im Stadtlazareth. Die neue Anstalt, ursprünglich auf 40 berechnet, wurde räumlich ganz vom Stadtlazareth getrennt und mit dem städtischen Arbeitshause (Töpfergasse) vereinigt. Die Zahl der Kranken hielt sich in den Jahren 1870/72 in sehr mässigen Grenzen (bis 35), allmählich ist sie aber, auch trotz der Eröffnung einer zweiten Provinzial-Irren-Anstalt (1884), gewaltig gewachsen, ohne dass dementsprechend der Raum vergrössert werden konnte. Die Ueberfüllung ist demgemäss eine sehr grosse; in etwas ist derselben in diesem Jahre dadurch abgeholfen worden, dass weiter auf dem Terrain des Stadtlazareths eine kleine Station (4 Räume) zur vorübergehenden Unterbringung von Irren besserer Stände errichtet ist.

Darmstadt (Grossherzogthum Hessen).

„Alicestift“, Grossherzogliche Anstalt für Schwach- und Blödsinnige.

Arzt: Kreisarzt Medizinalrath Dr. Lehr.

Bestand 1. Januar 1897:	140 Kr.	(84 M.,	56 Fr.)
Aufgenommen . . „	29 „	(20 „ ,	9 „)
Verpflegt . . . . . „	169 „	(104 „ ,	56 „)
Entlassen . . . . „	25 „	(15 „ ,	10 „)
Gestorben . . . . „	2 „	(2 „ ,	— „)
Bestand 1. Januar 1898:	142 „	(83 „ ,	59 „)

Die Anregung zur Gründung geschah Mitte der 60er Jahre durch den damaligen Pfarrvikar, jetzigen Redacteur

Engel; dann nahm ein Verein zur Gründung einer Idioten-Anstalt für das Grossh. Hessen unter dem Protectorat der verstorbenen Grossherzogin Alice die Sache in die Hand. 1868 wurde der erste Bau errichtet, im August 1869 die Anstalt mit 2 Zöglingen eröffnet unter der Leitung des jetzigen Vorstehers. Die Anstalt ist mehr Bildungs- als Pflege-Anstalt. Im Jahre 1882, als die Zahl der Zöglinge auf 100 gestiegen war, wurde die Anstalt vom Staate übernommen. Minimum des Pflegegeldes incl. Kleidergeld 380 ℳ jährlich. Landwirthschaftliche Beschäftigung vorzugsweise für die Knaben. (50 Morgen Landes.) — Es erscheinen Jahresberichte.

Deggendorf (Niederbayern).

Niederbayerische Kreis-Irren-Anstalt, öffentliche Heil- und Pflege-Anstalt für den Regierungsbezirk Niederbayern. Idioten sind von der Aufnahme ausgeschlossen. Station Deggendorf der Linie Plattling-Eisenstein.

Aerzte: Director Dr. K. Link, I. Assistenzarzt Dr. E. Kundt, II. Assistenzarzt Dr. E. Scheiben, Stabsarzt Dr. A. Friedrich vom K. Bayerischen 1. Inf.-Reg. zur Dienstleistung commandirt.

Bestand 1. Januar 1897:	422 Kr.	(229 M.,	193 Fr.)
Aufgenommen . „	125 „	(69 „,	56 „)
Verpflegt . . . . „	547 „	(298 „,	249 „)
Entlassen . . . . „	70 „	(38 „,	32 „)
Gestorben . . . . „	35 „	(24 „,	11 „)
Bestand 1. Januar 1898:	442 „	(236 „,	206 „)

Eröffnet am 11. September 1869. Der Bau begann 1866. Ein Erweiterungsbau wurde 1887/88 auf der Männerseite errichtet, wodurch 60 Plätze gewonnen wurden. 1889 Erweiterung der technischen Einrichtungen (Waschmaschinen, 2 Dampfkessel nach System Ten-Brink, von je 50 □ m Heizfläche), Bau eines neuen Kesselhauses. 1891 wurde ein Erweiterungsbau auf der Frauenabtheilung errichtet. Ausserdem wurden je 4 Krankenzimmer für Männer und für Frauen durch Aufbau hergestellt. — Jahresbericht im „Generalbericht über die Sanitäts-Verwaltung im Kgr. Bayern" von Dr. C. F. Mayer und Geh. Rath Kerschensteiner, München, Cotta. — Dr. Ast, „Die Kreis-Irren-Anstalt für Niederbayern", in Zeitschr. f. Psych., Band 27.

Dobřan (Königreich Böhmen).

Landes-Irren-Heil- und Pflege-Anstalt. Post- und Eisenbahnstation Dobřan (Dobrzan) an der Route Pilsen-Eisenstein.

Aerzte: Director Dr. Johann Hraše; Primarärzte: Dr. Bohuslav Hellich, Dr. Wilhelm Sedlaň; Secundarärzte: Dr. Rudolf Šmejkal, Dr. Josef Pilař, Dr. Math. Brandejs, Dr. Johann Hladik, Dr. Karl Herfort.

Bestand 1. Januar 1897:	1428 Kr.	(791 M.,	637 Fr.)
Aufgenommen . . „	613 „	(346 „,	267 „)
Verpflegt . . . . „	2041 „	(1137 „,	904 „)
Entlassen . . . . „	293 „	(180 „,	113 „)
Gestorben . . . . „	270 „	(166 „,	104 „)
Bestand 1. Januar 1898:	1478 „	(791 „,	687 „)

Gesammtaufwand	360 283 fl.	76,50 kr.
pro Tag und Kopf		68,85 „
Beköstigung pro Tag und Kopf		33,14 „

Die Anstalt wurde 1876—80 vom Landes-Ausschusse des Königreiches Böhmen mit einem Kostenaufwande von 2 Millionen Gulden erbaut, da alle Anstrengungen, dem immer mehr sich geltend machenden Bedürfnisse durch Errichtung von Filialen der Prager Mutteranstalt abzuhelfen, sich als unzureichend erwiesen. Die Pläne wurden im Auftrage des Landes-Ausschusses ausgearbeitet und zwar nicht nach einem bestehenden Muster, sondern es wurden verschiedene Stile und Einrichtungen bestehender neuerer mustergiltiger Anstalten combinirt und in dieser Weise ein nahezu tadelloses Werk geschaffen. Am 13. April 1880 wurde die Anstalt mit 200 Kranken eröffnet. Auf einem ausgedehnten Gemeindecomplex in der Nähe des Städtchens Dobřan erbaut, gleicht dieselbe einem prachtvollen Parke, in welchem sich zahlreiche imposante und dabei doch freundliche Villen erheben, die sich um eine stilvolle Kirche in schöner Symmetrie gruppiren.

Die innere Einrichtung ist eine geradezu mustergiltige, und trotz des 17 jährigen Bestandes der Anstalt bietet sich nur äusserst selten Gelegenheit einzelnes Bestehendes zweckmässiger umzugestalten. In welch pracktischer und grossartiger Weise die Eintheilung der zahlreichen Gebäude und Räume getroffen ist, davon bietet die Thatsache den besten Beweis, dass trotz der Ueberfüllung mit nahezu 1500 Kranken (erbaut für 800 Kranke) desungeachtet die Beibehaltung getrennter Tag- und Nachträume bis jetzt noch beibehalten werden konnte.

Fast sämmtliche Kranken- und Administrationsgebäude sind untereinander durch freie, von schlanken Eisensäulen getragene gedeckte Laubgänge verbunden; für die Beheizung sorgt in jedem Gebäude eine Central-Warmwasser-Heizung, für die Beleuchtung eine eigene Gasanstalt, für Wasser ein Pumpwerk am Radbusaflusse.

Von andern Einrichtungen sei noch erwähnt: Eine Centralküche mit 18 Dampfkochkesseln, in welcher täglich, Mittags, in einer halben Stunde an 1700 Portionen verabfolgt werden können; ein grosses Badegebäude mit Dampf- und Wannenbädern, ein Waschhaus, in welchem auch Kranke zur Arbeit verwendet werden, eine Musterökonomie mit Coloniegebäuden für die arbeitenden Kranken, Tischler-, Schlosser-, Schmiede-, Drechsler-, Tapezierer-, Schneider-, Schuster-, Anstreichwerkstätten. Vom Gesammtstande werden ca. 500 Kranke beschäftigt. Besonders hervorgehoben zu werden verdienen noch die beiden grossartigen, sich trefflich bewährenden Pavillons für Bettlägerige und somatisch Kranke, in welchen in Folge der ohne Scheidewände direct sichtbaren Mansardeneindachung die denkbar günstigsten Verhältnisse bezüglich der Luft und des Lichtes geboten sind.

Mit Recht kann daher diese Anstalt als die schönste, zweckmässigste und grösste in Oesterreich bezeichnet werden, und dürfte es sogar im Auslande nur wenige Anstalten geben, welche sich an Zweckmässigkeit und Grösse mit dieser messen könnten.

Sie ist mit einem Worte eine musterhafte Stätte im Dienste der Humanität. — Ein alljährlich erscheinender vom hohen Landesausschusse herausgegebener Jahresbericht der Anstalt, zahlreiche Artikel in verschiedenen Zeitschriften insbesondere „Schlimp", Zeitschrift für Architektur 1883.

Dorpat (Jurjew) (Ostseeprovinzen).

Klinik für Nerven- und Geisteskranke der kaiserlichen Universität, bestimmt in erster Linie zum klinischen Unterricht, aber auch für Behandlung solcher Kranken (besserer Stände), die nicht zum Unterricht verwendet werden. Oeffentlich kann man die Anstalt nur in gewissem Sinne nennen: die livländische Ritterschaft, welche eine namhafte Summe zum Bau hergab, hat das Belegrecht von 15 Betten und die estländische Ritterschaft das Belegrecht von 4 Betten, III. Classe à 15 Rbl. monatlich. Im Uebrigen ist die Anstalt als Privat-Anstalt der Universität zu betrachten. Sie ist Heil-Anstalt in beschränktem Sinne deshalb, weil der klinische Unterricht auch das Behalten unheilbarer Kranken in geringer Anzahl nothwendig macht. Die Anstalt ist selbständig und nimmt alle Krankheitsformen auf, ohne an einen gewissen Bezirk gebunden zu sein. — Station Dorpat.

Aerzte: Director Prof. Dr. Tschich, I. Assistent Dr. Klan, II. Assistent Dr. Ottos, III. Assistent Dr. Krogius, IV. Assistent Dr. Hirschberg.

Bestand 1. Januar 1897:	92 Kr.	(55 M.,	37 Fr.)
Aufgenommen . .	„	247 „	(167 „ ,	80 „)
Verpflegt	„	339 „	(222 „ ,	117 „)
Entlassen	„	214 „	(146 „ ,	68 „)
Gestorben	„	15 „	(11 „ ,	4 „)
Bestand 1. Januar 1898:		110 „	(65 „ ,	45 „)

Die Anstalt wurde zuerst von einem Comité, an dessen Spitze Prof. Dr. v. Wahl stand, projectirt, und der Bau theils aus Mitteln, welche die livländische und estländische Ritterschaft, sowie die Stadt Reval liehen und schliesslich schenkten, theils aus vorgeschossenen Privatfonds aufgeführt. September 1880 kaufte die Krone die Anstalt und fügte sie den klinischen Anstalten unter Direction von Prof. Dr. Hermann Emminghaus als selbständiges Institut bei.

Kl. Drenzig (Provinz Brandenburg).

Privat-Trinker-Heil-Anstalt Kl. Drenzig bei Guben (für Männer). Post- und Bahnstation Guben.

Arzt: Kreisphysikus Dr. Jungmann.

Bestand 1. Januar 1897:		7	Männer.
Aufgenommen . .	„	16	„
Verpflegt	„	23	„
Entlassen	„	17	„
Bestand 1. Januar 1898:		6	„

Gegründet von dem Brandenburgischen Provinzial-Verein gegen den Missbrauch geistiger Getränke; wird von diesem Verein auch unterhalten.

Dresden (Königreich Sachsen).

1. **Stadt-Irren- und Siechenhaus** zu Dresden-A., Löbtauerstrasse 19.

I. Irrenhaus und Abtheilung des Siechenhauses der geistig Siechen.

Aerzte: Oberarzt Dr. Ganser; II. Arzt und Stellvertreter des Oberarztes Dr. Lührmann; Hülfsärzte Dr. Beyer, Dr. Rentsch, Dr. Willführ; externer Hülfsarzt Dr. Fürbringer.

II. Abtheilung des Siechenhauses für körperlich Sieche.

Aerzte: Oberarzt Dr. Hecker, Hülfsarzt Dr. Dieckhoff, Prosector: Der Prosector des Stadt-Krankenhauses, Medicinalrath Dr. Schmorl.

Das Stadt-Irrenhaus, Zweig-Anstalt des Stadt-Krankenhauses, nimmt als Beobachtungs-Station Geisteskranke, Krampfkranke und Deliranten auf bis zu ihrer Entlassungsfähigkeit bezw. bis zu ihrer anderweiten Unterbringung in einer Heil- oder Pflege-Anstalt. Hervorgegangen aus der Irren-Abtheilung des Stadt-Krankenhauses, ist es räumlich und wirthschaftlich mit dem Siechenhause vereinigt, am 29. Juli 1889 mit etwa 120 Betten im neuen Hause eröffnet worden.

Das Siechenhaus dient zur dauernden Versorgung unheilbarer und pflegebedürftiger Kranken in getrennten Abtheilungen für geistig und körperlich Sieche. Es hat sich entwikelt aus der alten Anstalt gleichen Namens und ist in den neuen Gebäuden eröffnet worden am 29. März 1888; das stete Anwachsen der Versorgten hat in den letzten Jahren wiederholt Erweiterungsbauten nothwendig gemacht.

A. Das Stadt-Irrenhaus.

Bestand 1. Januar 1896:	46 Kr.	(25 M.,	21 Fr.)
Aufgenommen . . „	820 „	(521 „,	299 „)
Verpflegt. . . . . „	866 „	(546 „,	320 „)
Entlassen. . . . . „	766 „	(479 „,	287 „)
Gestorben . . . . „	38 „	(30 „,	8 „)
Bestand 1. Januar 1897:	62 „	(37 „,	25 „)

Von den Verpflegten kehrten 43,9 % in häusliche Verhältnisse zurück, 42 % wurden in andere Anstalten untergebracht, 14,9 % starben.

Die Krankenbewegung des Stadt-Irrenhauses während der letzten Jahre erhellt aus folgender Uebersicht:

im Jahre 1893:	709	Verpflegte
„ „ 1894:	751	„
„ „ 1895:	834	„
„ „ 1896:	866	„

B. Das Siechenhaus.

a) Abtheilung der geistig Siechen.

Bestand 1. Januar 1896:	435 Kr.	(194 M.,	241 Fr.)
Aufgenommen . . „	215 „	(131 „,	84 „)
Verpflegt . . . . „	650 „	(325 „,	325 „)
Entlassen . . . . „	206 „	(116 „,	90 „)
Gestorben . . . . „	75 „	(34 „,	14 „)
Bestand 1. Januar 1897:	444 „	(209 „,	235 „)

b) Abtheilung der körperlich Siechen.

Bestand 1. Januar 1896:	222 Kr.	(90 M.,	132 Fr.)
Aufgenommen . . „	138 „	(37 „ ,	101 „)
Verpflegt . . . . . „	360 „	(127 „ ,	233 „)
Entlassen . . . . . „	120 „	(41 „ ,	79 „)
Gestorben . . . . „	99 „	(33 „ ,	66 „)
Bestand 1. Januar 1897:	240 „	(86 „ ,	154 „)

2. **W. Schröter's Unterrichts- und Erziehungs-Anstalt für** geistig Zurückgebliebene in Dresden-N., Oppelstr. 44b. Selbständige, unter dem Königl. Cultusministerium stehende Privat-Anstalt für leichtere Formen des Schwachsinns. Aufnahmefähig sind Kinder vom 5. Lebensjahre an, deren Zustand Hoffnung auf Besserung gewährt. Bildungsunfähige und epileptische Kinder sind in der Regel von der Aufnahme ausgeschlossen. Begründer und Leiter ist der frühere Lehrer der städtischen Schule für schwachsinnige Kinder in Neustadt-Dresden, W. Schröter.

Hausarzt: Dr. med. Michalsky, für besondere Fälle der Oberarzt am städtischen Siechenhause und der Irrenbeobachtungsstation Dr. med. Ganser.

Bestand 1. Januar 1897:	53 Kr.	(38 M.,	15 Fr.)
Aufgenommen . . „	10 „	(6 „ ,	4 „)
Verpflegt . . . . . „	63 „	(44 „ ,	19 „)
Entlassen . . . . . „	2 „	(2 „ ,	— „)
Gestorben . . . . „	1 „	(— „ ,	1 „)
Bestand 1. Januar 1898:	60 „	(42 „ ,	18 „)

Eröffnet 3. December 1873 mit 1 Knaben; seitdem sind 222 Zöglinge aufgenommen und 162 entlassen worden. Von den gegenwärtigen Zöglingen sind 37 aus Deutschland, 16 aus Oesterreich-Ungarn, 1 aus England, 3 aus Russland, 2 aus Amerika und 1 aus Indien. — 3 einen 5jährigen Zeitraum umfassende Berichte. Verschiedene Aufsätze in der „Zeitschrift für die Behandlung Schwachsinniger und Epileptischer", herausgegeben von W. Schröter und Dr. Wildermuth.

Düren (Rheinprovinz).

Rheinische Provinzial-Irren-Heil- und Pflege-Anstalt für den Reg.-Bez. Aachen (mit Ausnahme des Kreises Schleiden), sowie für die Kreise M.-Gladbach (Stadt und Land), Grevenbroich, Kempen, Crefeld (Stadt und Land) des Reg.-Bez. Düsseldorf und den Kreis Bergheim des Reg.-Bez. Cöln. Post „Düren (Rheinland)"; Eisenbahnstation Düren der Strecke Cöln—Aachen, 10 Minuten von der Anstalt entfernt.

Aerzte: Director Dr. Wilhelm Fabricius; Oberarzt Dr. Schreiber; I. Assistenzarzt Dr. Hermann Asthöwer; II. Assistenzarzt Dr. Franz Friedrich Adams; III. Assistenzarzt Dr. Emil Stallmann; Volontärarzt: vacat.

Bestand 1. Januar 1897:		564 Kr.	(268 M.,	296 Fr.)	
Aufgenommen . .	„	271 „	(129 „,	142 „)	
Verpflegt	„	835 „	(396 „,	439 „)	
Entlassen	„	217 „	(112 „,	105 „)	
Gestorben	„	54 „	(34 „,	20 „)	
Bestand 1. Januar 1898:		564 „	(251 „,	313 „)	

Eröffnet am 1. Mai 1878 mit Schliessung der Irren-Heil-Anstalt zu Siegburg, von wo 87 Kranke abgeführt wurden, war sie Anfangs nur zur Aufnahme der Kranken des Reg.-Bez. Aachen bestimmt. Die geographische Lage einzelner Kreise dieses und der benachbarten Reg.-Bez. sowohl, als auch die grosse Verschiedenheit in der Dichtigkeit der Bevölkerung der einzelnen Bezirke, hat eine Aenderung in der oben angegebenen Weise herbeigeführt. Die ursprünglichen Baukosten, einschliesslich der Kosten des Grunderwerbs (216 321,47 ℳ) und des Inventars (103892,74 ℳ) belaufen sich auf 234093,39 ℳ).

Inzwischen sind Erweiterungsbauten ausgeführt und der Grundbesitz wurde vermehrt, so dass letzterer jetzt 31½ ha beträgt.

Ein besonderer Pavillon für 48 irre Verbrecher (der ganzen Provinz) befindet sich im Bau. Nähere Angaben über die Anstalt finden sich in: „Die Provinzial-Irren- etc. Anstalten der Rheinprovinz", Düsseldorf 1880 und in dem Bericht über die ersten 10 Jahre ihres Bestehen. 1889.

Düsseldorf (Rheinprovinz).

Departemental-Irren-Anstalt. Oeffentliche, mit Corporationsrechten begabte Wohlthätigkeits-Anstalt, an welcher die sämmtlichen Gemeinden des Reg.-Bez. Düsseldorf das vorzugsweise Benutzungsrecht zur Aufnahme unheilbar erklärter Irren haben. Station Düsseldorf.

Dirigirender Arzt: Dr. H. Neuhaus, Assistenzarzt Dr. Klix.

Bestand 1. Januar 1897:	549 Kr.	(284 M.,	265 Fr.)
Aufgenommen . . „	40 „	(22 „ ,	18 „)
Verpflegt . . . . „	589 „	(306 „ ,	283 „)
Entlassen . . . . „	15 „	(3 „ ,	12 „)
Gestorben . . . . „	35 „	(15 „ ,	20 „)
Bestand 1. Januar 1898:	539 „	(288 „ ,	251 „)

Besteht seit 24. November 1826, damals für 40 Geisteskranke eingerichtet. Die Anstalt hat in den einzelnen Theilen einen Um- resp. Erweiterungsbau in den letzten beiden Jahren erhalten, besteht nunmehr aus neuen, den Anforderungen entsprechenden Gebäuden und kann jetzt 550 Kranke aufnehmen. Sie wird von einem Curatorium von 5 Mitgliedern (incl. d. Anstaltsarzt) verwaltet und nach aussen vertreten.

Dziekanka (Provinz Posen).

Provinzial-Irren-Anstalt Dziekanka bei Gnesen, Heil- und Pflege-Anstalt für den Regierungsbezirk Bromberg und 7 Kreise des Regierungsbezirks Posen. Post- und Bahnstation Gnesen.

Aerzte: Director Sanitätsrath Dr. Kaiser; II. Arzt Dr. Freiherr von Blomberg; III. Arzt Dr. Schauer, IV. Arzt Dr. Salzwedel. Ein Volontärarzt.

Bestand 1. Januar 1897:	401 Kr.	(188 M.,	213 Fr.)
Aufgenommen . . „	179 „	(96 „,	83 „)
Verpflegt . . . . „	580 „	(275 „,	296 „)
Entlassen. . . . . „	80 „	(48 „,	32 „)
Gestorben . . . . „	31 „	(20 „,	11 „)
Bestand 1. Januar 1898:	469 „	(215 „,	254 „)

Baukosten ca. 3 Millionen Mark. 640 Betten.

(Cf. Kayser, Allg. Zeitschr. f. Psychiatrie 1896, p. 681.)

Eberbach a. N. (Grossherzogthum Baden).

Haus „Rockenau“ bei Eberbach a. N. **Offene Heil-Anstalt** für Alkohol- und Morphiumkranke der besseren Stände. Bahn- und Poststation Eberbach (Baden).

Leitender Arzt und Besitzer: Dr. Carl Fürer.

Eröffnet am 1. Februar 1897.

Aufgenommen . . 1897:	35 Kr.	(31 M.,	4 Fr.)
Verpflegt . . . . . „	35 „	(31 „,	4 „)
Entlassen . . . . . „	22 „	(18 „,	4 „)
Gestorben . . . . „	2 „	(2 „,	— „)
Bestand 1. Januar 1898:	11 „	(11 „,	— „)

Massiver Neubau im italienischen Landhausstyl. Im Souterrain befinden sich Wirthschaftsräume, Central-Heiz- und elektrische Lichtanlage, Badezimmer, im Erdgeschoss Arztwohnung, Gesellschaftsräume und in einem Anbau ein Saal für Heilgymnastik, ein Arbeitsraum mit mannigfachen Werkzeugen und eine photographische Dunkelkammer. In den beiden Stockwerken liegen die 22 Krankenzimmer. Das Grundstück ist 5 badische Morgen gross, liegt fast völlig isolirt und hat Fluss und Wald in nächster Nähe.

Baukosten ca. 120 000 Mark.

Ebernach (Rheinprovinz).

Irren-Pflege-Anstalt der Franziskanerbrüder zu Ebernach bei Cochem an der Mosel, und für männliche Kranke. Bahnstation Cochem an der Mosel.

Aerzte: Dr. med. Franz Thiele, kgl. Kreisphysikus

zu Cochem, leitender Arzt; Dr. med. Max Döllner, zu Ebernach, Assistenzarzt.

Bestand 1. Januar 1897:		286	Kranke
Aufgenommen . .	„	32	„
Verpflegt	„	318	„
Entlassen	„	22	„
Gestorben	„	10	„
Bestand 1. Januar 1898:		286	„

Der Bau der hiesigen Anstalt wurde begonnen im März 1888; belegt wurde dieselbe im October 1889. Dem Charakter als Pflege-Anstalt entsprechend wurde sie im einfachen Saalsystem errichtet; zur Station IV (für Unruhige) wurde ein Corridor mit 20 Isolirzellen errichtet. Die Anstalt ist in folgende Stationen eingetheilt:

Station I für Ruhige; Station IIa für Halbruhige und Epileptiker; Station IIb für Halbruhige; Station III für Unreine und körperlich Hilflose; Station IV für Unruhige; Krankenstation; Aufnahme- und Beobachtungsstation.

Die Abtrennung einer Station für alte ruhige Leute ist in Aussicht genommen.

Bis jetzt ist ein Hof für Ruhige und Halbruhige vorhanden; doch ist die Anlegung eines dritten, der zugleich das Isolirhaus enthalten soll, in Vorbereitung.

Ein Theil der Kranken — nach Auswahl der Aerzte — beschäftigt sich mit Wein- und Feldbau, Schneiderei, Schusterei, Schreinerei, Schlosserei, Haus- und Küchenarbeiten.

Eberswalde (Provinz Brandenburg).

Provinzial-Irren-Heil- und Pflege-Anstalt für die Provinz Brandenburg (mit Ausschluss der Stadt Berlin); selbständig. Station Eberswalde (Berlin-Stettiner Bahn).

Aerzte: Director und Chefarzt Dr. Karl Zinn; Oberarzt Dr. Adolf Riebeth; II. Arzt Dr. M. Schmitz; III. Arzt Dr. M. Seeger; Assistenzärte Dr. Klein, Dr. Raecke.

Bestand 1. Januar 1897:	761 Kr.	(378 M.,	383 Fr.)	
Aufgenommen . . „	229 „	(132 „,	97 „)	
Verpflegt . . . . . „	990 „	(510 „,	480 „)	
Entlassen . . . . . „	251 „	(129 „,	122 „)*)	
Gestorben . . . . „	59 „	(33 „,	26 „)	
Bestand 1. Januar 1898:	680 „	(348 „,	332 „)	

Besteht seit dem 30. October 1865 als Neubau. Die Anstalt wurde 1880 durch Neubau eines für 120 Kranke bestimmten Hauses erweitert für 159 300 ℳ Kosten im Bau und 21 018 ℳ in Einrichtungen. 3 in der Nähe gelegene Häuser wurden angekauft und zu Beamtenwohnungen eingerichtet. Endlich wurde auf dem Anstaltsgebiet 1884 ein Wirthschaftsgehöft für 84 000 ℳ Baukosten errichtet, auf welchem ständig 16 Kranke wohnen. Das gesammte Areal der Anstalt beträgt 63 ha 09 a 87 qm; auf einem Theil derselben ist eine Berieselungsanlage. Die Zahl der aufzunehmenden Kranken ist nach Eröffnung der Land-Irren-Anstalt zu Neuruppin auf 670 festgesetzt. — „Die Provinzial-Irren-Anstalt zu Eberswalde“ von Martin Gropius, mit 13 Kupfertafeln und 14 in den Text eingedruckten Holzschnitten. Berlin, Verlag von Ernst & Korn, Gropius'sche Kunst- und Buchhandlung, 1869. — „Bericht über die Provinzial-Irren-Anstalt zu Eberswalde“ von Director Dr. Sponholz. Allgemeine Zeitschrift für Psychiatrie Band 24. — „Statistischer Bericht über die Kurmärk. Land-Irren-Anstalt zu Neustadt-Eberswalde von 1865—1876“ von Dr. Erler. Allgemeine Zeitschrift für Psychiatrie Bd. 34. — „Statistische Mittheilungen über die Krankenbewegung der Brandenburgischen Land-Irren-Anstalt zu Eberswalde in den Jahren 1877—1892“ von Dr. med. Karl Zinn. Allg. Zeitschrift für Psychiatrie Band 50.

Eckerberg (Provinz Pommern).

1. **Kurhaus** für Nervenkranke. „Ernst Moritz Arndt-Stiftung“.

*) davon 75 Männer und 75 Frauen nach Neuruppin überführt.

Arzt: Dr. Marcus.
2. **Wasser-Heil-Anstalt.** Arzt: Dr. Viek.

Ecksberg (Kreis Oberbayern).

Cretinen-Anstalt zur Heilung, Pflege und Beschäftigung von Cretinen, Idioten, Blöden und Schwachsinnigen beiderlei Geschlechtes und jeden Alters; zunächst für Oberbayern, aber auch Ausländern offen, katholisch ohne Ausschluss Andersgläubiger. Stiftung.

Station Mühldorf am Inn (München-Simbacher Bahn) $^3/_4$ Stunden entfernt. Vorstand: seit 1884 Geh. Rath Leidl, kgl. geistl. Rath und katholischer Pfarrer von Altmühldorf.

Aerzte: Hausarzt Dr. W. Rott, kgl. Bezirksarzt in Mühldorf.

Bestand 1. Januar 1897:	207 Kr.	(116 M.,	91 Fr.)
Aufgenommen . .	„ 14	„ (8 „,	6 „)
Verpflegt	„ 221	„ (124 „,	97 „)
Entlassen	„ 5	„ (3 „,	2 „)
Gestorben	„ 8	„ (3 „,	5 „)
Bestand 1. Januar 1898:	208	„ (118 „,	90 „)

Besteht seit 17. October 1852, zehnmal durch Neubauten vergrössert, besitzt gegenwärtig auch bedeutende Oekonomie. Der Gründer der Anstalt ist geistl. Rath Joseph Probst († 7. August 1884); sein Nachfolger ist der jetzige Vorsteher (seit August 1863 schon in der Anstalt thätig). Als erster Arzt war thätig 1852 bis August 1879 Dr. Max Medicus, der wegen Altersschwäche zurücktrat. Jährliches Verpflegungsgeld bei vermöglichen Inländern 350 ℳ. Es bestehen mehrere Freistellen, aber nur für Pfleglinge aus Oberbayern. 1897 wurde ein Neubau für 50 Pfleglinge aufgeführt.

Eichberg (Provinz Hessen-Nassau).

Provinzial-Irren-Heil- und Pflege-Anstalt für den Regierungsbezirk Wiesbaden mit Ausschluss des Stadtkreises Frankfurt a. M.

Gemeinde Erbach im Rheingau, Station Hattenheim, 1 Stunde entfernt.

Aerzte: Director und I. Arzt Dr. Schröter, II. Arzt Dr. Bothe; Hülfsärzte: Dr. Eiselen, Dr. Bastelberger; Volontärarzt Dr. Stolle.

Bestand 1. Januar 1897:	659 Kr.	(327 M.,	332 Fr.)
Aufgenommen . . „	200 „	(118 „,	82 „)
Verpflegt . . . . . „	859 „	(445 „,	414 „)
Entlassen . . . . . „	181 „	(113 „,	68 „)
Gestorben . . . . „	59 „	(36 „,	23 „)
Bestand 1. Januar 1898:	678 „	(332 „,	346 „)

Die Anstalt Eichberg wurde am 18. October 1849 unter Director Dr. L. Snell eröffnet und damit die seit 1815 in der benachbarten Abtei Eberbach begründete Nassauische Landes-Irren-Anstalt aufgegeben. Zunächst für 200—220 Kranke eingerichtet, wurde sie in den Jahren 1881—85 durch Neubauten zur Aufnahme von 450 Kranken erweitert. Am 1. Januar 1898 befanden sich 564 Kranke in der Central-Anstalt und 42 Frauen in Familienpflege, sowie 74 Männer als Colonisten auf dem Wachholderhof, welcher seit 1. October 1888 angekauft worden ist. — „Aerztlicher Bericht über die Leistungen der Irren-Anstalt zu Eberbach und Eichberg vom Jahre 1843—1859" vom Director Dr. Gräser in Med. Jahrb. für das Herzogthum Nassau 1863, Heft 19 und 20. — „Aerztliche Jahresberichte" von 1873—1882 des Directors Heuser, seit 1883 vom Director Dr. Schröter in der Allgem. Zeitschr. für Psychiatrie.

Eichwald bei Teplitz (Böhmen).

Fürst Clary'sche **Wasser-Heil-Anstalt** Theresienbad. Arzt: Dr. Schmidt.

Eickelborn (Westfalen).

Provinzial-Pflege-Anstalt für unheilbare ruhige Geisteskranke zu Eickelborn im Kreise Soest. Eickelborn ist Poststation und liegt 4 km von der Eisenbahnstation Benninghausen entfernt.

Director und Arzt: Dr. Adolph Schröder.

Bestand 1. Januar 1897:	493 Kr.	(254 M.,	239 Fr.)
Aufgenommen . . „	31 „	(18 „,	13 „)
Verpflegt . . . . . „	524 „	(272 „,	252 „)
Entlassen . . . . . „	4 „	(3 „,	1 „)
Gestorben . . . . „	26 „	(13 „,	13 „)
Bestand 1. Januar 1898:	494 „	(256 „,	238 „)

Eröffnet am 15. October 1883 dient die Anstalt zur Entlastung der 4 Provinzial-Heil-Anstalten. Sie besteht aus zwei neuen Gebäuden mit einem Gesammtraum für 500 Kranke. Die Pflege wird von barmherzigen Schwestern ausgeübt, denen auf der Männer-Abtheilung Wärter zur Seite stehen. — Jahresberichte. —

Die neben der Anstalt bestehende grosse Gutswirthschaft ist von der Anstalt vollständig getrennt und unter eigene Verwaltung gestellt; ihre Producte werden gegen Rechnung an die Anstalt abgegeben; ebenso werden alle Handwerkerarbeiten von dem benachbarten Arbeitshause besorgt.

Eimsbüttel siehe Hamburg.

Eisenach (Grossherzogthum Sachsen).

Kuranstalt auf dem Hainstein bei der Wartburg von Mai bis October geöffnet unter Dr. Köllner. Elektrische Beleuchtung, Central-Dampfheizung. Gegen Nervenkrankheiten, Neuralgien, Kopfdruck, Neurasthenie, Hysterie, Hypochondrie. Eröffnet 1890.

Eitorf a. d. Sieg (Rheinprovinz).

Sanatorium des Dr. Aug. Meyer zu Eitorf a. d. Sieg für Nervenkranke. Post- und Bahnstation Eitorf.

Gegründet 1888; bestimmt für Nervenleiden und Ernährungsstörungen, sowie Prophylaxe und Reconvalescenz von Psychosen.

Elgersburg (Sachsen-Coburg-Gotha).

Post- und Bahnstation.

1. **Sanitätsrath Dr. Barwinski's Wasser-Heil- und Kur-Anstalt**

Schloss Elgersburg. Seit 1837 bestehendes Curhaus für Anwendung des gesammten Wasser-Heilverfahrens, der Electrotherapie, Pneumatotherapie, Massage etc. etc. 1897 wurden in der Anstalt behandelt und verpflegt 345 Patienten (206 Männer, 139 Frauen) und etwa 103 (60 und 43) ausserhalb der Anstalt wohnende Kurgäste. Die Anstalt ist vom 1. März bis 15. Nov. geöffnet. — Literatur: „Barwinski, Elgersburg mit seiner nächsten und weiteren Umgebung". Gotha, Stollberg'sche Buchdruckerei.

2. **Nerven-Heil-Anstalt** von Dr. Preiss.

3. **Neue Cur-Anstalt.** Arzt: Dr. Schäfer.

Ellikon (Schweiz).

Trinkerheilstätte Ellikon a. d. Thur. Canton Zürich. Post- und Bahnstation Islikon.

Vorsteher: J. Bosshardt.

Arzt: Prof. Dr. Bleuler in Zürich.

Bestand 1. Januar 1897:	37	männliche	Pfleglinge
Aufgenommen . .	„ 73	„	„
Verpflegt.	„ 110	„	„
Entlassen	„ 75	„	„
Gestorben	„ —	„	„
Bestand 1. Januar 1898:	35	„	„

Geschichtliche Mittheilungen finden sich in der Broschüre: „Die Trinker-Heilanstalten der Schweiz und Deutschlands" von Dr. A. Tilkowsky. — Leipzig und Wien 1893.

Momentan wird die Anstalt durch einen Neubau vergrössert und werden dann sämmtliche Anstaltsgebäude (incl. Scheune und Oekonomie) einen Werth von 160 000 Frs. repräsentiren.

Eigenthümer der Anstalt ist „der Verein zur Heilung von Gewohnheisstrinkern" mit Sitz in Zürich.

Mit Vollendung der Bauten (Juni 1898) werden etwa 25 Schlafzimmer für Patienten sein. Ferner neu: Grosser schöner Speisesaal, Lesesaal und Schreibzimmer, Bade-Einrichtung, diverse Werkstätten.

Elsterberg (Königreich Sachsen).

Sanatorium Elsterberg. Special-Anstalt für Entziehungs-Curen (Alkohol, Morphium u. s. w.). Besitzer Dr. Römer. Station Elsterberg i. V.

Aerzte: Dr. Rob. Römer, leitender Arzt; Dr. Julius Zeutzius, Assistenzarzt.

Emmendingen (Grossherzogthum Baden).

Grossherzoglich Badische **Heil- und Pflege-Anstalt** bei Emmendingen. Post- und Bahnstation Emmendingen in Baden. Eigene Haltestelle „Heil-Anstalt" der zwischen Freiburg und Emmendingen verkehrenden Lokalzüge.

Sieben Aerzte (die 7. Stelle ist gegenwärtig nicht besetzt): Director und I. Arzt Dr. Haardt, Medicinalrath; II. Arzt Dr. Nadler; III. Arzt Dr. Feldbausch; IV. Arzt Dr. Fuchs; V. Arzt Dr. Klewe; VI. Arzt Dr. Krapf.

Bestand 1. Januar 1897:	875 Kr.	(445 M.,	430 Fr.)
Aufgenommen . .	„ 177 „	(102 „,	75 „)
Verpflegt	„ 1052 „	(547 „,	505 „)
Entlassen	„ 101 „	(73 „,	28 „)
Gestorben	„ 28 „	(15 „,	13 „)
Bestand 1. Januar 1898:	923 „	(459 „,	464 „)

Der Bau der Anstalt wurde im Jahre 1884 beschlossen, nachdem es sich erwiesen hatte, dass die bestehenden grossen Landes-Anstalten Pforzheim und Illenau, wie die Irrenkliniken Heidelberg und Freiburg die Aufgabe der Irrenfürsorge des Staates allein nicht mehr bewältigen konnten. Die Anstalt liegt am Fusse von Ausläufern des südlichen Schwarzwaldes, in der Nähe der Stadt Emmendingen, 15 km von Freiburg im Breisgau entfernt. Das Anstaltsgebiet umfasst rund 68 ha 29 a 82 qm im Ganzen, wovon die eigentlichen Anstaltsgebäude, die Oekonomiegebäude, die Parkanlagen und die Gemüsegärten 39 ha 22 a 08 qm in Anspruch nehmen, während das übrige Gelände der Feldwirthschaft dient. Als agricole Irren-Anstalt nach dem Pavillonsystem erbaut und in weiterer Entwicklung in dieser Richtung begriffen, seit 1889 im Betrieb besitzt die Anstalt jetzt 2 Centralbauten, 8 Pavillons, 2 Lazarethgebäude, 2 Häuser für Epileptische, 1 Verwaltungsgebäude, 1 Werkstättengebäude, Küche und Waschküche, 1 Maschinen- und Kesselhaus, Schlachthaus, Eiskeller, Sektionshaus, ausserdem Oekonomiegebäude, Stallungen für Pferde, Milchkühe, Mastochsen, Zugochsen, Schweine, Geflügel. Zum weiteren Ausbau für die nächste Zeit sind ausser Nebengebäuden in Aussicht genommen 2 besondere Ueberwachungs-Abtheilungen, 2 Landhäuser mit je 30 Plätzen, 1 Flussbad und eine geschlossene Kegelbahn, ausserdem steht der Bau eines Gesellschaftshauses und einer Kirche noch in Aussicht. Die Anstalt hat nach dem Bauprogramm in ihren jetzt im Betrieb befindlichen Gebäuden 864 Plätze und soll nach vollendetem Ausbau 1000 Plätze bieten. An Baukosten sind bis jetzt rund 4 400 000 ℳ erwachsen.

Endenich (Rheinprovinz).

Privat-Heil- und Pflege-Anstalt für Gemüths- und Nervenkranke. Eisenbahn-Station Bonn 20 Minuten entfernt. Die Gemeinden Bonn und Endenich grenzen unmittelbar aneinander. In nächster Zeit Pferdebahn-Verbindung zu erwarten.

Endenich ist Post- und Telegraphenstation.

3 Aerzte: Regelmässig konsultirender Arzt Geh. Sanitätsrath Dr. Oebeke: dirigirender Arzt Dr. von der Helm; Assistenzarzt Dr. Jonas.

Bestand 1. Januar 1897:	45 Kr.	(24 M.,	21 Fr.)
Aufgenommen . . „	33 „	(16 „,	17 „)
Verpflegt . . . . „	78 „	(40 „,	38 „)
Entlassen . . . . „	30 „	(16 „,	14 „)
Gestorben . . . . „	4 „	(3 „,	1 „)
Bestand 1. Januar 1898:	44 „	(21 „,	23 „)

Besteht seit 26. October 1844, gegründet von Geh. Sanitätsrath Dr. Richarz († 1887; cf. Allg. Zeitschrift für Psychiatrie Band. 43, S. 557), welcher bis 1872 hier als

Arzt thätig war. Neben ihm waren längere oder kürzere Zeit als Aerzte thätig: Dr. Dr. Willing, Hertz, Reumont, Peters, Beyer, Paetsch und seit August 1859 Dr. Oebeke; letzterer seit October 1872 bis October 1889 alleiniger Vorsteher der Anstalt, seitdem konsultirender Arzt mit regelmässigen Krankenbesuchen.

Neben ihm fungirten Dr. Dr. Goblet, Heyden, von der Helm, Jonas.

Das sogenannte Hauptgebäude und ein kleiner Theil der Nebenbauten bildeten früher eine Meierei, die übrigen Gebäude sind im Laufe der Zeit neu errichtet, namentlich in den letzten 3 Jahren ein grösseres Doppelhaus für 20 Kranke mit 4 grösseren Gesellschaftsräumen. Nähere Angaben über die Anstalt finden sich in der Zeitschr. f. Psych. Band 27 S. 249 und Band 51 S. 647, sodann in früheren Jahresberichten an die Kgl. Regierung in Cöln, mehrmals von dieser auszugsweise in dem damaligen Corresp.-Blatt für Psych. veröffentlicht. — Irrenfreund 1875 No. 5 und 6. — Zwei selbständige Berichte über die Heil-Anstalt zu Endenich während der Jahre 1873 bis Ende 1878 und 1879 bis Ende 1890 von Dr. Oebeke.

Neu-Erkerode (Herzogthum Braunschweig).

1. **Idioten-Anstalt.** Der Zweck der Anstalt ist, Schwachsinnige und Blödsinnige aufzunehmen und dieselben durch angemessene körperliche Pflege, sittlich-religiöse Erziehung, Unterricht und geordnete Beschäftigung nach Möglichkeit zu brauchbaren Gliedern der menschlichen Gesellschaft heranzubilden. „In die Anstalt werden Blödsinnige und Schwachsinnige jeden Alters mit besonderer Berücksichtigung bildungsfähiger Kinder aufgenommen“ (Statut). Die Anstalt ist eine private, sie steht unter Aufsicht des Staates, welche von der Herzoglichen Kreisdirection in Braunschweig ausgeübt wird. „Die Anstalt ist zunächst für solche Personen bestimmt, welche, ohne braunschweigische Staatsangehörige zu sein, wenigstens den Unterstützungswohnsitz im Herzogthum haben

oder dem Landarmenverband des Herzogthums zur Last fallen. Andere Personen können zwar widerruflich aufgenommen werden, müssen jedoch, sobald und soweit dies erforderlich ist, um die beantragte und aus sonstigen Gründen nicht zu versagende Aufnahme von Personen der erstbezeichneten Art zu ermöglichen, wieder entlassen werden, es sei denn, dass sie eingekauft oder durch Gründen von Freistellen aufgenommen sind" (Statut). — Station Braunschweig 2 Stunden entfernt.

Vorsteher: Probst Karl Palmer.

Anstaltsarzt: Dr. Kirchberg in Schöppenstedt (besucht die Anstalt 2 mal wöchentlich).

Bestand 1. Januar 1897:	262 Kr.	(142 M.,	120 Fr.)
Aufgenommen . . „	29 „	(12 „,	17 „)
Verpflegt . . . . . „	291 „	(154 „,	137 „)
Entlassen . . . . . „	6 „	(3 „,	3 „)
Gestorben . . . . „	13 „	(7 „,	6 „)
Bestand 1. Januar 1898:	272 „	(144 „,	128 „)

2. **Bethanien**, Pensionat für schwachsinnige Herren in Neu-Erkerode. Vorsteher: Karl Palmer. Krankenzahl 6.

Erlangen (Mittelfranken).

Irren-Heil- und Pflege-Anstalt, selbständig, Kreis-Irren-Anstalt für Mittelfranken. Station Erlangen.

Aerzte: Director Dr. A. Würschmidt (seit April 1897); kgl. I. Oberarzt Dr. H. Köberlin; kgl. II. Oberarzt a. o. Universitätsprofessor Dr. G. Specht; kgl. III. Hülfsarzt Dr. R. Neupert; I. Assistenzarzt Dr. O. Oetter; II. Assistenzarzt Dr. C. Lemberg; III. Assistenzarzt Dr. A. Herrich-Schaeffer; IV. Assistenzarzt Dr. B. Jacob.

Bestand 1. Januar 1897:	728 Kr.	(390 M.,	338 Fr.)
Aufgenommen . . „	200 „	(106 „,	94 „)
Verpflegt . . . . . „	928 „	(496 „,	432 „)
Entlassen . . . . . „	98 „	(56 „,	42 „)
Gestorben . . . . „	66 „	(37 „,	27 „)
Bestand 1. Januar 1898:	764 „	(403 „,	361 „)

Eröffnung der in Kreuzform nach dem Muster der älteren Glasgower Anstalt erbauten Anstalt am 1. August 1846 unter Director Prof. Dr. Solbrig († 31. Mai 1872 zu München). Ihm folgte im Herbst 1859 Hofrath Prof. Dr. F. W. Hagen († 13. Juni 1888 zu Erlangen), dann Medicinalrath Prof. Dr. A. Bumm von 1888—1896. 1866 Eröffnung eines Neubaues für unruhige Kranke beider Geschlechter. 1876—1880 Eröffnung der in unmittelbarer Verbindung mit der älteren sogenannten Heil-Anstalt errichteten Pflege-Anstalt (4 einstöckige Pavillons, ein zweistöckiger Hauptbau). 1890 Errichtung von Stockwerks-Aufbauten auf 2 Pavillons der sogenannten Pflege-Anstalt, 1892 Errichtung grösserer Anbauten an 2 Pavillons für Unruhige; 1894 und 1895 Errichtung zweier Pavillons mit Erdgeschoss und Stockwerk. Zahl der Betten für Kranke in der gesammten Anstalt 857. Die Bau- und Einrichtungskosten entziffern im Ganzen 3 595 203 ℳ; auf 1 Bett treffen daher 4 195 ℳ. Gesammtareal 12,618 ha, davon 2,312 ha zur Bewirthschaftung. — Seit 1846 Berichte in den „Generalberichten über die Sanitäts-Verwaltung des Königreichs Bayern", herausgegeben von Dr. C. F. Majer. — „Mittheilungen über die Wirksamkeit der Irren-Heil- und Pflege-Anstalt Erlangen während der drei ersten Jahre ihres Bestehens", von Solbrig, Allg. Zeitschrift für Psychiatrie Band 8, S. 34. — „Statistische Untersuchungen über Geisteskrankheiten" nach den Ergebnissen der ersten 25 Jahre der Kreis-Irren-Anstalt zu Erlangen, unter Mitwirkung von deren Hülfsärzten herausgegeben von F. W. Hagen. Erlangen (Besold) 1876. — „Bericht über die Kreis-Irren-Anstalt Erlangen in den Jahren 1877 bis 1883" von F. W. Hagen. Erlangen (Jakob) 1884.

Essen (Rheinprovinz).

Privat-Erziehungs- und Pflege-Anstalt für katholische idiotische Kinder beiderlei Geschlechtes aus der Rheinprovinz „Franz Sales-Haus".

Director: H. J. Ochs. Anstaltsarzt: Geh. Sanitätsrath Dr. Albers, kgl. Kreisphysikus.

Bestand 1. Januar 1897:	343	Kranke	beider	Geschlechter	
Aufgenommen . .	„ 80	„	„	„	
Verpflegt	„ 423	„	„	„	
Entlassen	„ 65	„	„	„	
Gestorben	„ 16	„	„	„	
Bestand 1. Januar 1898:	342	„	„	„	

Eröffnet 1880 und langsam vergrössert. Seit 1892 eigene geräumige Anstaltsgebäude mit allen zweckentsprechenden Einrichtungen.

Jährliche Anstalts-Berichte.

Etoy (Canton Waadt).

Asyl zur Hoffnung zu Etoy bei Aubonne, Canton Waadt, für schwachsinnige Kinder und Idioten. Gehört einem Verein. Gegründet 1872 von Aug. Buchet. Die Anstalt kann 40 Kinder aufnehmen. Epileptiker ausgeschlossen.

Ettelbrück (Grossherzogthum Luxemburg).

Landes-Irren-Anstalt — Asile central d'aliénés (vormals Centralhospiz — Hospice central). Nimmt seit 1893 nur mehr Irre, Idiote und Epileptische beiderlei Geschlechtes auf.

Aerzte: Dirigirender Arzt — Médecin-Directeur: Dr. Adolf Buffet. Assistenzarzt — Médecin adjoint: Dr. Lucien Buffet.

Bestand 1. Januar 1897:	389 Kr.	(195 M.,	194 Fr.)	
Aufgenommen . .	„ 88 „	(57 „,	31 „)	
Verpflegt	„ 477 „	(252 „,	225 „)	
Entlassen	„ 46 „	(28 „,	18 „)	
Gestorben	„ 42 „	(31 „,	11 „)	
Bestand 1. Januar 1898:	389 „	(193 „,	196 „)	

Eröffnet Ende 1855 als Bettlerdepot und überhaupt für Verwahrloste. Nachdem das Irren-Asyl in Luxemburg 1867 durch Feuer vernichtet worden war, wurden auch die Insassen desselben in Ettelbrück untergebracht, so dass sich dort ein buntes Gemisch von Armenhäuslern, Körperlichkranken, Waisen, Verwahrlosten jeder Gattung und endlich Irren, Idioten und Epileptischen befand.

Seit 7. Juli 1880 specielles Gesetz über Irren-Regime nach Muster des neuen Belgischen. 1884 kam die Anstalt unter ärztliche Leitung und erst seitdem wurde eine strenge Scheidung der 2 Abtheilungen eingeführt. Seither auch und allmählich haben sich die Zustände wesentlich gebessert dadurch, dass die fremden störenden Elemente nach und nach aus dem früheren Centralhospize entfernt wurden (Waisen 1884, kranke Landarme 1893).

Die Kranken sind jetzt in 4 grossen Pavillons untergebracht. Da jedoch die jetzige Irren-Anstalt entschieden den Bedürfnissen in mancher Hinsicht nicht Genüge leistet, soll dieselbe moderneren Ansprüchen durch bauliche Vergrösserungen und Umänderungnn angepasst werden. — „Statistique historique du Grand-Duché de Luxembourg. Hospice central. Assistance des infirmes indigents. Régime hospitalier et légal des aliénés 1815—1889 par le Dr. Buffet. 15 novembre 1889.“ — „L'aliénation mentale dans le Grand-Duché de Luxembourg par le Dr. Buffet 1897.“

Eupen (Rheinprovinz).

Oeffentliche Irren-Bewahr-Anstalt, hauptsächlich für weibliche Irre, Abtheilung des St. Nikolaus-Hospitales. Die Verwaltung geschieht meist unentgeltlich durch die Spital-Commission, deren Präsident der Bürgermeister, zur Zeit Reichs- und Landtags-Abgeordneter Mooren ist. Station Eupen der Zweigbahn von Herbesthal (Cöln-Lüttich).

Leitender Arzt: Dr. C. Küpper.

Bestand 1. Januar 1897:	72 Kr.	(6 M.,	66 Fr.)
Aufgenommen . .	„	9 „	(2 „,	7 „)
Verpflegt	„	81 „	(8 „,	73 „)
Entlassen	„	4 „	(— „,	4 „)
Gestorben	„	7 „	(2 „,	5 „)
Bestand 1. Januar 1898:		70 „	(6 „,	64 „)

Das Spital wurde 1841 von den 4 geistlichen Herren A. Blanchard († 1. Oct. 1871 zu Aldenhoven bei Jülich), Egid. Breuer, A. Vinken und den jetzt noch der Spital-Commission angehörenden J. Willems gestiftet, die ein Haus zu diesem Zwecke schenkten. Durch Beiträge verschiedener Wohlthäter wurde es möglich, die Anstalt immer mehr zu erweitern und zu verbessern. 1848 wurde die Irren-Anstalt als Annex des Spitals eröffnet. Die ersten Pflegerinnen waren Eupener weltliche fromme Personen; nachher übernahm ein neu dort gegründeter Orden, die Franziskanerinnen, die Krankenpflege. 1876 wurde weltliches Wartepersonal mit der Pflege in beiden Anstalten betraut. Seit 18. Juli 1882 sind die barmherzigen Schwestern vom h. Karl Borromäus, deren Mutterhaus in Trier ist, in der Anstalt thätig. Seit Juli 1873 ist die Irren-Bewahr-Anstalt hauptsächlich nur für weibliche Irre bestimmt. Die Anstalt hat Corporationsrechte. Es werden fast nur Kranke verpflegt, welche auf Kosten der Landes-Direction der Rheinprovinz überwiesen worden sind.

Feldhof siehe Graz.

Feldberg (Grossherzogthum Mecklenburg-Strelitz).

Wasser-Heil-Anstalt. Arzt: Dr. Erfurth.

Finkenwalde siehe Bergquell-Frauendorf.

Frankenthal (Königreich Bayern).

Kreis-Kranken- und Pflege-Anstalt der Pfalz zu Frankenthal. Post- und Bahnstation Frankenthal.

Aerzte: Director Dr. Zöller, kgl. Medicinalrath; Arzt der Irrenabtheilung Dr. Bernhart; Assistenzarzt Dr. Frantz.

Bestand 1. Januar 1897:	773 Kr.	(396 M.,	377 Fr.)
Aufgenommen . .	„ 254	„ (145	„ , 109	„)
Verpflegt	„ 1027	„ (541	„ , 486	„)
Entlassen	„ 92	„ (55	„ , 37	„)
Gestorben	„ 99	„ (56	„ , 43	„)
Bestand 1. Januar 1898:	836	„ (430	„ , 406	„)

Frankfurt a. M. (Provinz Hessen-Nassau).

Städtische Heil- und Pflege-Anstalt für Irre und Epileptische.

Aerzte: Director Dr. Emil Sioli; II. Arzt Dr. Alois Alzheimer; Assistenzärzte: Dr. Friedrich Resch, Dr. Max Sander, Dr. Siegfried Lilienstein.

Bestand 1. Januar 1897:	324 Kr.	(156 M.,	168 Fr.)
Aufgenommen . .	„	479 „	(282 „,	197 „)
Verpflegt	„	803 „	(438 „,	365 „)
Entlassen	„	402 „	(240 „,	184 „)
Gestorben	„	51 „	(32 „,	19 „)
Bestand 1. Januar 1898:		328 „	(166 „,	162 „)

Seit vor 1775 bestand ein für die Stadt Frankfurt erbautes Hospital für Geisteskranke, das mitten in der Stadt lag. Am 23. Mai 1864 wurde mit Hülfe einer durch Freiherrn von Wiesenhütten gestifteten Summe von 100 000 fl. die nach den Plänen des Dr. Hoffmann vom Architect Pichler im gothischen Stil ausserhalb der Stadt auf dem Affensteiner Felde neuerbaute Anstalt eröffnet, anfangs mit 101 Kranken belegt. Seit 1880 stieg der Bestand auf über 200. Daher mussten mehrfach unheilbare Kranke in auswärtige Privat-Anstalten abgegeben werden. 1889 wurde die Anstalt mit einem Kostenaufwand von etwa 500 000 ℳ renovirt, umgebaut und zur Aufnahme von 300 Kranken erweitert. 1895 wurde in der Vorstadt Bornheim ein Anwesen erworben und zur Aufnahme von 45 ruhigen Kranken, vorzugsweise Epileptischen, eingerichtet. Seit 1897, mit der Eröffnung der Provinzial-Heil- und Pflege-Anstalt Weilmünster können vertragsmässig unbemittelte unheilbare Kranke, die bisher in Privat-Anstalten überführt werden mussten, nach Weilmünster verbracht werden.

Jährliche Berichte im „Jahresbericht des Medicinalwesens zu Frankfurt a. M." Herausgegeben vom ärztlichen Verein.

Freiburg i. B. (Grossherzogthum Baden).

Psychiatrische Klinik an der Universität.

Director: Prof. Dr. Hermann Emminghaus.

Aerzte: Dr. Wilhelm Dörner, Hilfsarzt; Dr. Hermann Pfister, Assistenzarzt; Dr. Friedr. Wilhelm Bartenstein, Volontärarzt.

Bestand 1. Januar 1897:	110 Kr.	(48 M.,	62 Fr.)
Aufgenommen . . „	154 „	(81 „,	73 „)
Verpflegt . . . . „	264 „	(129 „,	135 „)
Entlassen . . . . „	151 „	(81 „,	70 „)
Gestorben . . . . „	12 „	(7 „,	5 „)
Bestand 1. Januar 1898:	113 „	(48 „,	45 „)

Eröffnet 1. April 1887.

Freiburg (Provinz Schlesien).

Provinzial-Heil- und Pflege-Anstalt zu Freiburg in Schlesien. Post- und Bahnstation Freiburg.

Aerzte: I. Arzt Director Dr. Buttenberg; II. Arzt Oberarzt Dr. Bresler; III. Arzt Dr. Schmidt; IV. Arzt Dr. Krumnow.

Bestand 1. Januar 1897:	535 Kr.	(250 M.,	285 Fr.)
Aufgenommen . . „	110 „	(64 „,	46 „)
Verpflegt . . . . . „	645 „	(314 „,	331 „)
Entlassen . . . . . „	77 „	(43 „,	34 „)
Gestorben . . . . „	35 „	(11 „,	24 „)
Bestand 1. Januar 1898:	533 „	(260 „,	273 „)

Eröffnet 15. April 1893. Die Anstalt ist die erste der schlesischen Anstalten, die zur Ausführung des Gesetzes vom 11. Juli 1891 eingerichtet sind. Die kurze Zeit, die vorhanden war, erforderte an Stelle von Neubauten den Ankauf fertiger Gebäude, aus denen eine hygienisch einwurfsfreie und erfreulich aussehende, geeignete Anstalt hergestellt wurde. Näheres siehe Jahresberichte seit 1893. — Die Anstalt ist noch in der Vergrösserung begriffen. Areal $18^1/_2$ ha.

Friedrichsberg siehe Hamburg.

Friedrichshafen am Bodensee (Württemberg).

Privat-Pflege- und Bewahr-Anstalt für erwachsene männliche Epileptiker auf der Pfingstweide bei Friedrichshafen am Bodensee. Verwaltung in Friedrichshafen.

Post Tettnang. Bahnstation Markenbeuren.

Vorstand: Stadtpfarrer J. G. Gros in Friedrichshafen.

Arzt: Dr. Kay in Friedrichshafen.

Bestand 1. Januar 1897:		48	Kranke
Aufgenommen . .	„	8	„
Verpflegt	„	56	„
Entlassen	„	7	„
Gestorben	„	4	„
Bestand 1. Januar 1898:		45	„

Friedrichroda (Sachsen-Coburg-Gotha).

Sanatorium, Pension und Cur-Anstalt für Nervenleidende und Reconvalescenten. Auch Entziehungs-Curen. Ansteckende und Geisteskranke ausgeschlossen.

Besitzer: Sanitätsrath Dr. Kothe.

Aerzte: Sanitätsrath Dr. Kothe, leitender Arzt; Dr. Lippert, Assistenzarzt.

Die beiden in den Jahren 1886 und 1892 eigens für ihren Zweck unter Benutzung der neuesten Erfahrungen auf dem Gebiete der Gesundheitspflege erbauten und höchst comfortabel eingerichteten Häuser sind für 30 Personen (Männer und Frauen) berechnet.

Das Sanatorium ist das ganze Jahr geöffnet und besucht.

Fürstenau (Herzogthum Braunschweig).

Privat-Heil-Anstalt für Nerven- und Geisteskranke Fürstenau bei Woltorf, Station der Linie Hannover-Braunschweig. Schnellzugstation Peine, 5 km entfernt.

Besitzer und leitender Arzt: Dr. A. Reichardt.

Die am 1. April 1898 eröffnete Anstalt besteht aus 2 in einem Park gelegenen Gebäuden; sie besitzt elektrisches Licht, Niederdruckdampfheizung, eigene Wasserleitung. 45 Plätze. Baukosten ca. 120 000 ℳ.

Fürstenwalde an der Spree (Provinz Brandenburg).

Evangelisch-lutherisches Lazarushaus in Fürstenwalde an der Spree, Privat-Anstalt, Station Fürstenwalde.

1. **Erziehungs-, Heil- und Pflege-Anstalt** für Schwach- und Blödsinnige und Epileptiker.

2. **Anstalt für besonders abnorme bildungsfähige Kinder**, das sind Kinder, welche blind und taubstumm, oder epileptisch und blind u. s. w. sind, also nur 2—3 oder 4 Sinne und noch ein anderes Leiden haben, z. B. Schwachsinn. Die Anstalt hat Taubstummen- und Blindenlehrerinnen.

3. **Anstalt für körperlich Kranke.**

4. **Anstalt für sieche und geistesschwache Damen.**

5. **Diakonissenmutterhaus.**

Vorsteher: Pastor Alb. Burgdorf.

Oberin: Asta Gräfin Blücher.

Aerzte: Dr. Lehmann, Dr. Dallmann, Dr. Schultze.

Bestand 1. Januar 1897:	42 Kr.	(25 M.,	17 Fr.)
Aufgenommen . .	„ 43 „	(28 „,	15 „)
Verpflegt	„ 85 „	(53 „,	32 „)
Entlassen	„ 5 „	(4 „,	1 „)
Gestorben	„ — „	(— „,	— „)
Bestand 1. Januar 1898:	80 „	(49 „,	31 „)

Die Zahlenangaben beziehen sich lediglich auf die Blöden- und Abnormen-Anstalt.

Sämmtliche Anstalten sind von dem Pastor Burgdorf ins Leben gerufen und zwar die Blöden-Anstalt am 1. November 1892 und die Anstalt für besonders abnorme Kinder am 1. Mai 1897. Die Anstalten befinden sich in 7 grösseren eigenen und 2 gemietheten Gebäuden.

Die Corporationsrechte sind für die Anstalten erbeten, aber noch nicht ertheilt und es befinden sich die Anstalten daher noch im Eigenthum ihres Gründers; er leitet auch die Geschäfte der Anstalten in Gemeinschaft mit der Oberin und den Aerzten. Ein Curatorium besteht nicht.

Gabersee (Bayern).

Kreis-Irren-Anstalt für Oberbayern zu Gabersee. Post- und Bahnstation Wasserburg a. Inn der Linie Rosenheim-Mühldorf. Aufnahmebezirk Oberbayern mit Ausnahme der Stadt München und der Bezirksämter Ingolstadt, München I, München II und Schrobenhausen. 14093 qkm 666 537 Einwohner.

Aerzte: Director Dr. Melchior Baudorf, kgl. Medicinalrath; Oberarzt Dr. Otto Dees; Assistenzärzte Dr. Theodor Troll, Dr. Max Zwicknagl.

Bestand 1. Januar 1897:	458 Kr.	(217 M.,	241 Fr.)
Aufgenommen . . „	126 „	(68 „,	58 „)
Verpflegt. . . . . „	584 „	(285 „,	299 „)
Entlassen . . . . „	124 „	(63 „,	61 „)
Gestorben . . . . „	33 „	(15 „,	18 „)
Bestand 1. Januar 1898:	460 „	(222 „,	238 „)

1882 Ankauf der Güter Gabersee und Pflezham zum Zwecke der Errichtung einer Irren-Anstalt mit Colonie.

1883 Herstellung von 125 Plätzen theils in neuen, theils in adaptirten Gebäuden. November 1883 Eröffnung.

1887 Grundzukauf.

1889—1896 successiver Ausbau.

1896 weiterer Grunderwerb.

Galkhausen (Rheinprovinz).

Rheinische Provinzial-Irren-Heil- und Pflege-Anstalt zu Galkhausen, von der Station Langenfeld (Cöln-Düsseldorf) 15 Minuten entfernt.

Designirter Director: Dr. Herting, zur Zeit Oberarzt in Alt-Scherbitz.

Die auf dem Terrain eines ca. 100 ha grossen, zu etwa gleichen Theilen aus Feld- und Waldländereien bestehenden Landgutes zu erbauende Anstalt ist zur Aufnahme von 800 Geisteskranken bestimmt und wird im Pavillon- und Offenthürsystem als „coloniale Irren-Anstalt“ errichtet. Im Jahre 1897 ist mit dem Bau der Centralanstalt begonnen worden; am 1. October 1899 wird die Anstalt voraussichtlich in Benutzung genommen werden.

Gardelegen (Provinz Sachsen).

Privat-Pflege-Anstalt für ruhige Geisteskranke, Epileptische und geistesschwache Kinder des Herrn W. Schulze zu Gardelegen. Post- und Bahnstation.

Arzt: Dr. Westphal in Gardelegen.

Bestand 1. Januar 1897:	57 Kr.	(45 M.,	12 Fr.)
Aufgenommen . .	„ 2 „	(1 „,	1 „)
Verpflegt	„ 59 „	(46 „,	13 „)
Entlassen	„ 5 „	(4 „,	1 „)
Gestorben	„ 2 „	(1 „,	1 „)
Bestand 1. Januar 1898:	52 „	(41 „,	11 „)

Gegründet 1873.

Gehlsheim (Grossherzogthum Mecklenburg-Schwerin).

Grossherzogliche Irren-Anstalt Gehlsheim bei Gehlsdorf in Mecklenburg. Poststation Gehlsdorf. Bahnstation Rostock.

Aerzte: Director: Obermedicinalrath Professor Dr. Schuchardt; Hülfsärzte: Dr. Schlüter und Dr. Scheven.

Bestand 1. Januar 1897:	77 Kr.	(38 M.,	39 Fr.)
Aufgenommen . .	„ 167 „	(86 „,	81 „)
Verpflegt	„ 244 „	(124 „,	120 „)
Entlassen	„ 101 „	(53 „,	48 „)
Gestorben	„ 11 „	(3 „,	8 „)
Bestand 1. Januar 1898:	143 „	(71 „,	72 „)

Der Bau wurde begonnen im Jahre 1893, bezogen am 17. November 1896. — Reines Pavillonsystem; Offenthürsystem. Die Anstalt dient zugleich als Unterrichtsinstitut: Psychiatrische Universitätsklinik der Universität Rostock. Baukosten 1350 000 ℳ. Für 200 bis höchstens 250 Kranke.

Gemünden (Bayern).

Privat-Bildungs-Anstalt für Schwachsinnige, St. Josefshaus bei Gemünden am Main. Haltestelle.

Anstaltsarzt: Dr. Kussius in Gemünden.

Bestand 1. Januar 1897:	112 Kr.	(78 M.,	34 Fr.)
Aufgenommen . .	„ 18 „	(14 „,	4 „)
Verpflegt	„ 130 „	(92 „,	38 „)
Entlassen	„ 5 „	(4 „,	1 „)
Gestorben	„ 5 „	(4 „,	1 „)
Bestand 1. Januar 1898:	120 „	(84 „,	36 „)

Die Anstalt hat ein Anstaltsgebäude für die Unterrichts-Abtheilung und ein Asylhaus für Bildungsunfähige. Er-

weiterungsbauten (bis zu 150 Pfleglingen) werden ausgeführt.

Dorf **Gera** bei Elgersburg (Herzogthum Gotha).

Privat-Erziehungs-Anstalt für geistig zurückgebliebene Knaben in Dorf Gera. Post- und Bahnstation Elgersburg.

Besitzer: L. Kautz, Lehrer.

Zur Zeit befindet sich ein Knabe in der Anstalt.

Giessbach (Berneroberland).

Wasser-Heil-Anstalt Giessbach. Arzt: Dr. Wollensack.

Giessen (Grossherzogthum Hessen).

Psychiatrische Klinik zu Giessen. Post- und Bahnstation Giessen.

Aerzte: Director Prof. ord. Dr. med. et phil. Robert Sommer; 3 Assistenzärzte: Dr. Dannemann, Dr. Alber und Dr. Rohde; 2 Volontärärzte (in der Klinik wohnhaft): Dr. Oertel, Dr. Hausch.

Bestand 1. Januar 1897:	62	Kr.	(24 M.,	38 Fr.)
Aufgenommen . .	„	154	„	(76 „,	78 „)
Verpflegt	„	216	„	(100 „,	116 „)
Entlassen	„	149	„	(70 „,	79 „)
Gestorben	„	11	„	(4 „,	7 „)
Bestand 1. Januar 1898:		56	„	(26 „,	30 „)

Eröffnet am 25. Februar 1896. Erbaut im Pavillonsystem (8 Pavillons; Küche; Hauptgebäude mit den Laboratorien, Hörsal, Poliklinik und Verwaltung; Directorwohnung neben der Klinik) nach Plänen des Geh. Oberbaurathes v. Weltzien unter Anlehnung an einen Entwurf des Geh. Medicinalrathes Director Ludwig zu Heppenheim. Ausbau und innere Einrichtung nach Angabe des am 1. April 1895 berufenen Prof. Sommer. Baukosten 750000 ℳ. Am Südende der Stadt Giessen gelegen in unmittelbarer Nachbarschaft der übrigen klinischen Institute. Maximalbelegzahl 80 Plätze. Personalsatz 1 : 2,5 bis 3. Die Klinik evacuirt in die Landesanstalten des Grossherzogthums Hessen.

Näheres über Geschichte, Bau, Organisation in der

Schrift „Die psychiatr. Klinik zu Giessen" ein Beitrag zur practischen Psychiatrie von Dr. Dannemann. Berlin Karger 1898.

M. Gladbach (Rheinprovinz).

1. **Hephata,** private evangelische Erziehungs- und Pflege-Anstalt für blödsinnige Knaben verbunden mit einem Asyl für ältere männliche Blödsinnige. — Station M. Gladbach, Regierungsbezirk Düsseldorf.

Director (seit Gründung der Anstalt) C. Barthold.

Hausarzt: Dr. Hermann Wolf in Rheydt.

Bestand 1. Januar 1897:	195 Kr.	(155 M.,	40 Fr.)
Aufgenommen . . „	48 „	(45 „ ,	3 „)
Verpflegt . . . . . „	243 „	(200 „ ,	43 „)
Entlassen . . . . . „	59 „	(16 „ ,	43 „)
Gestorben . . . . „	3 „	(3 „ ,	— „)
Bestand 1. Januar 1898:	181 „	(181 „ ,	— „)

Gegründet von dem Rheinischen Provinzial-Ausschuss für Innere Mission, in Gemeinschaft mit der Rheinischen Genossenschaft des Johanniter-Ordens; eröffnet am 15. Februar 1859. An der Spitze der Anstalt steht ein Verwaltungsrath; die laufenden Geschäfte besorgt ein Verwaltungs-Ausschuss. Die Anstalt ist Privat-Anstalt, hat Korporationsrechte und ist staatlich als milde Stiftung anerkannt. Sie ist für 130 Kinder und 70 Erwachsene eingerichtet. Ein Neubau für bildungsunfähige Knaben und nicht beschäftigungsfähige Erwachsene (Pflegehaus) ist geplant. Seit 1. October 1897 nimmt die Anstalt nur Idioten männlichen Geschlechts auf; die vorhandenen Mädchen wurden an das mit dem zweiten Rheinischen Diakonissenhaus zu Sobernheim an der Nahe verbundene Blödenheim abgegeben. Für beide Anstalten, das Diakonissenhaus und das Blödenheim, werden in Kreuznach Neubauten errichtet.

2. **Irren-Pflege-Anstalt der Alexianer-Brüder,** Privat-Anstalt für männliche Geisteskranke und Epileptiker.

Aerzte: Leitender Arzt Kreisphysikus Dr. Passow; Assistenzarzt Dr. Kentenich.

Bestand 1. Januar 1897:	218	Kranke	
Aufgenommen . .	„	31	„
Verpflegt.	„	249	„
Entlassen	„	19	„
Gestorben	„	14	„
Bestand 1. Januar 1898:	216	„	

Eröffnet 1859. Die Anstalt liegt nach allen Seiten frei in gesunder Gegend im westlichen Stadttheil, ist grösstentheils neu erbaut und mit Centralheizung, Gas- und Wasserleitung etc. eingerichtet. Platz für 267 Kranke.

Schwäb. Gmünd (Königreich Württemberg).

Privat-Heil- und Pflege-Anstalt St. Vincenz für männliche und weibliche Geisteskranke aller Formen in Schwäb. Gmünd. Station Schwäb. Gmünd (Stuttgart-Nördlingen).

Aerzte: Dr. Wiedenmann, leitender Arzt; Dr. Schütz, Assistenzarzt.

Bestand 1. Januar 1897:	109 Kr.	(36 M.,	73 Fr.)
Aufgenommen . .	„	38 „	(11 „,	27 „)
Verpflegt	„	147 „	(47 „,	100 „)
Entlassen	„	51 „	(10 „,	41 „)
Gestorben	„	8 „	(— „,	8 „)
Bestand 1. Januar 1898:		88 „	(37 „,	51 „)

Eröffnet am 1. Februar 1864 mit 7 Kranken. Die Anstalt ist neu erbaut und Eigenthum der Congregation der barmherzigen Schwestern. Sie hat Heisswasserheizung. 1889 wurden an die Umfassungsmauern sich anlehnend 3 Pavillons nach Art der Baracken erbaut und zur Aufnahme der verblödeten und unreinlichen Kranken bestimmt. Raum für 115 bis 120 Kranke.

Im Herbst 1898 wurde die Anstalt verlegt in die theils umgebaute, theils (für alle männliche Kranke) neugebaute Heil- und Pflege-Anstalt Rottenmünster, 1/2 Stunde von Rottweil; dieser Neubau, versehen mit allen centralen Einrichtungen und elektrischer Beleuchtung ist ebenfalls Eigenthum der Congregation der barmherzigen Schwestern und kann ca. 300 weibliche und 100 männliche Kranke aufnehmen. insbesondere auch Pensionäre.

Godesberg (Rheinprovinz).

1. **Wasser-Heil-Anstalt** „Godesberg“ bei Bonn a. Rhein. Post- und Bahnstation Godesberg. Für Nervenkranke. Geisteskranke ausgeschlossen.

Dirigirender Arzt: Dr. Staehly.

Bestand 1. Januar 1897:	16 Kr.	(6 M.,	10 Fr.)
Aufgenommen . .	„ 184	„ (103 „,	81 „)
Verpflegt	„ 200	„ (109 „,	91 „)
Entlassen	„ 178	„ (98 „,	80 „)
Gestorben	„ 3	„ (3 „,	— „)
Bestand 1. Januar 1898:	22	„ (11 „,	11 „)

Vor 4 Jahren wurde ein grosser Theil der Anstalt von Grund aus umgebaut und die ganze Anstalt verbessert in ihrer inneren Einrichtung. Darunter z. B. Centralheizung in den Corridoren und Gesellschaftsräumen. Seit vorigem Jahre sind die Bade-Einrichtungen wesentlich vervollkommnet worden und in diesem Jahre steht die Einrichtung der ganzen Anstalt mit einer Centralheizung bevor.

2. Haus Godeshöhe bei Godesberg. **Offene Heil-Anstalt** für Nervenkranke.

Besitzer und Arzt: Dr. B. Bernard.

Gegründet 1894. (Vergl. auch Bendorf unter 2.)

3. **Dr. Oberdörffer's Sanatorium.** Physikalisch-diätetische Heil-Anstalt für Nervenkranke und Krankheiten des Stoffwechsels.

Göppingen (Königreich Württemberg).

Christophsbad Göppingen, **Privat-Heil- und Pflege-Anstalt** für Gemüths- und Geisteskranke, selbständig.

Besitzer: Brüder Landerer. Aerzte: Dirigirender Arzt: Sanitätsrath Dr. G. Landerer; ordinirende Aerzte: Dr. Lutz (Frauenbau) und Dr. Heinrich Landerer (Männerbau). Oekonomie-Inspector: R. Landerer. Station Göppingen. 10 Minuten entfernt, Stuttgart-Ulmer Linie.

Bestand 1. Januar 1897:	431 Kr.	(214 M.,	217 Fr.)
Aufgenommen . „	87 „	(37 „,	50 „)
Verpflegt . . . . „	518 „	(251 „,	267 „)
Entlassen . . . . „	77 „	(39 „,	38 „)
Gestorben . . . . „	19 „	(11 „,	8 „)
Bestand 1. Januar 1898:	422 „	(201 „,	221 „)

Gegründet am 1. Mai 1852; bis 1877 unter Dr. H. Landerer († 1877), seit Mai 1877 unter Sanitätsrath Dr. Gustav Landerer. Seit 1853 wird die Anstalt als Hülfs-Anstalt für die Staats-Anstalten derart benutzt, dass eine grössere Zahl von armen Kranken (1. Januar 1881) theils auf Staats-, theils auf Gemeindekosten in ihr verpflegt werden gegen 1,20 ℳ täglich. Sie hat in ihrer nächsten Nähe (10 Minuten entfernt) und in administrativer Einheit mit der Anstalt eine landwirthschaftliche Colonie „Freihof“, auf welcher 90 ha bewirthschaftet werden, und namentlich ausgedehnte Viehzucht betrieben wird. Es befinden sich dort 40 männliche Kranke der Arbeiterklasse und eine kleine Anzahl von männlichen Kranken höherer Stände. Die Kranken leben dort in völlig freien Verhältnissen, und werden, nach Bedürfniss, auf längere oder kürzere Zeit in die geschlossene Anstalt zurückgenommen. Resultate sehr befriedigend. Entweichungen höchst selten. 1881 umfassender Neu- und Umbau der Männerabtheilung, Einführung der Centraldampfheizung, Wasserleitung, Canalisirung etc. In den letzten Jahren Anlage von Ueberwachungs-Stationen. — Berichte erschienen 1877, 1882, 1889, 1894.

Görlitz (Provinz Schlesien).

1. Städtisches Siechenhaus, Irren-Abtheilung.

Arzt: Dr. Haupt.

Bestand 1. Januar 1897:	21 Kr.	(8 M.,	13 Fr.)
Aufgenommen . . „	47 „	(28 „,	19 „)
Verpflegt . . . . . „	68 „	(36 „,	32 „)
Entlassen . . . . . „	43 „	(28 „,	15 „)
Gestorben . . . . „	6 „	(2 „,	4 „)
Bestand 1. Januar 1898:	19 „	(6 „,	13 „)

Am 31. Juli 1872 wurde die Anstalt nur mit Siechen und Krüppeln belegt; 1876 wurden erst 6 und in den folgenden Jahren bis 1879 noch 9 Räume für Geisteskranke eingerichtet, so dass das Siechenhaus 1890 nun 15 solcher Räume und noch 5 Isolirzimmer für Geisteskranke besitzt.

2. **Nerven-Heil-Anstalt** zu Görlitz. Offene Cur-Anstalt und Pensionat für Nervenkranke, Heil- und Pflege-Anstalt für Nerven- und Gemüthskranke und ärztliches Pädagogium für jugendliche Kranke.

Bahnstation Görlitz.

Director und Besitzer: Dr. Karl Ludwig Kahlbaum, kgl. Sanitätsrath; I. Oberarzt Dr. Peikert; II. Oberarzt Dr. Reinhold; Assistenzärzte: Dr. Dietz, Dr. Schulz, Dr. Kahlbaum jun.

Bestand 1. Januar 1897:	98 Kr.	(58 M.,	40 Fr.)
Aufgenommen . . „	111 „	(72 „ ,	39 „)
Verpflegt . . . . . . „	207 „	(130 „ ,	77 „)
Entlassen . . . . . . „	105 „	(63 „ ,	42 „)
Gestorben . . . . . „	11 „	(8 „ ,	3 „)
Bestand 1. Januar 1898:	104 „	(68 „ ,	36 „)

Göttingen (Provinz Hannover).

Provinzial-Irren-Anstalt (Heil- und Pflege-Anstalt) für die Provinz Hannover, zugleich psychiatrische Klinik der Universität.

Aerzte: Director Geh. Medicinalrath Prof. Dr. Ludwig Meyer; II. Arzt und Vertreter des Directors: Prof. Dr. A. Cramer; I. Hülfsarzt Dr. Schütte; II. Hülfsarzt Dr. Stamm; Internist Dr. Schmidt; Internist cand. med. Volte und 1 Volontärarzt.

Bestand 1. Januar 1897:	365 Kr.	(214 M.,	151 Fr.)
Aufgenommen . „	138 „	(82 „ ,	56 „)
Verpflegt . . . . „	503 „	(296 „ ,	207 „)
Entlassen . . . . „	132 „	(70 „ ,	62 „)
Gestorben . . . . „	25 „	(18 „ ,	7 „)
Bestand 1. Januar 1898:	345 „	(206 „ ,	139 „)

Als Neubau eröffnet am 3. April 1866. Entsprechend dem erhöhten Zudrang zwei Erweiterungsbauten im Villensystem, von denen das erste für 28 männliche Kranke im September 1884, das zweite für 40 männliche Kranke im November 1888 bezogen wurde. Im Jahre 1897 durch den Neubau 2 neuer Kliniken (Wachabtheilungen) für Männer und Frauen erweitert. In den alten Kliniken je eine weitere Pensionsabtheilung neu errichtet. — Regelmässige Jahresberichte.

Gorze (Reichsland Elsass-Lothringen).

Bezirks-Armen-Anstalt von Lothringen zu Gorze dient zur Pflege von Alters- und Geistesschwachen sowie für hülfsbedürftige Personen mit Abtheilung für Geistesschwache. Sie gehört dem Bezirke Lothringen und erhält von diesem die Mittel, soweit dieselben nicht aus dem eigenen Vermögen oder aus den von den Gemeinden bezw. Familien zu zahlenden kleinen Beiträgen hervorgehen. Die Anstalt liegt direct an der französischen Grenze. Station Novéant der Linie Metz- (14 km) Nancy.

Director: Johann Bapsist Haagen.

Arzt: Dr. Arthur Bar.

Bestand 1. Januar 1897:	327 Kr.	(158 M.,	169 Fr.)
Aufgenommen . . „	94 „	(61 „ ,	33 „)
Verpflegt . . . . . „	421 „	(219 „ ,	202 „)
Entlassen . . . . . „	17 „	(13 „ ,	3 „)
Gestorben . . . . . „	48 „	(24 „ ,	24 „)
Bestand 1. Januar 1898:	357 „	(182 „ ,	175 „)

Das Vordergebäude war früher ein Schloss des Prinzen Abbé von Gorze und dient heute zu Beamtenwohnungen, Küche, Bureau und Magazinen. Es stammt aus dem 16. Jahrhundert. Die Hintergebäude (Wohnstätte der Armen) wurden 1811 durch Napoleon I. errichtet, später zu einer Kaserne verwendet und seit 1845 wieder zu einem Bettlerdepot eingerichtet. Seit der deutschen Regierung trägt dasselbe den Namen „Bezirks-Armenanstalt“.

Eigene Wasserleitung, Werkstätten, Ackerbau. Pflege durch 10 Ordensschwestern.

Goslar (Provinz Hannover).

1. **Nerven-Heil-Anstalt Marienbad** des Sanitätsrath Dr. Servaes. 2 Aerzte.

2. **Nerven-Heil-Anstalt Theresienhof** des Dr. Gellhorn.

Gräfenberg (Oesterreich Schlesien).

Wasser-Heil-Anstalt Gräfenberg. — Freiwaldau.

Grafenberg (Rheinprovinz).

Rheinische Provinzial-Irren-Anstalt zu Grafenberg bei Düsseldorf für den Regierungsbezirk Düsseldorf (mit Ausnahme der rechtsrheinischen Kreise Lennep, Remscheid, Solingen und der linksrheinischen Kreise Gladbach, Grevenbroich, Kempen und Krefeld) ist wesentlich Heil-Anstalt, doch werden nach Massgabe des vorhandenen Raumes auch Geisteskranke zum Zwecke blosser Pflege aufgenommen. Post Düsseldorf-Grafenberg. Bahnstation Düsseldorf, Hauptbahnhof 4½ km entfernt. Strassenbahn bis in die Nähe der Anstalt, Bahnstation Gerresheim 3½ km entfernt.

Aerzte: Director Sanitätsrath Dr. Peretti, Oberarzt Dr. Brie, I. Assistenzarzt Dr. Orthmann, II. Assistenzarzt Dr. Neu, III. Assistenzarzt Dr. Leers, Volontärarzt Dr. Lustig.

Bestand 1. Januar 1898:	589 Kr.	(316 M.,	273 Fr.)
Aufgenommen . . „	496 „	(257 „	239 „)
Verpflegt . . . . . „	1085 „	(573 „	512 „)
Entlassen . . . . „	430 „	(201 „	229 „)
Gestorben . . . . „	77 „	(51 „	26 „)
Bestand 1. Januar 1898:	578 „	(321 „	257 „)

Die Anstalt wurde am 1. Juli 1876 eröffnet, sie ist nach dem Pavillonsystem gebaut und bestand bei der Eröffnung aus 18 einzelnen zum Theil durch bedeckte Hallen unter einander verbundenen Gebäuden. Nach dem ursprünglichen

Plane zur Aufnahme von 300 Kranken bestimmt, hatte die Anstalt schon 1879 einen Krankenbestand von 400 und durch bauliche Umbauten und Ankauf von Arbeiterhäusern konnte der etatsmässige Bestand für die letzten Jahre auf 600 Kranke festgesetzt werden. Am 2. Juni 1882 wurde die sogenannte Colonie eröffnet; in 5 von einer Fabrik angekauften Arbeiterhäusern wurden nach den nothwendigen Umbauten 50 männliche Kranke mit vollständig freier Bewegung und ca. 20 Angestellte untergebracht. Im Frühjahr 1897 wurde mit dem Neubau von 12 Gebäuden und mit Umbauten an einzelnen alten Gebäuten begonnen, so dass die Anstalt vom Jahre 1899 an 800 Kranke beherbergen kann. Die Zahl der Gebäude beträgt dann 34, die Grösse des Areals 61 ha, darunter 50 ha für den landwirthschaftlichen Betrieb, gegenüber 22 bezw. 12 ha zur Zeit der Eröffnung.

Literatur: „Die Provinzial-Irren-, Blinden- und Taubstummen-Anstalten der Rheinprovinz“. Düsseldorf. Voss & Co. 1880. — „Bericht über die Rheinische Provinzial-Irren-Anstalt Grafenberg in den Jahren 1876—85“. Düsseldorf, Voss & Co. 1886.

Bemerkungen: Im Sommer wird voraussichtlich die jetzt noch $^1/_4$ Stunde von der Anstalt entfernt endende elektrische Bahn Düsseldorf-Grafenberg an der Anstalt vorbei nach Gerresheim durchgeführt, so dass dann auch der Bahnhof Gerresheim durch Strassenbahn mit der Anstalt verbunden ist.

Graz (Oesterreich).

1. **Klinik und Abtheilung für Geistes- und Nervenkranke** des allgemeinen Landeskrankenhauses in Graz.

Aerzte: Vorstand und Primararzt: o. Prof. für Psychiatrie und Nervenkrankheiten Dr. Gabriel Anton; Assistenten: Dr. Hermann Zingerle, Dr. Fritz Hartman; Sekundärarzt: Dr. Fritz Wiesler.

Bestand 1. Januar 1897:	72 Kr.	(43 M.,	29 Fr.)
Aufgenommen . .	„ 1038 „	(579 „ ,	459 „)
Verpflegt	„ 1110 „	(622 „ .	488 „)
Entlassen	„ 992 „	(555 „ ,	437 „)
Gestorben	„ 40 „	(22 „ ,	18 „)
Bestand 1. Januar 1898:	78 „	(45 „ ,	33 „)

Die Klinik nimmt geistesgestörte Kranke aller Art aus den Kliniken und Abtheilungen des Krankenhauses auf und dient a) als erste Irrenstation für Individuen im Kronlande Steiermark, deren Zustand ärztliche Beurtheilung oder Beobachtung bedarf, b) zugleich als Heil-Anstalt für acute psychische Krankheitszustände, deren Krankheitsdauer nicht zu lange Behandlungszeit in Anspruch nimmt, c) sowie für Nervenkranke aller Categorien ohne Geistesstörung. — Chronische Geisteskranke werden an die einzelnen Landes-Irren-Anstalten abgegeben.

Die k. k. Universitätsklinik ist räumlich mit der Landesspitals-Abtheilung vereinigt. der jeweilige Professor der Psychiatrie wird auch zum Vorstande der beiden Institute ernannt. — Die Verwertung der Kranken zu Unterrichtszwecken steht dem Professor anheim.

Für die klinisch verwertheten Kranken bietet der k. k. Unterrichtsfonds als Kostenbeitrag den Pauschalbetrag von 33 kr. pro Kopf und Tag für ein Drittel der Kranken.

Die Errichtung der Klinik erfolgte 1874 auf Antrag des Prof. v. Krafft-Ebing, da die Irren-Anstalt (Feldhof) zu weit von der Universität entfernt war. um dem Unterrichte zu dienen. Doch steht das Kranken-Unterrichtsmaterial der Irren-Anstalt dem Professor der Psychiatrie insofern zur Verfügung, als er das Recht hat, mit seinen Hörern zu Unterrichtszwecken die Anstalt zu besuchen; oder Kranke vorübergehend von der Anstalt in die Klinik zu nehmen.

Die Nervenklinik wurde ebenfalls auf Antrag von Krafft-Ebing's 1885 errichtet.

Vom Jahre 1889 bis 1893 fungirte Prof. v. Wagner-Jauregg als Vorstand. Seit 1894 wurde Prof. G. Anton mit der Leitung der Klinik betraut.

Angaben über die Entwicklung der Anstalt: „Der klinische Unterricht in der Psychiatrie" von R. Freiherr v. Krafft-Ebing. Stuttgart 1890.

2. **Steiermärkische Landes-Irren-Anstalt Feldhof.** Poststation Graz. Bahnstation Puntigam. Oeffentliche Heil- und Pflege-Anstalt für das Herzogthum Steiermark (mit den Filialen Lankowitz, Kainbach, Hartberg).

Aerzte: Director und Primararzt: Dr. Heinrich Sterz; Ordinirende Aerzte: Dr. Wilhelm Raab, Dr. Ignaz von Scarpatetti; Assistenzärzte: Dr. Moritz Pagl, Dr. Ferd. Lowretz.

Bestand 1. Januar 1897:	in Feldhof	735 Kr.	(397 M.,	338 Fr.)
do.	in den Filialen	266 „	(126 „,	140 „)
Aufgenommen . . „	in Feldhof	523 „	(301 „,	221 „)
Verpflegt (Feldhof sammt Filialen)		1524 „	(824 „,	700 „)
Entlassen	do.	308 „	(163 „,	145 „)
Gestorben 1897:	in Feldhof	147 „	(106 „,	41 „)
do.	in den Filialen	30 „	(15 „,	15 „)
Bestand 1. Januar 1898:	in Feldhof	768 „	(412 „,	356 „)
do.	in den Filialen	271 „	(124 „,	187 „)

Neubau seit Januar 1873 bezogen.

Im Jahre 1876 wurde auf die im Erdgeschoss befindlichen Abtheilungen für Unruhige je ein erstes Stockwerk mit 9 Einzelräumen aufgebaut, im Jahre 1887 und 1888 jederseits noch eine Abtheilung für Unruhige angebaut, so dass derzeit insgesammt 74 Isolirräume zur Verfügung stehen.

Das Territorium der Anstalt (22 ha) wurde durch Ankauf eines anliegenden Grundes von über 26 ha im Jahre 1891 erweitert.

Ein zweites Pensionatsgebäude wurde im Jahre 1894 fertiggestellt und bezogen.

Im Herbste 1896 wurde das neue Wirthschaftsgebäude für 40 Stück Kühe errichtet.

An Filialen bestehen: Lankowitz seit 1877 allmählich für 130 weibliche; Kainbach, seit 1883 für 110 männliche und Hartberg, seit 1887 für ca. 30 Pfleglinge beiderlei Geschlechts. — Gedruckte Jahresberichte seit 1882.

3. **Sanatorium „Maria Grün"** 20 Minuten vom Centrum der Stadt in einem Parke gelegen. Gegründet von Prof. von Krafft-Ebing. Mit Ausschluss von Geisteskranken für Kranke mit Neurasthenie, Hysterie, Hypochondrie, chronischer Intoxikation, nervöser Erschöpfungs- und Reizzustände, chronische Leiden der Nervencentren etc. Krankenpflege in Händen der barmherzigen Schwestern. 26 grössere und kleinere Zimmer. Aerzte: Dr. H. Gugl und Dr. A. Stichl.

Greifswald (Provinz Pommern).

Königliche psychiatrische Klinik. — Aerzte: Director Prof. Dr. Rud. Arndt; I. Assistenzarzt Dr. Arndt; II. Assistenzarzt Dr. Körner.

Bestand 1. Januar 1897:	53 Kr.	(25 M.,	28 Fr.)
Aufgenommen . . . „	48 „	(24 „,	24 „)
Verpflegt . . . . . . „	101 „	(49 „,	52 „)
Entlassen . . . . . . „	47 „	(21 „,	26 „)
Gestorben . . . . . „	9 „	(7 „,	2 „)
Bestand 1. Januar 1898:	45 „	(21 „,	24 „)

Eröffnet am 2. Juli 1834 als Communalständische Irren-Heil-Anstalt für Neuvorpommern und Rügen (Stifter: Geh. Medicinalrath Prof. Dr. Berndt).

Uebergegangen am 1. Januar 1877 als Provinzial-Irren-Anstalt an den Provinzialverband von Pommern. Am 1. April 1889 von der Königlichen Staatsregierung, an welche sie an demselben Tage übergegangen, zur psychiatrischen Klinik bestimmt.

Gross-Lichterfelde bei Berlin (Provinz Brandenburg).

Sanatorium für Nervenkranke in Gross-Lichterfelde bei Berlin.

Aerzte: Dr. Goldstein und Dr. Alb. Lilienfeld.

Bestand 1. Januar 1897:	16 Kr.	(7 M.,	9 Fr.)
Aufgenommen . . „	82 „	(47 „,	35 „)
Verpflegt . . . . „	98 „	(54 „,	44 „)
Entlassen . . . . „	77 „	(42 „,	45 „)
Gestorben . . . . „	2 „	(2 „,	— „)
Bestand 1. Januar 1898:	19 „	(10 „,	9 „)

Die Anstalt, welche eine offene ist, besteht seit dem 1. Juni 1889; sie wurde von den oben genannten Aerzten gegründet.

Grosshennersdorf (Königreich Sachsen).

Königliche Landes-Anstalt für schwachsinnige Knaben. Bahn- und Poststation Herrnhut 6 km entfernt.

Director: Hofrath Büttner.

Anstaltsarzt: Dr. Dittrich.

Bestand 1. Januar 1897:		232	Kranke
Aufgenommen . .	„	45	„
Verpflegt	„	277	„
Entlassen	„	32	„
Gestorben	„	2	„
Bestand 1. Januar 1898:		243	„

Die Erziehungsanstalt für schwachsinnige Knaben besteht seit dem 3. August 1846, sie wurde am 1. Mai 1889 von Hubertusburg nach Grosshennersdorf verlegt.

Grunbach i. R. (Königreich Württemberg).

Privat-Pflege-Anstalt der Frau Weegenmann in Grunbach i. R.

Grunewald bei Berlin.

1. **Sanatorium des Dr. Cron** für psychopathische Reconvalescenten.
2. **Pensionat des Dr. Falbe** für Schwachsinnige.

Haina (Provinz Hessen-Nassau).

Landes-Hospital Haina. Oeffentliche Pflege-Anstalt für unheilbare Geisteskranke, Epileptische, Idioten, Taubstumme, Blinde männlichen Geschlechts des Regierungsbezirks Kassel. Zufolge eines Vertrages finden auch unheilbare Geisteskranke der Fürstenthümer Waldeck und Pyrmont Aufnahme.

Die Anstalt hat eine tägliche Fahrpostverbindung mit Kirchhain (Main-Weser-Bahn) und ist von der im Norden gelegenen Eisenbahnstation Wildungen 19 km und der im Westen gelegenen Frankenberg 15 km entfernt.

Aerzte: Director der Anstalt: Sanitätsrath Dr. Scheel; I. Arzt Dr. Kandler; Asstistenzarzt Dr. Jahrmärker.

Bestand 1. Januar 1897:	769 Kr.	(727 Geisteskr.,	42 Sieche)
Aufgenommen . . „	68 „	(66 „	, 2 „)
Verpflegt . . . . . „	837 „	(793 „	, 44 „)
Entlassen . . . . „	3 „	(3 „	, — „)
Gestorben . . . . „	36 „	(34 „	, 2 „)
Bestand 1. Januar 1898:	798 „	(756 „	, 42 „)

Seit 1535 auf Grund der Stiftungsurkunde vom 30. August 1533 des Landgrafen Philipp der Grossmüthige von Hessen „für arme Wahnsinnige und Presshafte" bestimmt, besteht die Anstalt zum Theil aus dem 1524 säcularisirten, 1858 restaurirten früheren Cisterzienserkloster, dessen dreischiffige, Anfang des 13. Jahrhunderts im frühgothischen Stile erbaute grosse Hallenkirche besonders bemerkenswerth ist.

Bei der Unzulänglichkeit der im alten Kloster vorhandenen Plätze erfolgte in den nächsten Jahrhunderten die Angliederung weiterer 4 grosser Gebäude, die zusammen Platz zur Aufnahme von 400 Kranken boten. Nachdem im Jahre 1880 zwei dieser später aufgeführten Anbauten durch Brand vollständig zerstört waren, wurden in den Jahren 1882 bis 85 umfassende Ergänzungs- und Erweiterungsbauten vorgenommen und die Belegungsfähigkeit der Anstalt auf 700 erhöht.

Eine weitere Vergrösserung wurde durch die auf Grund des Gesetzes vom 11. Juli 1891 dem hiesigen Bezirksverbande auferlegten Lasten bedingt. Die Zahl der möglichen Plätze ist mit dem im Jahre 1895 fertig gestellten letzten Erweiterungsbau auf 820 angewachsen.

Die Kosten aller dieser in den letzten 2 Jahrzehnten vorgenommenen Bauten beziffern sich auf 1 140 000 M.

Die Kosten des Unterhalts der Anstalt erfolgt zum grössten Theil aus eigenem Vermögen, bestehend aus Kapitalien, mehreren Landgütern und 6595 ha Wald.

Von Anfang des Jahres 1898 an übernimmt die Anstalt den Selbstbetrieb eines Gutes in der Grösse von 266 ha, einer Brauerei und Bäckerei.

Der Anstaltsetat pro 1896 hat in Einnahme und Ausgabe mit 304 143 ℳ 69 ₰ abgeschlossen und einen Zuschuss seitens der Landeshauptkasse von 58 105 ℳ 20 ₰ erfordert.

Hall (Kronland Tyrol).

Oeffentliche Landes-Irren-Heil- und Pflege-Anstalt für die gefürstete Grafschaft Tirol. Post- und Bahnstation Hall (Tyrol).

Aerzte: Director: k. k. Sanitätsrath Dr. Josef Offer; Hülfsarzt Dr. Matthias Wassermann; Assistent Dr. Ernst Waitz.

Bestand 1. Januar 1897:	288 Kr.	(171 M.,	117 Fr.)
Aufgenommen . . „	138 „	(67 „,	71 „)
Verpflegt . . . . . „	426 „	(238 „,	188 „)
Entlassen . . . . . „	94 „	(43 „,	51 „)
Gestorben . . . . „	21 „	(14 „,	7 „)
Bestand 1. Januar 1898:	311 „	(181 „,	150 „)

Besteht seit 1. September 1830. Früher ein Klarissinenkloster, 1783 aufgehoben, während 1820—30 zu einer Provinzial-Anstalt für 80 Geisteskranke umgestaltet, 1845 mit einem Bau für 20 Unruhige versehen, bis 1865 Staats-Anstalt, von da ab Provinzial-Anstalt als: Tirolische Landes-Irren-Anstalt. Ein Neubau 1868 aufgeführt, für die Frauen bestimmt, daher 250 Kranke (125 M., 125 Fr.). Dennoch zu klein. Deshalb beschloss der Landtag am 12. October 1874, eine zweite Landes-Irren-Anstalt zu errichten. Dieselbe ist in Pergine (bei Trient) gebaut. Vom 1. Januar 1881 besorgen die barmherzigen Schwestern die Ausspeisung und die Wartung der weiblichen Kranken. 1885 ist der Umbau des Hauses für unruhige Männer vollendet und bezogen, und die Anstalt endlich mit gutem Trinkwasser aus der neuen eisernen städtischen Wasserleitung versehen. 1888 wurde der Neubau des Mitteltractes mit Kapelle und Anstaltskirche nebst dem Leichenhause fertiggestellt. 1897 Einführung der elektrischen Beleuchtung. 1600 Quadratklafter Terrain. Auf Beschluss des Landtages wurde 1898 der Ankauf von weiteren 9000 Quadratklafter bewirkt und der Stand der Pfleglinge auf 330 Köpfe erhöht.

— „Bemerkungen über die Tirolische Landes-Irren-Anstalt in Hall von Dr. Josef Stolz, Director derselben. Innsbruck 1869." — „Jahresbericht der Landes-Irren-Anstalt Hall von Dr. Josef Offer vom Jahre 1889."

Halle (Provinz Sachsen).

Königliche Psychiatrische und Nerven-Klinik der Universität Halle a. S.

Aerzte: Director: Geh. Medicinalrath Dr. Hitzig; I. Assistenzarzt (Oberarzt) Dr. Heilbronner, Privatdocent; II. Assistenzarzt Dr. Seiffer (für die Poliklinik); III. Assistenzarzt Dr. Haenel; IV. Assistenzarzt Dr. Zippel; V. Assistenzarzt Dr. Grote; Volontärarzt Dr. Eps.

Bestand 1. Januar 1897:	115 Kr.	(66 M.,	49 Fr.)
Aufgenommen . „	695 „	(395 „,	300 „)
Verpflegt. . . . . „	810 „	(461 „,	349 „)
Entlassen. . . . . „	651 „	(368 „,	283 „)
Gestorben . . . . „	36 „	(30 „,	6 „)
Bestand 1. Januar 1898:	123 „	(63 „,	60 „)

Eröffnet am 1. April 1885 in 2 angemietheten Privathäusern mit 40 Betten. Der Neubau des Instituts wurde am 1. April 1891 bezogen. Die Baukosten betrugen incl. der inneren Einrichtung mit 58 390 ℳ 721 374 ℳ, die Kosten für den Grunderwerb 125 000 ℳ.

„Bericht über die Wirksamkeit der Universitäts-, psychiatrischen und Nerven-Klinik zu Halle a. S. für die Jahre 1885/86 und 1886/87." — Betreffend den Neubau: „Klinisches Jahrbuch" Band 2. — „Rede gehalten zur Einweihung der Psychiatrischen und Nerven-Klinik zu Halle a. S. am 29. April 1891 und Statistik der Klinik in den Jahren 1887/88—1890/91."

Hamburg (freie Stadt Hamburg).

1. Selbstständige öffentliche **Irren-Heil- und Pflege-Antalt** „Friedrichsberg" des Hamburgischen Staates für alle Krankheitsformen. Station Hamburg.

Aerzte: Director: Dr. D. W. Reye; Oberärzte Prof. Dr. R. Wollenberg, Dr. H. Schaefer; Assistenzärzte Dr. Kaes,

Dr. v. Grabe, Etter, eine Stelle ist zur Zeit unbesetzt, ausserdem diätarische und Volontärärzte.

Bestand 1. Januar 1897:	1286 Kr.	(618 M.,	668 Fr.)
Aufgenommen . . „	568 „	(311 „ ,	257 „)
Verpflegt . . . . „	1854 „	(929 „ ,	925 „)
Entlassen . . . . „	367 „	(202 „ ,	165 „)
Gestorben . . . . „	136 „	(64 „ ,	72 „)
Bestand 1. Januar 1898:	1351 „	(663 „ ,	668 „)

Am 17. November 1864 wurden die ersten Kranken aufgenommen, 1878 wurde die hinzugebaute Irren-Siechen-Anstalt bezogen und gleichzeitig die Irrenstation im Allgemeinen Krankenhause aufgehoben; 1885 wurde die Irren-Siechen-Anstalt erweitert. Fernere Erweiterungsbauten, für welche 250 000 M bewilligt, sind (1898) in der Ausführung begriffen. „Erinnerungsschrift zur Feier des 25 jährigen Bestehens der Irren-Anstalt Friedrichberg. Hamburg 1889." Jahrbücher der Hamburgischen Kranken-Anstalten.

2. **Landwirthschaftliche Colonie** für Geisteskranke, demnächst „Coloniale Irren-Anstalt" zu Langenhorn. Station Hamburg.

Aerzte: Oberarzt Dr. Th. Neuberger, zweiter Arzt und Assistenzarzt nach Vollendung der Neubauten.

Bestand 1. Januar 1897:	200 Kr.	(150 M.,	50 Fr.)
Aufgenommen . . „	9 „	(6 „ ,	3 „)
Verpflegt . . . . . „	209 „	(156 „ ,	53 „)
Entlassen . . . . . „	10 „	(6 „ ,	4 „)
Gestorben . . . . „	— „	(— „ ,	— „)
Bestand 1. Januar 1898:	199 „	(150 „ ,	49 „)

Für ruhige arbeitsfähige chronische Geisteskranke, welche auf öffentliche Kosten verpflegt werden, erbaut und 1893 von 150 männlichen und 50 weiblichen Geisteskranken bezogen. Erweiterungsbauten für fernere 300 Kranke und der Wirthschafts- und Verwaltungs-Räume für einen Bestand von 800 Kranken, wofür die Bausumme mit 1 370 000 M bewilligt ist, sind zur Zeit in der Ausführung.

Vergl. Jahrbücher der Hamburgischen Kranken-Anstalten.

3. **Alsterdorfer Anstalten**: 1. St. Nikolaistift (Bewahr-Anstalt für geistig und leiblich gesunde Kinder), 2. Kinderheim (für geistig Gesunde, die körperlich gebrechlich sind), 3. Asyl für Schwach- und Blödsinnige (Erziehungs-, Pflege- und Beschäftigungs-Anstalt für Imbecille, Idioten, Epileptiker), 3. Pensionat für geistig Abnorme aus den besseren Ständen. Station Hamburg.

Director: Pastor D. Dr. Sengelmann; Arzt Dr. Kellner.

Bestand 1. Januar 1897:	585 Kr.	(336 M.,	249 Fr.)
Aufgenommen . .	„	97 „	(58 „ ,	39 „)
Verpflegt	„	682 „	(394 „ ,	288 „)
Entlassen	„	73 „	(39 „ ,	34 „)
Gestorben	„	35 „	(22 „ ,	13 „)
Bestand 1. Januar 1898:		574 „	(333 „ ,	241 „)

Der bisherige Director gründete als erste Anstalt das St. Nikolaistift 1850 als Pastor zu Moorfleth. 1863 Uebersiedlung nach Alsterdorf und Gründung des „Asyls". Anfangs hatte die Anstalt 4 Zöglinge, jetzt umfasst die Colonie ca. 700 Seelen mit eigner, 1889 erbauter Kirche. Sie wird vom Hamburger Staate nur moralisch subventionirt durch Ueberweisung seiner Imbecillen und Idioten. Die Erhaltungskosten werden durch Kostgelder, Liebesgaben, Erträge der Landwirthschaft u. s. w. bestritten. Neben hauptsächlich Evangelischen sind auch Katholiken und Israeliten vertreten. — Die Jahresberichte werden gedruckt; ausserdem erscheinen hin und wieder Mittheilungen.

4. **Eichenhain**, Eichenstrasse 34. **Privat-Heil-Anstalt** für nerven- und gemüthskranke Damen der gebildeten Stände.

Vorsteherin und Besitzerin: Frl. Auguste Alfeis. Leitender Arzt: Physicus Dr. B. Wahncau.

Bestand 1. Januar 1897:		17	Kranke
Aufgenommen . .	„	11	„
Verpflegt	„	28	„
Entlassen	„	12	„
Gestorben	„	3	„
Bestand 1. Januar 1898:		13	„

Die Anstalt wurde am 1. November 1875 mit 3 Betten eröffnet, im Frühjahr 1876 auf 6 Betten erweitert. Im Herbst desselben Jahres wurde eine neue Erweiterung nothwendig und ein grösseres Haus inmitten eines grossen Parkes, Eichenstrasse 35, bezogen. Die erste genesene Kranke gab dem Hause den Namen Eichenhain, unter welchem es seither bekannt ist. Unter der bewährten Leitung des bekannten, 1884 verstorbenen Arztes Dr. Eduard Cohen nahm die kleine Anstalt einen derartigen Aufschwung, dass wiederum eine Vergrösserung und zwar auf 16 Betten nothwendig wurde. 1879 wurde zu dem Zwecke das Lutteroth'sche Landhaus, Eichenstrasse 34, angekauft und ausgebaut und am 14. Juli 1880 bezogen. Eine weitere Ausdehnung zur Behandlung aller Formen psychischer Störung wurde 1885 erforderlich. 1892 wurden ein Wintergarten und eine Wandelhalle dem Ganzen angefügt.

Hannover (Provinz Hannover).

Stadthannoverisches Krankenhaus III. Abtheilung für Geisteskranke. Station Hannover.

Aerzte: Dr. med. B. Lüttich, Oberarzt; Dr. med. Meyer, Assistenzarzt.

Bestand 1. Januar 1897:	23	Kr.	(9	M.,	14 Fr.)
Aufgenommen . . „	367	„	(255	„,	112 „)
Verpflegt . . . . . „	390	„	(264	„,	126 „)
Entlassen . . . . . „	338	„	(227	„,	111 „)
Gestorben . . . . „	24	„	(19	„,	5 „)
Bestand 1. Januar 1898:	28	„	(18	„,	10 „)

Die Abtheilung für Geisteskranke befand sich bis 1886 im alten hannoverschen Krankenhause zu Linden, in Verbindung mit der chirurgischen Abtheilung. Am 1. April 1866 nach dem früheren Blatternhause, jetzt Stadt-Krankenhaus III, verlegt, befand sie sich dort bis 1895 zusammen mit Abtheilungen für andere Kranke, zur Zeit dient das Krankenhaus ausschliesslich zur vorläufigen Unterbringung von Geisteskranken und Deliranten. Ein Neubau wird an einem andern Platze in Verbindung mit einem Armen- und Siechenhause projectirt.

Harzburg (Herzogthum Braunschweig).

1. **Sanatorium** für Nervenkranke des Dr. Berliner.
2. **Sanatorium** für Nervenkranke des Dr. Plathner.

Hartheck (Königreich Sachsen).

Privat Heil-Anstalt für Nerven und Gemüthskranke Hartheck bei Leipzig, Post- und Bahnstation Gaschwitz.

Aerzte: Privatdocent Dr. Schütz, leitender Arzt und Besitzer; Dr. Rudolph, Assistenzarzt.

Bestand: 1. Januar 1897:	21 Kr.	(7 M.,	14 Fr.)
Aufgenommen . . . „	50 „	(24 „,	26 „)
Verpflegt . . . . . . „	71 „	(31 „,	40 „)
Entlassen . . . . . . „	45 „	(20 „,	25 „)
Gestorben . . . . . „	3 „	(1 „,	2 „)
Bestand: 1. Januar 1898:	26 „	(11 „,	15 „)

3½ ha Park und Garten. 5 Villen und mehrere Wirthschaftsgebäude. 58 Betten. Elektrische Beleuchtung und Centralheizung.

Die Anstalt liegt 10 km von Leipzig, 1 km von Station Gaschwitz in landschaftlich schöner Umgebung.

Hasserode (Provinz Sachsen).

Erziehungs-Anstalt für schwach- und blödsinnige Mädchen „zum guten Hirten“ für die Provinz Sachsen. Anstalt mit dem Character einer milden Stiftung. Station Wernigerode 40 Minuten entfernt (Linie Heudeber-Harzburg). Hasserode Bahnstation der Schmalspurbahn Nordhausen-Wernigerode. Poststation Hasserode.

Hausmutter: Frl. Louise Görke, unterstützt von einer Lehrerin und zwei Gehülfinnen. Hausarzt: pract. Arzt Dr. Erler in Wernigerode.

Bestand 1. Januar 1897:		**42**	**Pfleglinge**
Aufgenommen .	„	1	„
Verpflegt	„	43	„
Entlassen	„	1	„
Gestorben	„	1	„
Bestand 1. Januar 1898:		**41**	„

Eröffnet am 9. Juni 1861. Am Ende des ersten Jahres 10, des zweiten 16 Pfleglinge. 1866 wurde ein grösseres Grundstück erworben und 1867 bezogen. Das Wohnhaus ist im Laufe der Jahre ausgebaut worden und nimmt jetzt 43 Pfleglinge auf. Aufnahmealter 6—18 Jahre. Aufgenommen bis 1. Januar 1898 150 Pfleglinge, wovon 52 als gebessert entlassen worden sind. 1893 ist ein Stall erbaut worden, in dem 5 Kühe, 4 Schweine und Federvieh untergebracht ist. Alle Haus-, Stall- und Gartenarbeit wird durch die Pfleglinge verrichtet. — Jährliche Berichte seit 1878.

Heggbach (Königreich Württemberg).

Privat-Pflege-Antalt für Unheilbare, besonders für Epileptische und Idioten in Heggbach, Oberamt Biberach (Württemberg). Post- und Bahnstation Langenschemmern (Ulm-Friedrichshafen).

Anstaltsarzt: Oberamtswundarzt Dr. Santter in Laupheim, besucht die Anstalt wöchentlich wenigstens zweimal.

Bestand 1. Januar 1897:	160 Kr.	(64 M.,	96 Fr.)
Aufgenommen . . „	47 „	(24 „,	23 „)
Verpflegt. . . . . „	207 „	(88 „,	119 „)
Entlassen. . . . . „	24 „	(12 „,	12 „)
Gestorben . . . . „	24 „	(8 „,	16 „)
Bestand 1. Januar 1898:	159 „	(68 „,	91 „)

Das frühere Kloster ging durch Schenkung an die Congregation der barmherzigen Schwestern über, wurde durch Um- und Neubauten 1888 als Pflege-Anstalt errichtet, brannte 1893 fast vollständig nieder und wurde in gleichem Jahre wieder erbaut. 160 Plätze. Die Pflege besorgen barmherzige Schwestern.

Heidelberg (Grossherzogthum Baden).

1. Grossherzoglich badische **Universitäts-Irrenklinik.** Station Heidelberg.

Aerzte: Director: Prof. Dr. Kraepelin; Hülfsarzt Privatdocent Dr. Aschaffenburg; Assistenzärzte: Privatdocent Dr. Nissl, Dr. Groos; Volontärärzte: Dr. Beyer, Dr. Weygandt.

Bestand 1. Januar 1897:		105 Kr.	(54 M.,	51 Fr.)
Aufgenommen . .	„	280 „	(153 „,	127 „)
Verpflegt	„	385 „	(207 „,	178 „)
Entlassen	„	258 „	(141 „,	117 „)
Gestorben	„	11 „	(6 „,	5 „)
Bestand 1. Januar 1898:		116 „	(60 „,	56 „)

Eröffnet am 15. October 1878.

2. **Kurhaus** Schloss Heidelberg.

Arzt: Dr. Dambacher.

Heppenheim (Grossherzogthum Hessen).

Grossherzoglich hessische **Landes-Irren-Anstalt.** Heil- und Pflege-Anstalt. Station Heppenheim an der Bergstrasse (Main-Neckar-Bahn).

Aerzte: Dr. Bieberbach, I. Arzt und Director; Oberarzt Dr. Kratz, II. Arzt und ordinirender Arzt der Männerabtheilung; Oberarzt Dr. Römheld, III. Arzt und ordinirender Arzt der Frauenabtheilung; Dr. Textor, I. Assistenzarzt; Dr. Meyer, II. Assistenzarzt; augenblicklich 2 Volontärarztstellen vacant.

Bestand 1. Januar 1897:		432 Kr.	(214 M.,	218 Fr.)
Aufgenommen .	„	121 „	(53 „,	68 „)
Verpflegt	„	553 „	(267 „,	286 „)
Entlassen	„	98 „	(43 „,	55 „)
Gestorben	„	19 „	(10 „,	9 „)
Bestand 1. Januar 1898:		436 „	(214 „,	222 „)

Erbaut nach den Plänen des ersten Directors der Anstalt, des Geh. Medicinalrath Dr. Georg Ludwig, welcher am 1. October 1897 in den Ruhestand getreten ist. Eröffnung am 2. Januar 1866. In 1876, 1877, 1881, 1888 und

1890 bauliche Erweiterungen. Eröffnung einer besonderen Station für ununterbrochene Ueberwachung am 24. August 1870. Neubau eines für diesen Zweck bestimmten Stockwerks 1877. Gesammtbaukosten aller Neubauten 1 278 000 ℳ. Die Anstalt wird noch in hohem Grad überfüllt bleiben bis zur Vollendung der im Landes-Hospital Hofheim theils errichteten, theils genehmigten Neubauten.

1874 Gründung der „Unterstützungskasse der hessischen Landes-Irren-Anstalten“ (für bedürftige, insbesondere entlassene Pfleglinge und deren Angehörige), jetzt „Hülfsverein für die Geisteskranken in Hessen“ (mit Unterstützungskasse). Bis Ende 1896/97, also in 23 Jahren wurden im Ganzen über 201 000 ℳ an Unterstützungen verausgabt und dabei hat das Kapitalvermögen die Höhe von rund 61 000 ℳ erreicht.

„Allgem. Zeitschrift für Psychiatrie, Band 29, Seite 522; Band 28, Seite 54; Band 41, Seite 612; Band 54, Seite 108.“ „Hofheim und Heppenheim. Darmstadt 1880.“ „Die Ueberfüllung der Landes-Irren-Anstalten Hofheim und Heppenheim. Heppenheim 1886.“ „Ueber die Errichtung ausschliesslich für Geisteskranke bestimmter provinzialer Pflege-Anstalten (Genesungshäuser). Dr. G. Ludwig, Heppenheim 1898.“

Herrenalp (Königreich Württemberg).

Wasser-Heil-Anstalt und Sanatorium für Nervenkranke, im württembergischen Schwarzwalde. Nächste Eisenbahnstation Ettingen.

Dirigirender Arzt: Dr. E. Mermagen, Hofrath.

Herthen (Grossherzogthum Baden).

St. Josephsanstalt mit Unterrichts- und Erziehungsanstalt für bildungsfähige, schwachsinnige Pfleglinge beiderlei Geschlechts, mit einem Asyle für Blödsinnige und einer Pflegeabtheilung für Epileptische. Station Lörrach.

Arzt: Medizinalrath Dr. Ritter, Bezirksarzt in Lörrach.

Bestand 1. Januar 1897:		381	Pfleglinge
Aufgenommen . .	„	83	„
Verpflegt	„	464	„
Entlassen	„	27	„
Gestorben	„	41	„
Bestand 1. Januar 1898:		396	„

Die Anstalt ist am 30. Juni 1879 eröffnet, vom Pfarrer Rolfus in Herthen und Stadtpfarrer Danner in Säkkingen, die auch die Direction haben, gegründet. Die Obsorge haben 22 barmherzige Schwestern von der Genossenschaft vom heiligen Kreuz, deren Mutterhaus in Ingenbohl ist. Bis jetzt dienen 5 Häuser dem Zwecke, von eigenem Terrain am Ende des Ortes umgeben.

Herzberge siehe Berlin.

Herzogenbuchsee (Canton Bern).

Privat-Heil-Anstalt für Trinkerinnen im Weisshölzli bei Herzogenbuchsee.

Besitzerin Fräulein Sollberger. Hausarzt Dr. Krebs in Herzogenbuchsee.

Das Gebäude bietet Raum für 12 Kranke, durchschnittlich werden 10 Kranke dort behandelt.

Hildburghausen (Herzogthum Sachsen-Meiningen).

Herzogliche Irren-Heil- und Pflege-Anstalt. Staatsanstalt.

Die Anstalt ist bestimmt zur Aufnahme der Geisteskranken aus dem Herzogthum Sachen-Meiningen, sodann laut erneuertem Staatsvertrag vom 12. Februar 1889 von 100 Kranken aus dem Herzogthum Sachsen-Coburg-Gotha sowie 45 aus dem Fürstenthum Schwarzburg-Rudolstadt, endlich nach einer mit der Intendantur getroffenen Vereinbarung von geisteskranken Militärpersonen des 11. Armeecorps. Ausserdem werden auf Wunsch Geisteskranke aus allen deutschen Bundesstaaten aufgenommen. Station Hildburghausen der Werrabahn.

Aerzte: Director Medizinalrath Dr. P. Mayser; II. Arzt

Sanitätsrath Dr. W. Busch; I. Hülfsarzt B. Popper; II. Hülfsarzt Dr. H. H. Schultz.

Bestand 1. Januar 1897:	546 Kr.	(208 M.,	260 Fr.)
Aufgenommen. . „	140 „	(76 „,	64 „)
Verpflegt . . . . „	686 „	(362 „,	324 „)
Entlassen . . . . „	108 „	(63 „,	45 „)
Gestorben . . . . „	40 „	(20 „,	20 „)
Bestand 1. Januar 1898:	538 „	(277 „,	259 „)

Eröffnet am 1. August 1866 mit 54 Kranken (31 M. 23 Fr.); 1870 bauliche Vollendung der Centralanstalt; 1873 Belegung der sogenannten Oeconomie mit 10 (zur Zeit 6) männlichen Kranken, (zur Zeit) 1 Pfleger; 16. August 1880 Eröffnung der landwirthschaftlichen Colonie „Carolinenburg“ mit 19 (zur Zeit 15) männlichen Kranken, 2 Pflegern, 1 Assistenzarzt; 12. November 1883 des Waschhauses mit zur Zeit 44 weiblichen Kranken, 4 Pflegerinnen; 17. Januar 1884 des Frauenhauses mit 30 (zur Zeit 62) weiblichen Kranken. 3 (zur Zeit 5) Pflegerinnen; 16. Januar 1884 des 3stöckigen Neubaus sammt Werkstätten für Handwerker auf Colonie Carolinenburg mit 32 (zur Zeit 68) männlichen Kranken, 3 (zur Zeit 5) Pflegern; 26. Juni 1889 des „Belvedere“ mit Garten- und Landwirthschaft sowie einer Schmiedewerkstätte für 38 männliche Kranke, 3 Pfleger, 1 Assistenzarzt; 30. August 1889 der Herrenvilla mit 24 (zur Zeit 26) männlichen Kranken, 3 (zur Zeit 4) Pflegern; 7. October 1889 des Parkhäuschens mit 5 weiblichen Kranken ohne Pflegerin; 25. October 1896 des Landhauses mit Land- und Gartenwirthschaft für 25 weibliche Kranke, 2 Pflegerinnen; 1. Juli 1897 Einführung von Familienpflege in Hildburghausen und Nachbarorten bei 14 männlichen, 9 weiblichen Kranken unter Controle der Anstaltsärzte.

Frauenhaus, Herrenvilla, Carolinenburg, Belvedere, Parkhaus, Landhaus: open-door. Von 1888—1892 innerer Umbau und gründliche Reorganisation der Centralanstalt.

Das ursprüngliche Areal von 36 preussischen Morgen mittlerweile successive auf 327 erweitert. Auf Park und Gebäude entfallen 53 preussische Morgen.

Jubiläumsbericht von 1891. Regelmässige statistische Berichte im Regierungsblatt für Sachsen-Meiningen. Von 1889—1892 jährliche, seitdem alle 3 Jahre ausführlichere Berichte der Anstaltsdirection.

Hildesheim (Provinz Hannover).

1. Provinzial-Heil- und Pflege-Anstalt.

Aerzte: Director: Sanitätsrath Dr. Gerstenberg: II. Arzt Dr. Otto Snell; III. Arzt Dr. Richard Snell: IV. Arzt Dr. Schmidt; I. Hülfsarzt Dr. Behr; II. Hülfsarzt Dr. Tantzen.

Bestand 1. Januar 1897:	747 Kr.	(423 M.,	324 Fr.)
Aufgenommen . .	„	319 „	(165 „,	154 „)
Verpflegt	„	1066 „	(588 „,	478 „)
Entlassen	„	262 „	(120 „,	142 „)
Gestorben	„	82 „	(49 „,	33 „)
Bestand 1. Januar 1898:		722 „	(419 „,	303 „)

Geschichtliches: Die Anstalt besteht seit 30. Mai 1827. Dieselbe hat 4 Abtheilungen: 1. Michaeliskloster für Männer und Frauen, 2. Magdalenenkloster für Männer, 3. Sültekloster für Frauen, 4. die Ackerbaucolonie in Einum für 80 Männer.

Literatur: „Hannoversches Magazin" 1828 Nr. 53. „Allgem. Zeitschrift für Psychiatrie" Band 21. — Suppl.-Heft S. 46, Band 31 S. 675, Band 46 S. 665. Jahresberichte.

2. Familienpension für ruhige Nerven- und Gemüthskranke Goslarsche Strasse 30.

Besitzer und Arzt: Dr. Dieckmann.

Bestand 1. Januar 1897:		3 Kr.	(— M.,	3 Fr.)
Aufgenommen . .	„	1 „	(1 „,	— „)
Verpflegt	„	4 „	(1 „,	3 „)
Entlassen	„	3 „	(1 „,	2 „)
Gestorben	„	— „	(— „,	— „)
Bestand 1. Januar 1898:		1 „	(— „,	1 „)

Himmelkron siehe Neuendettelsau.

Hochweitzschen (Königreich Sachsen).

Königliche Heil- und Pflege-Anstalt für Epileptische Hochweitzschen. Poststation Klosterbuch, Bahnstation Westewitz-Hochweitzschen der Linie Leipzig-Döbeln-Dresden 10 Minuten entfernt.

Anstaltsvorstand: Oberinspector Lieutenant a. D. Höckner. Aerzte: Oberarzt und Anstalts-Bezirksarzt Dr. Böhme; Anstaltsarzt Dr. Ackermann: Hülfsarzt Dr. Klemm.

Bestand 1. Januar 1897:	641	Kr.	(385 M.,	256	Fr.)
Aufgenommen . .	„ 115	„	(63 „,	52	„)
Verpflegt	„ 756	„	(448 „,	308	„)
Entlassen	„ 96	„	(57 „,	39	„)
Gestorben	„ 14	„	(8 „,	6	„)
Bestand 1. Januar 1898:	646	„	(383 „,	263	„)

darunter 68 Kinder (43 Knaben und 25 Mädchen).

Eröffnet als Neubau am 15. December 1874 für sieche Geisteskranke, dient seit 1889 nur als Anstalt für Epileptische. Die Anstalt besteht aus der Innenabtheilung und Ansiedlung; zu letzerer gehören 12 Einzelhäuser, eine Meierei und ein Pachtgut.

Hofheim (Grossherzogthum Hessen).

Grossherzoglich hessisches **Landes-Hospital**, öffentliche Irren-Heil- und Pflege-Anstalt für das Grossherzogthum Hessen. Post- und Bahnstation Goddelau-Erfelden der hessischen Ludwigsbahn (Riedbahn).

Aerzte: Director und I. Arzt: Dr. Mayer; Oberärzte: Dr. Osswald, II. Arzt, Dr. Würth, III. Arzt: Assistenzärzte: Dr. Barth, Dr. Groskurth.

Bestand 1. Januar 1897:	794	Kr.	(427 M.,	367	Fr.)
Aufgenommen . .	„ 195	„	(81 „,	114	„)
Verpflegt	„ 989	„	(508 „,	481	„)
Entlassen	„ 48	„	(22 „,	26	„)
Gestorben	„ 78	„	(47 „,	31	„)
Bestand 1. Januar 1898:	863	„	(439 „,	424	„)

Die Anstalt wurde 1533 von dem Landgrafen zu Hessen, Grafen zu Katzenellenbogen etc., Philipp dem Grossmüthigen, für die Grafschaft Katzenellenbogen gegründet und war zugleich Siechenhaus. Seit 1865 ist sie Heil- und Pflege-Anstalt für Geisteskranke beiderlei Geschlechts und seit 1877 in erster Linie Irren-Pflege-Anstalt. Seit 1880 ist in dem nahen Crumstedt eine Kranken-Colonie gegründet, welche von den Anstaltsärzten überwacht wird. Die alten Gebäude der Anstalt machen mehr und mehr stattlichen Neubauten Platz (bis jetzt 5 Krankenbauten, sowie Kesselhaus für Niederdruckdampfheizung, Leichenkapelle mit Sectionsraum, Klärbecken). Die Colonie in Crumstedt besteht nur noch aus 2 weiblichen Kranken und soll eingehen. — „Hofheim und Heppenheim, die Irren-Anstalten des Grossherzogthums Hessen, Berichte über Organisation, Verwaltung und Leitung derselben in den Jahren 1866—77, mit 2 Plänen", herausgegeben von dem Grossherzoglich hessischen Ministerium des Innern und der Justiz, Darmstadt 1880.

Hofheim (Provinz Hessen-Nassau).

1. **Familien-Pensionat** für geistig Zurückgebliebene von Geschwister Georgi zu Hofheim im Taunus.

Arzt: Dr. med. Schulze-Kahleiss.

Bestand 1. Januar 1897:	1	Kr.	(1	M.,	— Fr.)
Aufgenommen . .	„ 4	„	(—	„	4 „)
Verpflegt	„ 5	„	(1	„	4 „)
Entlassen	„ 1	„	(—	„	1 „)
Gestorben	„ —	„	(—	„	— „)
Bestand 1. Januar 1898:	4	„	(1	„	3 „)

10 Plätze. Das Haus ist von einem grossen Garten umgeben; eine geräumige Halle gewährt bei ungünstiger Witterung Gelegenheit zur Bewegung im Freien.

2. **Privat-Nerven-Heil-Anstalt** des Dr. Schulze-Kahleiss.

Hohenwestedt (Provinz Schleswig-Holstein).

Dr. Krogh's **Privat-Heil- und Pflege-Anstalt** für nervenleidende und gemüthskranke Damen zu Hohenwestedt. Post- und Bahnstation.

Besitzer und leitender Arzt: Dr. Krogh.

Bestand 1. Januar 1897:		5	weibliche	Kranke
Aufgenommen . .	„	12	„	„
Verpflegt	„	17	„	„
Entlassen	„	10	„	„
Gestorben	„	—	„	„
Bestand 1. Januar 1898:		7	„	„

Eingerichtet für 9 Kranke.

Holnstein (Königreich Bayern).

Privat-Anstalt für schwachsinnige Mädchen, zu Holnstein. Post- und Bahnstation Berching in der Oberpfalz.

Anstaltsarzt: Dr. Englberger, pract. Arzt in Berching.

Bestand 1. Januar 1897:		72	Kranke
Aufgenommen . .	„	7	„
Verpflegt	„	79	„
Entlassen	„	2	„
Gestorben	„	1	„
Bestand 1. Januar 1898:		76	„

Die Anstalt wurde am 26. April 1881 mit 10 Zöglingen eröffnet und wird von Ordensschwestern der Franziskanerinnen zu Dillingen geleitet. Die Zahl der Zöglinge vermehrte sich so rasch, dass sie schon am Ende des Jahres auf 22 stieg. 1883 wurde ein Anbau aufgeführt, sodass für ca. 80 Pfleglinge Raum geboten ist. In den letzten Jahren werden verschiedene bauliche Veränderungen zu grösserer Sicherheit der Anstaltsbewohner bei Feuersgefahr vorgenommen. —

Schloss **Hornegg** (Königreich Württemberg).

Cur- und Wasser-Heil-Anstalt und Luftcurort Schloss Hornegg bei Gundelsheim am Neckar.

Arzt: Dr. Kleinmann.

Hottingen (Canton Zürich).

Anstalt für schwachsinnige Mädchen in Hottingen bei Zürich. Station Zürich.

Vorsteherin: Fräulein Louise Weinmann: Anstaltsarzt Dr. A. von Schulthess Rechberg.

Bestand 1. Januar 1897:		17	Mädchen
Aufgenommen . .	..	1	,,
Verpflegt	,,	18	,,
Entlassen	,,	1	..
Gestorben	,,	—	,,
Bestand 1. Januar 1898:		17	,,

Eröffnet 1849 von Fräulein Keller (Vorsteherin bis 1862), 1852 mit Hülfe eines Unterstützungsvereins, der sich zu diesem Zweck bildete, für 17 Mädchen erweitert. 1862—1887 war Vorsteherin Fräulein Brunner, der Fräulein Weinmann folgte. Die 17 Mädchen werden in 2 Abtheilungen unterrichtet. Kostgeld pro Jahr 400 Francs im Maximum. 200 Francs im Minimum. — Jahresbericht als Manuscripte. — „Verhandlung der I. Schweizerischen Conferenz für das Idiotenwesen“. Zürich 1889, S. Höhr, p. 118 ff.

Schloss **Hoym** (Herzogthum Anhalt).

Landes-Siechen-Anstalt. Station Frose in Anhalt. 1/2 Meile entfernt. Arzt: Dr. Cammerhoff.

Bestand der Kranken durchschnittlich 100.

Die Anstalt wurde 1878 mit ca. 120 Kranken eröffnet in einem durch Neubauten erweiterten Schloss mit schönem Park, für körperliche Sieche auf dem einen, für Idioten und Irrensieche auf dem andern Flügel bestimmt.

Hub (Grossherzogthum Baden).

Kreis Pflege-Anstalt der Kreise Baden und Karlsruhe. Station: Ottersweier und Bühl.

Aerzte: Director Dr. Esche: Assistenzarzt vacat.

Bestand 1. Januar 1897:		540	Kr.	(300 M.,	240	Fr.)
Aufgenommen. .	,,	149	,,	(89 ,, ,	60	,,)
Verpflegt	,,	672	,,	(389 ,, ,	283	,,)
Entlassen	,,	48	,,	(32 ,, .	16	..)
Gestorben	,,	83	,,	(55 ,, ,	28	,,)
Bestand 1. Januar 1898:		558	,,	(312 .. ,	246	,,)

Eröffnet im November 1874. Durch Umbau des durch seine Therme bekannten „Hubbades“ zur Kreis-Pflege-Anstalt anfänglich nur für 300 Pfleglinge eingerichtet, erhielt die Anstalt September 1879 durch einen Neubau eine Aufnahmefähigkeit von 500 und spätere Umbauten von 600 Kranken. Landwirthschaftlicher Betrieb seit 1884. Jetziger Besitz umfasst 50 Morgen Acker mit Wiesen, 5 Morgen Weinberge, 30 Stück Milchkühe u. s. w. —

Am 1. Januar 1898 befanden sich unter den oben angegebenen Zahlen 177 körperliche Sieche, der Rest sind Geisteskranke. — Gedruckte Jahresberichte.

Hubertusburg (Königreich Sachsen).

Post- und Bahnstation Wermsdorf.

Vereinigte Königliche Landes-Anstalten zu Hubertusburg begreifen in sich ausser dem Landeshospital I und II, dem Landeskranken- und -Siechenhaus, welche ein besonderer Arzt versorgt:

Die Anstalt A. Heil- und Pflege-Anstalt für männliche Geisteskranke, die Anstalt B. Heil- und Pflege-Anstalt für weibliche Geisteskranke, deren Jede einem ärztlichen Vorstande unterstellt ist.

Director der gesammten Anstalten ist ein Verwaltungsbeamter.

Anstalt A. Aerztlicher Vorstand: Medicinalrath Dr. Nitsche.

Anstaltsärzte: Oberarzt Dr. Näcke; Dr. Steinitz; Hülfsarzt Dr. Mascher.

Bestand 1. Januar	1897:	559	Kr.	(501	M.,	58	Fr.)
Aufgenommen . .	„	118	„	(117	„,	1	„)
Verpflegt.	„	677	„	(618	„,	59	„)
Entlassen.	„	61	„	(61	„,	—	„)
Beurlaubt	„	19	„	(19	„,	—	„)
Gestorben	„	51	„	(47	„,	4	„)
Bestand 1. Januar	1898:	546	„	(491	„,	55	„)

Anstalt B. Aerztlicher Vorstand: Oberarzt Dr. Matthaes.

Anstaltsärzte: Dr. Kellner, Dr. Gröbel, Dr. Winkler, Dr. Böttcher, Dr. Hofmann. Hülfsarzt: Dr. Träger.

Bestand 1. Januar 1897:		929	Frauen
Aufgenommen . .	„	911	„ *)
Verpflegt	„	1120	„
Entlassen	„	90	„
Beurlaubt	„	24	„
Gestorben	„	44	„
Bestand 1. Januar 1898:		962	„

Besteht seit 1851. Nachdem nämlich in das mit den Strafanstalten zu Hubertusburg vereinigte Landkrankenhaus schon vorher einige Male Kranke aus der überfüllten Anstalt Colditz versetzt worden waren, darunter unheilbare weibliche Irre, erfolgte 1851 die Ueberführung aller in Colditz befindlichen weiblichen Pfleglinge nach Hubertusburg, das inzwischen grosse Neubauten erhalten hatte. Die Irren-Pflege-Anstalt Hubertusburg wurde am 1. Juni 1888 in die beiden Irren-Versorgungshäuser getheilt, A. vorwiegend für die Kranken I. und II. Klasse und für solche der III. Klasse aus 3 bestimmten Amtshauptmannschaften, B. für alle übrigen weiblichen Irren, die nicht Sonnenstein zu einem Heilversuche zugewiesen werden. Mit der Neugestaltung des Irrenwesens im Königreich Sachsen wurden die Anstalten A und B nach Ausführung grösserer Neu- und Umbauten am 1. Juli 1895 als Heil- und Pflege-Anstalten eröffnet und ihnen bestimmte Aufnahmebezirke des Landes zugewiesen. A behielt noch eine kleine der allmählichen Auflösung entgegengehende Frauenabtheilung, wurde im Uebrigen nur für Männer, B nur für Frauen bestimmt. Im nahen Dorfe Reckwitz gehören zu A ein Gutshof mit 16 Plätzen, zu B 3 Gutshöfe und in dem 1 Stunde entfernten Liptitz ein Pachtgut mit zusammen 144 Plätzen. Beide Anstalten besitzen noch je eine Abtheilung für bildungsunfähige männliche resp. weibliche Kinder.

Die ärztlichen Vorstände der Heil- und Pflege-Anstalten

*) incl. zwei vom Urlaub zurückgekehrter Frauen.

sind dienstlich dem Director, einem Verwaltungsbeamten unterstellt.

Jährliche Berichte in den Jahrbüchern des Landes-Medicinal-Collegiums des Königreichs Sachsen sowie Separatabdrücke hiervon zum Austausch.

Idstein (Provinz Hessen Nassau).

1. **Idioten-Anstalt** Idstein i. Taunus (Hessen Nassau, Königreich Preussen), an der Bahnlinie Frankfurt a. M. — Limburg gelegen.

Der Leiter der Anstalt ist Pädagoge — Director Schwenk —; die Anstalt wird täglich von dem in der Stadt wohnenden Anstaltsarzte Grimmel besucht.

Bestand 1. Januar 1897:	102	Zögl.	(56	Knab.,	46	Mädch.)
Aufgenommen . .	„	17	„	(9	„	, 8	„	)
Verpflegt	„	119	„	(65	„	, 54	„	)
Entlassen	„	15	„	(6	„	, 9	„	)
Gestorben	„	1	„	(1	„	, —	„	)
Bestand 1. Januar 1898:		103	„	(58	„	, 45	„	)

Die Anstalt wurde durch einen eigens zu diesem Zwecke zusammengetretenen Verein Frankfurter Bürger gegründet. Nachdem derselbe im Frühjahr 1888 den sogenannten Kalmenhof in Idstein käuflich erworben hatte, wurde am 7. October desselben Jahres die Anstalt in dem Hauptgebäude des genannten Anwesens mit 8 Zöglingen eröffnet. Durch verschiedene bauliche Veränderungen wurde dieses Haus später ausschliesslich zu einem Pensionate für Zöglinge aus besseren Familien errichtet, während die beiden vieretagigen Hauptgebäude (siehe Bahnke, Anstaltsbauten 101) — Knaben- und Mädchenhaus —, die beide im Jahr 1891 resp. 1894 mit einem Kostenaufwand von je 100 000 ℳ erbaut wurden, jetzt die eigentlichen Anstaltshäuser sind. Sie bieten mit ihren 8 Schlafsälen und verschiedenen Pensionatszimmern etwa 150 Zöglingen Aufnahme und enthalten ausserdem noch mehrere Aufenthalts- und Arbeitsräume. Die 5 Schulzimmer befinden sich im Parterrestock des Knabenhauses, die Küchenräume und der Speisesaal im Mädchenhaus. Um die Anstalt her dehnen sich ziemlich grosse Anlagen aus, die den Kindern in den wärmeren Jahreszeiten Gelegenheit zum Aufenthalt im Freien bieten. Bei schlechtem Wetter werden dazu die 4 Veranden benützt. Die Bedürfniss-Anstalten, die Wasch- und Baderäume und die Heizungsanlagen (Luftheizung)*) entsprechen den hygieinischen Forderungen der Gegenwart. Eine eigene Wasserleitung liefert täglich ca. 80 cbm gutes Trinkwasser.

Die Anstalt ist in erster Linie Schul-Anstalt. Es werden nur solche schulfähige Zöglinge aufgenommen, welche entweder in leichterem Grade schwachsinnig oder geistig zurückgeblieben sind und also dem jüngeren Alter angehören.

An der Anstalt arbeiten neben dem hierzu nöthigen Wart- und Dienstpersonal 5 Lehrkräfte.

2. **Pensionat** für Nervenkranke des Dr. Justi.

Jena (Grossherzogthum Sachsen).

1. Grossherzoglich sächsiche **Landes-Irren-Heil-Anstalt und psychiatrische Klinik.** Dieselbe ist sowohl Landes-Anstalt für das Grossherzogthum Sachsen, als auch auf Grund des Staatsvertrages vom März 1858 und Erneuerung desselben vom October 1879 für das Fürstenthum Schwarzburg-Sondershausen, und dient gleichzeitig den Zwecken des psychiatrischen Unterrichts. Station Jena der Bahnlinien Weimar-Gera und Grossheringen-Saalfeld.

Aerzte: Director: Hofrath Prof. Dr. O. Binswanger; Hausarzt Dr. K. Krause; Hülfsarzt Dr. A. Stegmann; Volontärarzt Dr. H. Berger.

Bestand 1. Januar 1897:	219	Kr.	(117 M.,	102	Fr.)
Aufgenommen . . „	520	„	(305 „,	215	„)
Verpflegt. . . . . „	739	„	(422 „,	317	„)
Entlassen . . . . „	502	„	(295 „,	207	„)
Gestorben . . . . „	39	„	(27 „,	12	„)
Bestand 1. Januar 1898:	198	„	(100 „,	98	„)

*) Ventilationsluftheizung mit fortwährender Wasserverdunstung.

Die Irren-Heil- und Pflege-Anstalt zu Jena wurde 1804 gegründet und war bis 1822 mit dem Land-Krankenhause verbunden. Von da ab war sie selbständig. An Stelle der alten, unzweckmässigen Irren-Heil- und Pflege-Anstalt ist seit dem 1. November 1879 die neue Irren-Heil-Anstalt getreten. Mit diesem Tage hörte die Irren-Colonie Kapellendorf (Filiale der alten Anstalt) auf und wurde durch die landwirthschaftliche Anlage zu Blankenhain (Carl-Friedrichs-Hospital) ersetzt. Die im Pavillonsystem von Gropius & Schmieden in Berlin mit einem Kostenaufwand von 870400 ℳ erbaute neue Anstalt liegt am Fusse des Landgrafenberges im Nordwesten der Stadt und besteht bei 137 m Gesammtfront aus 3 Hauptgebäuden, die im Souterrain und Erdgeschoss durch Zwischenbauten verbunden sind. Der Mittelbau dient der Verwaltung, auch wohnen hier in 2 Etagen die meistzahlenden ruhigen Kranken (I. zum Theil auch II. Klasse). Die beiden Seitengebäude enthalten die Kranken II. und III. Klasse, und zwar das östliche die Männer und das westliche die Frauen. Mitten hinter dem Verwaltungsgebäude ist in 33 m Entfernung ein kleineres Gebäude errichtet mit 2 Versammlungszimmern und einem auch zum Gottesdienst benutzten Festsaal. Noch weiter zurück liegen die Wirthschaftsgebäude, die auch die Wohnräume für 6—8 ruhige, meist reconvalescirende Pfleglinge (Feldarbeiter) enthalten. Nach Osten zu steht das Wohnhaus des Directors. Die Anstalt ist von umfangreichen Gärten und Feldern umgeben. Der Besitz an Gärtern, Feldern und Weinbergen hat sich von 1888 ab im Laufe der Zeit stetig durch Ankauf von Ländereien vermehrt. Zum Theil wurden solche auch gepachtet, so dass das gesammte seitens der Anstalt bewirthschaftete Areal zur Zeit 1215 a beträgt, wovon 275 a auf Pachtland entfallen. Auf einem 1890 erworbenen Grundstück im Südosten der Anstalt befindet sich ein Wohnhaus, in welchem ca. 15 Nervenkranke (meist Unfallskranke) untergebracht sind. Der Zugang von Nervenkranken ist seit dieser Zeit und der Einrichtung der freiwilligen Aufnahme für Nerven- und psychische Kranke ein stetig zunehmender, und es sind dementsprechend auch im Hauptgebäude je 2 Nervenabtheilungen eingerichtet. (Zahl der Aufnahmen: 1889: 263. 1897: 520.) Die Aufnahme ist unbeschränkt, auch für selbstzahlende sogenannte Ausländer (nicht Staatsangehörige des Grossherzogthums oder des Fürstenthums Schwarzburg-Sondershausen). Die Zahl der verfügbaren Plätze beträgt circa 180, die Vergütungssätze 1,20—6,50 ℳ.

2. **Erziehungshaus Sophienhöhe** bei Jena (für fehlerhaft oder schwach veranlagte Kinder beiderlei Geschlechts).

Aerzte: Hausarzt: Dr. Giese: nervenärztliche Berather: Hofrath Prof. Dr. Binswanger und Prof. Dr. Ziehen.

Bestand 1. Januar 1897:	31	Zögl.	(26	Knaben,	5	Mädchen)
Aufgenommen .	„ 6	„	(5	„ ,	1	„)
Verpflegt	„ 37	„	(31	„ ,	6	„)
Entlassen	„ 6	„	(6	„ ,	—	„)
Gestorben	„ —	„	(—	„ ,	—	„)
Bestand 1. Januar 1898:	31	„	(25	„ .	6	„)

Gegründet auf Anregung der Herren Prof. Binswanger und Rossbach im Jahre 1890 mit 2 Zöglingen in einer ermietheten Villa am Landgrafen. 1892 wurde das 1887/88 erbaute Sanatorium Sophienhöhe käuflich erworben und im Laufe der folgenden Jahre durch einen Anbau für Mädchen und kleinere Knaben, durch Erbauung eines Gewächshauses für Gartenbauunterricht, eines Turn- und Spielsaales und einer Werkstatt für Beschäftigung der Zöglinge in Holzarbeiten erweitert. 1897 wurde eine Centralheizung für alle Räume angelegt (Niederdruckdampfheizung, System Bruno Schramm in Erfurt).

Die Anstalt hat eine vorzügliche Lage inmitten eines 162 a grossen Parkes: sie liegt 50 m über der Saale, 190 m über dem Meeresspiegel, 5 Minuten vom Walde und eben so weit von den mit Weiden und Erlen überschatteten, ausgedehnten Saalewiesen, nach Norden und Osten von den 150 m höheren Kernbergen bogenförmig umschlossen und geschützt.

Leiter und Besitzer: Joh. Trüper.

Angestelltes Erzieherpersonal: 3 Lehrer, 2 Lehrerinnen, 3 Kindergärtnerinnen, 3 Pflegerinnen, 1 Gärtner, 1 Tischler.

In der Literatur wurde die Anstalt erwähnt in: Dr. med. J. L. A. Koch, „Das Nervensystem in gesunden und kranken Tagen“, Dr. med. Dornbluth, „Gesunde Nerven“, sowie in verschiedenen in- und ausländischen pädagogischen und medicinischen Fachzeitschriften und Familienjournalen.

Schriften des Leiters, welche sich mit der pädagogischen Pathologie beschäftigen: „Psychopathische Minderwerthigkeiten im Kindesalter“. Gütersloh 1893. „Die Kinderfehler“, Zeitschrift für pädagogische Pathologie und Therapie, herausgegeben von J. Trüper in Gemeinschaft mit J. L. A. Koch, Director der Königlichen Staats-Irren-Anstalt Zwiefalten in Württemberg, Chr. Ufer, Rector der Reichenbach-Schulen in Altenburg und Dr. theol. et phil. Zimmer, Professor der Theologie, Director des Predigerseminars und des evangelischen Diaconievereins in Herborn, 3 Jahrgänge.

Illenau (Grossherzogthum Baden).

Heil- und Pflege-Anstalt, von Station Achern 20 Minuten, von Strassburg und Baden-Baden je 1 Stunde per Eisenbahn entfernt. Staats-Anstalt für das Grossherzogthum Baden, vorwiegend für heilbare Seelengestörte.

Aerzte: Director: Geheimrath Dr. H. Schüle; 3 Staatsärzte: Dr. L. Oster, Dr. M. Fischer, Dr. E. Thoma und 3 Hülfsärzte: Dr. A. Hegar, Dr. H. Brassert und Dr. A. Schultes. 2 Hausgeistliche, 1 Verwalter, 1 Apotheker, 1 Oekonom, 2 Oberwärter, 3 Oberwärterinnen.

Bestand 1. Januar 1897:	509 Kr.	(241 M.,	268 Fr.)
Aufgenommen . . „	372 „	(178 „,	194 „)
Verpflegt . . . . „	881 „	(419 „,	462 „)
Entlassen . . . . „	355 „	(178 „,	177 „)
Gestorben . . . . „	40 „	(20 „,	20 „)
Bestand 1. Januar 1898:	486 „	(221 „,	265 „)

Die Anstalt wurde unter der Regierung des Grossherzogs Leopold durch den späteren Director Dr. Christian Roller im Jahre 1839 gegründet und im Jahre 1842 mit 291 Pfleglingen, welche aus der Heidelberger und der Pforzheimer Filial-Anstalt kamen, eröffnet. Als im Laufe der Jahre ausgeführte Neubauten und namhafte bauliche Verbesserungen sind zu verzeichnen: Die Apotheke nebst Magazinen des Verwalters, das Wärterhaus und das Werkstättengebäude. Saalanbauten an den Zellenabtheilungen, das von 30 unruhigen weiblichen Kranken besetzte Rollerhaus und die beiden für körperlich Kranke bestimmte Baracken, das Leichenhaus mit Sections- und Mikroscopirzimmer, das neue Waschhaus, Schweineställe. Sodann Umbauten und bauliche Verbesserungen: Umbau des ganzen Latrinensystems, Errichtung von Beobachtungszimmern, von Bädern für Kranke höherer Stände. Schliesslich 3 hochwichtige Neuerungen: Vollständig neue Canalisation, neue Wasserleitung und elektrische Beleuchtungsanlage. Anforderung von ca. 384 500 ℳ im Budget 1898 und 99 für Erstellung zweier Gebäude für unruhige und unreinliche Kranke und bauliche Veränderungen (Wachabtheilungen) im Anstaltsgebäude (Gesammtbausummeanforderungen, auf die nächsten 6 Jahre vertheilt, circa 610 086 ℳ).

In der Literatur finden sich Angaben über die Anstalt: Allgem. Zeitschrift für Psychiatrie, Band I, S. 214. „Illenau“ Heidelberg. Karl Winter 1852. „Illenau“, Geschichte, Bau etc. mit Ansichten und Plänen, Ch. Th. Groos, Karlsruhe 1865, Illenauer Wochenblatt, Jahrgang 1896. Festschrift zur Feier des 50 jährigen Jubiläums. Heidelberg, Karl Winter 1892.

Ilmenau (Grossherzogthum Sachsen).

1. **Sanatorium** für Nervenkranke von Dr. Hassenstein.
2. **Cur-Anstalt.** Arzt: Dr. Wichmann.

Ilsenburg (Provinz Sachsen).

Dr. Stephan's **Cur- und Wasser-Heil-Anstalt.**

Inowrazlaw (Provinz Posen).

Wasser-Heil- und Cur-Anstalt von Dr. Warschauer.

Ilten (Provinz Hannover).

Privat-Irren-Heil- und Pflege-Anstalt für Kranke beiderlei Geschlechts. Ilten, Post- und Telegraphenstation, Eisenbahnstation Lehrte — mit Hannover direct durch elektrische Strassenbahn verbunden —. Regierungsbezirk Lüneburg.

Aerzte: Dr. Rud. Wahrendorff, Besitzer; Sanitätsrath Dr. Herm. Hesse, jun.; Dr. Werner Meyer, Assistenzarzt; Sanitätsarzt Dr. Hesse, sen.

Bestand 1. Januar 1897:	600	Kr.	(529 M.,	71	Fr.)
Aufgenommen . . „	115	„	(88 „,	27	„)
Verpflegt . . . . . „	715	„	(617 „,	98	„)
Entlassen . . . . . „	39	„	(20 „,	19	„)
Gestorben . . . . . „	36	„	(28 „,	8	„)
Bestand 1. Januar 1898:	640	„	(569 „,	71	„)

Aus der Pflege-Abtheilung in „freier Aussenpflege“: a) Familien-Irrenpflege (seit 1880 bestehend, ca. 150 Plätze) und b) Colonie, Anstaltsgut Köthenwald (ca. 120 Plätze) zur Zeit 249 Kranke.

Die Anstalt ist am 1. August 1862 eröffnet. Seit 1878 bis heute umfängliche Erweiterung und Umgestaltung der ursprünglichen Anstalt durch Um- und Neubau, durch Terrainerwerbungen etc. — in Bauten des Pensionats und der Pflege-Abtheilung sind im Jahre 1890—1897 ca. 120 000 ℳ verausgabt. —

Seit 1878 2 Abtheilungen. a) Erste Abtheilung bildet das Pensionat, bestimmt für psychisch Kranke, auch Nervenkranke leichteren und schwereren Grades aus den wohlhabenden Ständen. Dasselbe enthält seit dem Neubau 1887/88 85 Plätze resp. Einzelwohnungen in dem eigentlichen Anstaltsgebäude, dem neuerbauten Parkhause, dem ehemaligen Amthause (für Reconvalescenten und leicht Erkrankte) und 5 anderen kleineren durch zwischenliegende Gärten getrennte Baulichkeiten. b) Zweite Abtheilung, die eigentliche Pflege-Abtheilung, gebildet durch einzelne directe Aufnahmen chronischer Irren, insbesondere aber durch vertragsmässige Uebernahme von männlichen Geisteskranken der Normalklasse aus den ständischen Anstalten der Provinz Hannover. Sie setzt sich zusammen aus dem Irren-Pflegehause als Centrum, dem neuerbauten Pavillon (worin vorwiegend körperlich erkrankte Geisteskranke Aufnahme finden), der Irren-Colonie (Anstaltsgut Köthenwald), dem Bilmerhause (einem auf längere Jahre gepachteten und für Anstaltszwecke ausgebauten grösseren Bauerngehöft im Nachbarorte Bilm) und der Familien-Irrenpflege, welche letztere seit 1880 mit befriedigendem Erfolge innerhalb des Kirchspiels Ilten ins Leben gerufen ist. —

„Jubiläumsbericht des Asyls Ilten vom Jahre 1888". „II. Anstaltsbericht vom Jahre 1895". Verschiedene Vorträge und Mittheilungen in den Jahresversammlungen der Irrenärzte Niedersachsens und Westfalens, über Anfang und Fortgang der Iltener Familienpflege in der „Allgem. Zeitschrift für Psychiatrie" etc.

Inzersdorf siehe Wien.

Jordansbad siehe Biberach.

Irsee siehe Kaufbeuren.

Kaltenleutgeben (Oesterreich).

Wasser-Heil-Anstalt Kaltenleutgeben bei Wien von Prof. Dr. Winternitz.

Kaiserswerth a. Rh. (Rheinprovinz).

Heil-Anstalt Johannisberg für weibliche Gemüthskranke und Nervenleidende evangelischer Confession. Eigenthum des rheinisch-westfälischen Diaconissenvereins. Post Kaiserswerth. Bahnstation Caleum, für Schnellzüge Düsseldorf. Mit letzterer Stadt ausserdem Dampfschiffverbindung.

Vorsteher: Pastor G. Fliedner. Dirigirender Arzt: Dr. Tippel.

Bestand 1. Januar 1897:		53	Kranke
Aufgenommen . .	„	47	„
Verpflegt	„	100	„
Entlassen	„	36	„
Gestorben	„	5	„
Bestand 1. Januar 1898:		59	„

Höchster Bestand am 11. Juni 1897: 70 Kranke.

Die Anstalt wurde im Mai 1852 durch Pastor Th. Fliedner in einer von König Friedrich Wilhelm IV. geschenkten, durch Um- und Neubau aptirten Invaliden-Kaserne eröffnet; 1881 verlegt nach dem Johannisberg, einer freiliegenden Anhöhe vor der Stadt; mehrere Gebäude inmitten von weiten Parkanlagen. Bäder aller Art, im Sommer Schwimmbassin mit frei fliessendem Wasser. Turnhalle. Zur Heil-Anstalt gehört ausserdem ein Erholungshaus mit ca. 30 Plätzen für Erholungsbedürftige der besseren Stände.

Angaben über die Anstalt enthalten die jährlichen Berichte über die Kaiserswerther Diakonissen-Anstalt. Ferner: Roller: „Die Heil-Anstalt Johannisberg bei Kaiserswerth 1883", Verlag der Diakonissen-Anstalt. — Bartels desgl. 1890. Tippel desgl. 1897. Disselhoff: Jubilate 1886.

Karlsfeld siehe Carlsfeld.

St. Katharinenthal (Canton Thurgau).

Kranken- und Greisen-Asyl St. Katharinenthal. Post- und Bahnstation Diessenhofen. Canton Thurgau.

I. Arzt ist zur Zeit Dr. Christinger in Diessenhofen (nicht in der Anstalt wohnend).

Bestand 1. Januar 1897:	108 Kr.	(64 M.,	44 Fr.)
Aufgenommen . . „	7 „	(3 „,	4 „)
Verpflegt . . . . . „	115 „	(67 „,	48 „)
Entlassen . . . . . „	2 „	(2 „,	— „)
Gestorben . . . . „	9 „	(5 „,	4 „)
Bestand 1. Januar 1898:	104 „	(60 „,	44 „)

Diese Zahlen beziehen sich nur auf die in der Anstalt befindlichen Geisteskranken: daneben beherbergt noch 220 körperlich Kranke, Unheilbare und Greise.

Die Anstalt ist in einem früheren Frauenkloster untergebracht und 1871 bezogen worden.

Kaufbeuren (Königreich Bayern).

Heil- und Pflege-Anstalten für Geisteskranke bei Kaufbeuren für Kreis Schwaben und Neuburg. Die Haupt- und

Aufnahme-Anstalt zu Kaufbeuren dient vorzugsweise dem Heil-, die Neben-Anstalt zu Irsee (6 km von ersterer entfernt) dem Pflegezwecke: beide stehen unter einer Direction und Verwaltung, deren Sitz in der Anstalt zu Kaufbeuren sich befindet. Bahn- und Poststation Kaufbeuren.

Aerzte: Director: Kgl. Medicinalrath Dr. H. Ulrich: a) in Kaufbeuren: kgl. Oberarzt Dr. Fr. Zierl, Assistenzarzt Dr. H. Köhler; b) in Irsee: kgl. Oberarzt Dr. F. X. Julius, Assistenzarzt Dr. Faber.

a) Kaufbeuren:

Bestand 1. Januar 1897:	356	Kr.	(186 M.,	170	Fr.)
Aufgenommen . . „	216	„	(128 „,	88	„)
Verpflegt . . . . . „	572	„	(314 „,	258	„)
Entlassen . . . . . „	169	„	(100 „,	69	„)
Gestorben . . . . „	40	„	(25 „,	15	„)
Bestand 1. Januar 1898:	363	„	(189 „,	174	„)

b) Pflege-Anstalt Irsee:

Bestand 1. Januar 1897:	248	Kr.	(124 M.,	124	Fr.)
Aufgenommen . . „	28	„	(16 „,	12	„)
Verpflegt . . . . . „	276	„	(140 „,	136	„)
Entlassen . . . . . „	3	„	(2 „,	1	„)
Gestorben . . . . „	26	„	(12 „,	4	„)
Bestand 1. Januar 1898:	247	„	(126 „,	121	„)

Die Anstalt zu Irsee wurde am 1. September 1849 unter Director Hagen eröffnet: die Ueberfüllung drängte zum Neubau der zweiten Anstalt bei Kaufbeuren, welch' letztere, mit einem Areal von ca. 27 ha, 1876 bezogen wurde. Im Laufe der Jahre fanden Aufbauten und Erweiterungen durch völlig freie Pavillons für Kranke 3. Verpflegsklasse statt: 1893 wurde ein grösseres Oeconomiegut von ca. 42 ha in nächster Nähe der Anstalt Kaufbeuren als landwirthschaftliche Colonie erworben: auch erfolgte eine Neuanlage der Küchen- und Wäscheeinrichtungen mit maschinellem Betrieb.

Die Anstalt Irsee wurde 1880—82 umgebaut und ein Haus für unruhige Frauen neugebaut. — Anstaltsberichte finden sich in den „Generalberichten über die Sanitätsverwaltung im Königreiche Bayern“.

Katzenelnbogen (Provinz Hessen-Nassau).

Privat-Heil- und Pflege-Anstalt für Nerven- und Gemüthskranke.

Aerzte: Dirigirender Arzt Dr. Prätorius; Assistenzarzt Dr. Diehl.

1872 als Pension für leicht erkrankte Damen besserer Stände eröffnet, hat sie sich nach und nach zu einer staatlich concessionirten Anstalt erhoben. Concession 1885.

Kennenburg (Königreich Württemberg).

Privat-Heil- und Pflege-Anstalt, vorzugsweise Heil-Anstalt für Kranke weiblichen Geschlechts, für alle Kategorien von Seelenstörungen, mit Ausnahme epileptischer. Station Esslingen a. N.

Aerzte: Director und Besitzer: Hofrath Dr. Paul Landerer: Hülfsarzt Dr. Reinhold Krauss.

Bestand 1. Januar 1897:	14 Kr.	(2 M.,	12 Fr.)
Aufgenommen . .	„	12 „	(— „,	12 „)
Verpflegt	„	26 „	(2 „,	24 „)
Entlassen	„	8 „	(— „,	8 „)
Gestorben	„	— „	(— „,	— „)
Bestand 1. Januar 1898:		18 „	(2 „,	16 „)

Die Anstalt besteht seit 1845, ist seit 1875 im Besitz des Dr. Paul Landerer, ist von diesem durchgreifend den Anforderungen der Zeit entsprechend umgestaltet und eingerichtet. Die Anstalt, früher für beide Geschlechter bestimmt, nimmt seit 1890 nur noch weibliche Kranke auf. Bericht von Dr. Stimmel 1854. Bericht von Dr. Stark 1869.

Kessenich (Rheinprovinz).

Dr. Peters'sche **Privat-Heil- und Pflege-Anstalt** für Nerven-, Gemüths- und Geisteskranke. Post Kessenich, Bahnstation Bonn 25 Minuten entfernt. Telephon-Anschluss: Bonn Nr. 117.

Aerzte: Besitzer und dirigirender Arzt: Dr. Jos. Kraus; consultirender Arzt: Sanitätsrath Dr. Massen in Bonn.

Bestand 1. Januar 1897:	10 Kr.	(4 M.,	6 Fr.)
Aufgenommen . . „	8 „	(7 „,	1 „)
Verpflegt . . . . . „	18 „	(11 „,	7 „)
Entlassen . . . . „	7 „	(6 „,	1 „)
Gestorben . . . . „	— „	(— „,	— „)
Bestand 1. Januar 1898:	11 „	(4 „,	7 „)

Die Anstalt wurde im Jahre 1863 von Dr. Eberhard Peters, dem Schwiegervater des jetzigen Besitzers und dirigirenden Arztes gegründet und von ihm bis zu seinem Tode 1879 geleitet. Dann führte bis 1894 Sanitätsrath Massen die Direction, seitdem ist die Anstalt im Besitze des jetzigen Leiters. Sie besteht aus einer grossen Villa für ruhige Kranke und einem im grossen Parke gelegenen Seitengebäude für unruhige Kranke und gewährt Platz für 20 Patienten.

Kiderich (Provinz Hessen-Nassau).

St. Valentinshaus zu Kiderich (Kiedrich), Privat-Anstalt für weibliche Epileptische, hauptsächlich katholischer Confession, doch können auch Kranke anderer Confessionen aufgenommen werden. Postagentur Kiedrich, Bahnstation Eltville.

Arzt: Dr. Brühl in Eltville.

Bestand 1. Januar 1897:	136	weibliche	Kranke.
Aufgenommen . . „	24	„	„
Verpflegt . . . . . „	160	„	„
Entlassen . . . . . „	9	„	„
Gestorben . . . . „	8	„	„
Bestand 1. Januar 1898:	143	„	„

Es befinden sich zur Zeit Epileptische, Idioten und Geisteskranke in der Anstalt.

Am 16. Juli 1886 eröffnet, erhielt die Anstalt am 15. September 1889 Corporationsrechte. Es ist ein dreistöckiger Bau, der nach S.-O. am Nordostrande des Dorfes, von Gärten umgeben, liegt, für 140—150 Kranke; Pflege von katholischen Schwestern. Die Anstalt hat eigene Ackerwirthschaft.

Kiel (Provinz Schleswig-Holstein).

Idioten-Anstalt, private Anstalt zur Besserung und Pflege, zunächst für Holstein, selbständig. Post- und Bahnstation Kiel.

Vorsteher: Joh. Meyer; Arzt: Kreisphysikus Dr. Bockendahl.

Bestand 1. Januar 1897:	72	Kr.	(42 M.,	30	Fr.)
Aufgenommen . . „	1	„	(1 „ ,	—	„)
Verpflegt . . . . „	73	„	(43 „ ,	30	„)
Entlassen . . . . „	5	„	(2 „ ,	3	„)
Gestorben . . . . „	1	„	(1 „ ,	—	„)
Bestand 1. Januar 1898:	67	„	(40 „ ,	27	„)

Die Anstalt ist von dem bisherigen Vorsteher gegründet und 1862 eröffnet worden. Sie besteht aus einem Haupt- und drei Nebengebäuden, welche in einem grossen parkartigen Garten gelegen sind. Seit einer Reihe von Jahren hatte die Anstalt eine jährliche Unterstützung von 7000 ℳ aus der Provinzialhauptkasse, welche aber mit Ablauf dieses Finanzjahres aufhören wird. Bisher sind im Ganzen 296 Patienten aufgenommen worden. Seit dem Bestehen der Anstalt sind 25 Berichte erschienen.

Kierling-Gugging bei Wien (Kronland Niederösterreich).

1. Niederösterreichische **Landes-Irren-Anstalt,** öffentliche Heil- und Pflege-Anstalt, 5 km von der Station der Franz Josefsbahn Klosterneuburg-Kierling entfernt. Post Kierling, Stellwagenverbindung ab Bahnhof bis zur Anstalt.

Aerzte: Dr. Josef Krayatsch, Director; Dr. Josef Berze, Ordinarius; Dr. Anton Hockauf, Secundärarzt; Dr. Wilhelm John, Assistenzarzt.

Bestand 1. Januar 1897:	390	Kr.	(194 M.,	196	Fr.)
Aufgenommen . . „	265	„	(157 „ ,	108	„)
Verpflegt . . . . „	655	„	(351 „ ,	304	„)
Entlassen . . . . „	60	„	(21 „ ,	39	„)
Gestorben . . . . „	36	„	(23 „ ,	13	„)
Bestand 1. Januar 1898:	559	„	(307 „ ,	252	„)

Im Jahre 1884 wurden die Gebäude eines Sanatoriums in Gugging behufs Entlastung der niederösterreichischen Landes-Irren-Anstalten in Miethe genommen, adaptirt und am 1. April 1885 als Filiale der niederösterreichischen Landes-Irren-Anstalt zu Wien mit einer Bettenzahl für 105 Geisteskranke unter der Leitung des Secundärarztes der Wiener Anstalt, Dr. Josef Krayatsch, eröffnet.

Die Oberleitung blieb dem jeweiligen Director der Mutter-Anstalt vorbehalten. In Folge des Landtagsbeschlusses vom 28. December 1885 wurde die Errichtung einer Irren-Colonie geplant und das zum Sanatorium gehörige Landtafelgut „Hermanischer Hof" mit Grundstücken im Ausmaasse von 37,5 ha um den Kaufpreis von 98 000 fl. erworben und der Bau des Pavillons nach dem vom Landesbauamte entworfenen und von den mit der Oberleitung betrauten Directoren der Irren-Anstalt zu Wien, Dr. Ludwig Schlager und Dr. Moritz Gauster begutachteten Plänen am 1. April 1886 begonnen. Nach Beendigung des Baues wurde die Anstalt am 1. Mai 1890 selbständig. Die zur Errichtung einer Irren-Colonie bestimmten Pavillons mussten, auf Grund eines Landtagsbeschlusses die harmlosen Geisteskranken an die Siechen-Anstalten abzugeben, zur Unterbringung gemeingefährlicher Pfleglinge verwendet werden, demnach im Gegensatze zu ihrer früheren Bestimmung eine entsprechend bauliche Veränderung erfahren.

Nach dem Erweiterungsbau in den Jahren 1895 und 1896, Bettenstand 292 Männer, 308 Frauen. Eigene Wasserleitungen und ausserdem 2 Brunnenanlagen, eine mit Göpel- und eine mit Benzinmotorenbetrieb mit einer Wasserleistung von über 1000 hl pro Tag. Landwirthschaft, Schlachtung, Selcherei. Gesammtbaukosten mit der Kinder-Anstalt und einem Infectionshaus 1 300 000 fl. Ein Bett kostet demnach 1625 fl. Grösse des Anstaltsgebietes 47,188 ha.

2. Niederösterreichische **Landes- Pflege- und Beschäftigungs-Anstalt** für schwachsinnige Kinder als Anhang der niederösterreichischen Landes-Irren-Anstalt in Kierling-Gugging.

Direction der niederösterreichischen Landes-Irrren-Anstalt. Arzt: Assistenzarzt Dr. Wilhelm John.

Die Verwaltungsgeschäfte werden von der Irren-Anstalt besorgt.

Die Pflege- und Beschäftigungs-Anstalt der in der Anstalt untergebrachten Kinder sind der Congregation der barmherzigen Schwestern vom heiligen Kreuz übertragen. 1 Vorsteherin, 1 Apothekerin, 24 Pflegeschwestern, 1 Wäscheschwester, 1 Nähterin, 3 Aushülfen, 3 Köchinnen, 2 Industrielehrerinnen.

Bestand 1. Januar 1897:	112	Pflegl.	(56 K.,	56 M.)
Aufgenommen . .	„	125	„	(76 „,	49 „)
Verpflegt	„	237	„	(132 „,	105 „)
Entlassen	„	55	„	(44 „,	11 „)
Gestorben.	„	3	„	(2 „,	1 „)
Bestand 1. Januar 1898:		178	„	(87 „,	91 „)

Bis zur Eröffnung der ersten niederösterreichischen Landes-Anstalt für schwachsinnige Kinder wurden dieselben in Irren-Anstalten, Versorgungshäusern und in Privat-Anstalten verpflegt. Im Jahre 1894 wurde auf Grund eines Landtagsbeschlusses die Errichtung einer Anstalt geplant und zum Studium der bestehenden Idioten-Anstalten der Director der Irren-Anstalt Kierling-Gugging nach Deutschland und in die Schweiz entsendet und auf Grund der gemachten Erfahrungen und aus Rücksicht der einfachen Verwaltung die Angliederung der Kinder-Anstalt an die Irren-Anstalt beschlossen. Projectirt wurden zunächst die Errichtung zweier Villen mit je vier Erziehungs- beziehungsweise Pflegegruppen für Mädchen und Knaben, welche der Pavillon IV der Irren-Anstalt mit der Küche, den gemeinsamen Speisesaal, der Arbeitszimmer, den Wohnräumen für die Schwestern flankiren sollte.

Das Project wurde zu theuer befunden und die Erweiterung des Pavillons IV durch Anbau beschlossen. Der Bau wurde im Juni 1895 begonnen und die Anstalt am 17. August 1896 feierlich eröffnet. Der baulichen Anlage nach sollten 110 Knaben und 110 Mädchen in 16 Wohnräumen (der

Wohnraum besteht aus einem Schlafzimmer und einem Tagraum, einer Abortanlage) Unterkunft finden können. Heizbares Gartenhaus mit Turngeräthen für Bewegungsspiele bei schlechter Witterung. Wannen- und Bassinbad stehen zur Verfügung.

Kilchberg (Canton Zürich).

Privat-Heil- und Pflege-Anstalt Kilchberg bei Zürich für Geistes- und Gemüthskranke. Bahn- und Schiffstation, sowie Poststation: Bendlikon.

Besitzer: Familie Hedinger.

Aerzte: Als interner Arzt der Anstalt functionirt Dr. med. Gustav Riemschneider; als externer, jeweilen beigezogener Arzt Dr. med. Heinrich Heier in Thalweil.

Bestand 1. Januar 1897:	157 Kr.	(87 M.,	70 Fr.)
Aufgenommen und Verpflegt . . .	„ 143	„ (81	„ , 62	„)
Entlassen	„ 115	„ (65	„ , 50	„)
Gestorben	„ 33	„ (20	„ , 13	„)
Bestand 1. Januar 1898:	147	„ (79	„ , 68	„)

Eröffnet 1868. Mehrere Neubaue in den letzten Jahren.

Kirchlindach (Canton Bern).

Bernische Trinkerheilstätte „Nüchtern" bei Kirchlindach Bezirk Bern. Gegründet 1881 durch einen Verein mit Sitz in Bern, mit dem Zweck, Personen, die der Trunksucht anheimgefallen sind, wenn möglich, von ihrer Krankheit zu befreien. Die Anstalt bietet Raum für 25 Personen; durchschnittlich sind 10 Kranke darin untergebracht.

Vorsteher: Christian Bieri.

Klagenfurt (Kronland Kärnthen).

Kärnthnerische Landes-Irren-Anstalt. Oeffentliche Heil- und Pflege-Anstalt für alle Formen psychischer Krankheiten für Angehörige des Landes Kärnthen mit Ausnahme unheilbarer ungefährlicher Siechen. — Station Klagenfurt.

Aerzte: Dr. Carl Birnbacher, k. k. Landes-Sanitätsrath, Director; Dr. Carl Werner, Hülfsarzt.

Eröffnet 1877.

(Abdruck aus der III. Auflage, neuere Nachrichten waren nicht zu erhalten).

Klausthal (Provinz Hannover).

Sanatorium „Schwarzenbach" für Nervenkranke des Dr. Appenrodt.

Kleinen (Grossherzogthum Mecklenburg-Schwerin).

Wasser-Heil-Anstalt Bad Kleinen.

Aerztlicher Director: Dr. Steyerthal.

Klingenmünster in der Rheinpfalz (Königreich Bayern).

Kreis-Irren-Anstalt der Pfalz, Heil- und Pflege-Anstalt, mit Ausschluss von Idioten und Epileptischen. Post- und Bahnstation Klingenmünster.

Aerzte: Director: Kgl. Medicinalrath Dr. Karrer; II. Arzt kgl. Oberarzt Dr. Eckhardt; III. Arzt Dr. Eccard; I. Hülfsarzt Dr. Damkoehler; II. Hülfsarzt Dr. Meints.

Bestand 1. Januar 1897:	617 Kr.	(322 M.,	295 Fr.)
Aufgenommen . .	„	143 „	(70 „,	73 „)
Verpflegt	„	760 „	(392 „,	368 „)
Entlassen	„	131 „	(71 „,	60 „)
Gestorben	„	32 „	(21 „,	11 „)
Bestand 1. Januar 1898:		597 „	(300 „,	297 „)

Eröffnet am 31. December 1857. Die erste Anregung zur Entstehung gab der ärztliche Verein der Pfalz. Der Bau begann 1853. — 1873—75 Erweiterung der Anstalt durch ein Nebengebäude für männliche und weibliche Unheilbare. 1878 und 1879 wurden 2 Epidemiehäuser errichtet. Die für etwa 450 Kranke Raum bietende Anstalt wurde mehr und mehr überfüllt. Zur Entlastung wurde die Kreis-Kranken-Pflege-Anstalt Frankenthal erweitert und im October 1887 von dem damaligen Bestande von 601 Kranken (305 Männer, 296 Frauen) 150 Kranke (75 Männer und 75 Frauen) dorthin überführt. In den nächsten 2—3 Jahren sollen ausgedehnte Erweiterungsbauten errichtet werden, je eine Aufnahme- und Ueberwachungsstation für 30—40 Kranke und ein Pflegehaus für 100 Kranke, mehr um Platz zu schaffen für die jetzt schon vorhandenen, als für eine grössere Zahl von Kranken. — Eine kurze Geschichte der Entwickelung der Anstalt von Karrer findet sich in der „Festschrift zum Jubiläum des Vereins Pfälzischer Aerzte“.

Klosterneuburg bei Wien.

Niederösterreichische **Landes-Irren-Anstalt** zur Aufnahme heilbarer und unheilbarer gemeingefährlicher Geisteskranker. öffentliche Landes-Anstalt. Station Klosterneuburg (Franz-Josefsbahn).

Aerzte: Dirigirender Primararzt: Dr. S. Weiss: ordinirender Arzt: Dr. J. Quirchtmayer: Secundararzt: Dr. M. Burkhardt.

Bestand 1. Januar 1897:	501 Kr.	(321 M.,	180 Fr.)
Aufgenommen . . „	165 „	(91 „,	74 „)
Verpflegt . . . . . „	666 „	(412 „,	254 „)
Entlassen . . . . . „	110 „	(78 „,	32 „)
Gestorben . . . . „	53 „	(43 „,	10 „)
Bestand 1. Januar 1898:	513 „	(301 „,	212 „)

Besteht seit 15. Juli 1870, anfangs als Landes-Irren-Siechen- und Versorgungs-Anstalt für 250 Kranke und wurde mit dem Betrage von 95 917 fl. 26 kr. ö. W. errichtet. 1880 wurde die Anstalt durch einen Erweiterungsbau auf 317 Kranke vergrössert, im Jahre 1887 durch zweckmässige Ausnutzung der Räume auf den Bettenstand für 350 Kranke (160 Männer, 190 Frauen) gebracht, nachdem vom 1. Januar 1882 an, durch Landtagsbeschluss der Titel „Niederösterreichische Landes-Irren-Anstalt“ statt der früheren Bezeichnung festgesetzt worden war. Das früher für die Idioten bestimmte kleine Haus wurde im Jahre 1893 niedergerissen und an dessen Stelle ein grosses, mit allen modernen Einrichtungen ausgestattetes Gebäude für 174 Männer errrichtet. Hierdurch, sowie durch Ankauf zweier benachbarter Häuser sammt

Gärten wurde der Krankenstand auf 510 (335 Männer 175 Frauen) erhöht und beliefen sich die Gesammtkosten der Erweiterung auf 326 075 fl. 38 kr. ö. W. Im Jahre 1894 wurde ein für 10 Kranke berechnetes Epidemiehaus errichtet, nachdem schon vorher die Arbeitslocalitäten für Wäscherei, Schusterei, Schneiderei, Näherei, Tischlerei, Schlosserei, Stroh- und Korbflechterei in verschiedenen Theilen des Hauptgebäudes untergebracht worden waren.

Konradstein siehe Conradstein.

Königsberg i. Pr. (Provinz Ostpreussen).

Städtische Kranken-Anstalt mit einer Abtheilung für Geisteskranke, die seit 1892 zugleich die psychiatrische Universitätsklinik bildet. Station Königsberg i. Pr.

Aerzte: Director der gesammten Kranken-Anstalt und dirigirender Arzt der inneren Abtheilung ist Dr. Franz Meschede, Prof. extraord. an der Universität, seit 1892 auch Director der psychiatrischen Klinik. Assistenzärzte sind zur Zeit Dr. Rindfleisch und Dr. Embacher.

Bestand 1. Januar 1897:		25 Kr.	(14 M.,	11 Fr.)
Aufgenommen . .	„	197 „	(110 „,	87 „)
Verpflegt	„	222 „	(124 „,	98 „)
Entlassen	„	177 „	(103 „,	74 „)
Gestorben	„	14 „	(6 „,	8 „)
Bestand 1. Januar 1898:		31 „	(15 „,	16 „)

Ausserdem werden jährlich 100—120 an Delirium tremens Erkrankte aufgenommen.

Die Kranken-Anstalt ist an der Strasse Hinter-Rossgarten belegen und mit ihrem Gartenterrain nach Westen vom Schlossteich begrenzt. Sie hat sich aus kleinen Verhältnissen allmählich entwickelt. Erste Belegung von vier Krankenstuben am 31. August 1797 mit 10 Kranken, etwas später mit 60. Einrichtung eines Militärlazarethes in derselben im Jahre 1806—7. Gegenwärtig sind über 450 Krankenbetten vorhanden. Neubauten haben stattgefunden in den Jahren: 1832 Isolirhaus für contagiöse Kranke, 1858 Oekonomiegebäude, 1864 Leichenhaus, 1879 Haus für Tobsüchtige, 1881 Isolirbaracke, 1895 Haus für chirurgische Kranke, 1896 Um- und Anbau der Koch- und Waschküche. Seit 1876 sind in der Abtheilung für Geisteskranke klinisch-psychiatrische Vorlesungen gehalten worden, seit October 1892 ist dieselbe als psychiatrische Universitätsklinik eingerichtet. Die Zahl der Aufnahmen Geisteskranker hat in den letzten Jahren zugenommen und meist über 200 pro Jahr betragen (grösstentheils gelangen frische und heilbare Fälle zur Aufnahme).

Eine Beschreibung des neuerbauten Hauses für Tobsüchtige findet sich in dem gedruckten Jahresberichte des Directors der Anstalt Dr. Meschede für das Verwaltungsjahr 1879/80; der Neubau des Isolirpavillons ist in den Berichten pro 1880/81 und 1881/82, derjenige des chirurgischen Pavillons in den Berichten pro 1894/95 und 1895/96 detaillirt geschildert. Ein Erweiterungs- resp. Neubau der Abtheilung für Geisteskranke ist in Aussicht genommen.

Bad **Königsbrunn** (Königreich Sachsen).

Dr. Putzers **Curhaus** Bad Königsbrunn bei Königstein an der Elbe für chronische und andere Erkrankungen des Gefäss- und Nervensystems mit Ausschluss von Geisteskranken enthält 90 grössere und kleinere Zimmer. Ausser dem genannten Wasser-Heil-Verfahren kommen zur Anwendung: Sandbäder, kohlensaure Soolbäder (Patent Lippert), Fangobehandlung, Elektrotherapie etc.

Frequenz 400 Personen.

Aerzte: Dr. Putzer, Dr. Winchenbach.

(Siehe: Putzer, Anleitung zur Wassercur. Dresden 1895.

Königsfelden (Canton Aargau).

Oeffentliche Heil- und Pflege-Anstalt des Cantons Aargau, selbständig. Station Brugg, 7 Min. entfernt.

Aerzte: Director Dr. A. Weibel; Sekundärarzt Dr. C. Frölich; I. Assistenzarzt Dr. A. Ulrich: II. Assistenzarzt vacat.

Bestand 1. Januar 1897:		596 Kr.	(250 M.,	346 Fr.)
Aufgenommen . .	„	190 „	(117 „,	73 „)
Verpflegt.	„	786 „	(367 „,	419 „)
Entlassen.	„	112 „	(72 „,	40 „)
Gestorben	„	57 „	(35 „,	22 „)
Bestand 1. Januar 1898:		617 „	(260 „,	357 „)

Das zum Andenken an den erschlagenen König Albrecht gestiftete Kloster Königsfelden wurde im Mai 1859 säcularisirt und ein Theil als Armen- und Krankenhaus eingerichtet. Neubau der Irren-Anstalt ausserhalb des Klosters 1866 beschlossen und 1868—1872 durchgeführt. Gesammtkosten incl. Mobiliar 2 221 992 Frcs. für 300 Kranke, verbunden mit einer Landwirthschaft von 25 ha zur Beschäftigung für die Kranken. 1887 Verwendung eines Theiles der alten Krankenanstalt in Königsfelden für Unterbringung unheilbarer Geisteskranken. 1895 Erweiterung der neuen Anstalt durch 2 Neubauten. — „Königsfelden, Heil- und Pflege-Anstalt des Canton Aargau (Schweiz) mit einem Situationsplan, 3 Grundrissen und 6 Holzschnitten. Zürich, Orelli 1876, 19 S.“ Gedruckte Jahresberichte.

Gut **Königshof** (Provinz Hannover).

Privat-Heil- und Pflege-Anstalt bei Hannoverisch Münden, selbständig. Station Hannoverisch Münden ist 25 Minuten entfernt.

Besitzer und Director Sanitätsrath Dr. Ad. Seebohm.

Bestand 1. Januar 1897:		31 Kr.	(19 M.,	12 Fr.)
Aufgenommen . .	„	2 „	(— „,	2 „)
Verpflegt	„	33 „	(19 „,	14 „)
Entlassen	„	3 „	(1 „,	2 „)
Gestorben	„	— „	(— „,	— „)
Bestand 1. Januar 1898:		30 „	(18 „,	12 „)

Gegründet am 1. Mai 1868 von Dr. A. Seebohm; ein Gut von 250 Morgen Grösse; früher eine Kalt-Wasser-Heil-Anstalt des Sanitätsraths Dr. Bonhoff und aus dessen Concurse käuflich erworben. Königshof liegt ganz isolirt am Saume des Kauffunger Waldes, etwa 300 Fuss über der

Stadt Münden und 800 Fuss über dem Meeresspiegel. — Die eigentliche Anstalt hat Raum für 30 Pensionäre; die damit verbundene und seit 1869 bestehende kleine Irren-Colonie enthält zur Zeit 8 Männer und 3 Frauen.

Königslutter (Herzogthum Braunschweig).

Herzoglich braunschweigische **Heil- und Pflege-Anstalt** für das Herzogthum Braunschweig. Post- und Eisenbahnstation Königslutter zwischen Magdeburg und Braunschweig.

Aerzte: Director Dr. F. Gerlach; Assistenzärzte: Dr. H. Meyer, Dr. Stahr, Dr. Harras.

Bestand 1. Januar 1897:	440 Kr.	(209 M.,	231 Fr.)
Aufgenommen . .	„ 113 „	(60 „ ,	53 „)
Verpflegt	„ 553 „	(269 „ ,	284 „)
Entlassen	„ 43 „	(20 „ ,	23 „)
Gestorben	„ 39 „	(20 „ ,	19 „)
Bestand 1. Januar 1898:	471 „	(229 „ ,	242 „)

Eröffnet am 1. December 1865, später durch umfangreiche Neubauten in Pavillonform erweitert. — Von Zeit zu Zeit werden besondere Anstaltsberichte veröffentlicht und versandt.

Königstein (Provinz Hessen-Nassau).

1. Dr. Amelung's **Cur-Anstalt.**
2. **Wasser-Heil-Anstalt** Priessnitzbad von Dr. Thewalt.

Kösen (Provinz Sachsen).

Heil-Anstalt „Borlachbad“ zu Kösen für Nervenleidende. Besitzer und Arzt: Dr. Schütze.

Konstanz (Grossherzogthum Baden).

1. **Heil-Anstalt** für Nervenkranke im „Constanzer Hof“. Von der Aufnahme ausgeschlossen sind Geistes- und Gemüthskranke, Epileptische und Personen, welche an ansteckenden und Ekel erregenden Krankheiten leiden. — Station Konstanz.

Besitzerin: Actiengesellschaft Inselhôtel; Verwalter: Hauptmann a. D. B. Flintsch; ärztlicher Vorstand: Dr. Gg. Fischer. Platz für 100 Kranke.

In den 70 Jahren mit einem Kostenaufwand von 2 Millionen Frcs. als Gasthof erbaut, wurde der Konstanzer Hof 1882 Eigenthum der Actiengesellschaft Inselhôtel und von dieser nach Plänen des Dr. Fischer und des Architekten Fr. Haible in Konstanz im Winter 1889/90 zu einer Heil-Anstalt umgebaut.

2. **Sanatorium** für Nervenkranke des Dr. Mühlberger.

Kortau bei Allenstein (Ostpreussen).

Provinzial-Irren-Heil- und Pflege-Anstalt Kortau. Post- und Bahnstation Allenstein.

Aerzte: Director und I. Arzt Dr. Stoltenhoff; II. Arzt Dr. Sulties; III. Arzt Dr. Falk; IV. Arzt Dr. Krebs; V. Arzt Jeckstadt; Volontärarzt Dr. Werner.

Bestand 1. Januar 1897:	862	Kr.	(416 M.,	446 Fr.)
Aufgenommen . . „	315	„	(176 „,	139 „)
Verpflegt. . . . . „	1177	„	(592 „,	585 „)
Entlassen . . . . „	159	„	(85 „,	74 „)
Gestorben . . . . „	78	„	(42 „,	36 „)
Bestand 1. Januar 1898:	940	„	(465 „,	475 „)

18 Pavillons mit 31 Stationen. Eröffnung 1886 mit 200 Kranken. Belegungsplan auf 600 Kranke festgesetzt, allmähliche Zunahme bis zur jetzigen Ueberfüllung. Erweiterung der Anstalt wahrscheinlich. Ein siebenter Arzt ist vom 1. October an beantragt.

Kosmanos (Königreich Böhmen).

Königlich böhmische **Landes-Irren-Heil- und Pflege-Anstalt.** Station Josefsthal-Kosmanos der böhmischen Nordbahn.

Aerzte: Director: Dr. Karl Ullrich; Primärärzte: Dr. Anton Růžička, Dr. Jaroslaus Mourek; Secundärärzte: Dr. Emanuel Nový, Dr. Josef Ludikar, Dr. Augustin Riegl.

Bestand 1. Januar 1897:	684	Kr.	(537 M.,	147 Fr.)
Aufgenommen . . „	285	„	(179 „,	106 „)
Verpflegt . . . . „	969	„	(716 „,	253 „)
Entlassen . . . . „	130	„	(96 „,	34 „)
Gestorben . . . . „	111	„	(87 „,	24 „)
Bestand 1. Januar 1898:	728	„	(533 „,	195 „)

Errichtet am 27. April 1869 in der adaptirten früheren Kosmanoser Cattunfabrik als Filiale der Prager Landes-Irren-Anstalt, mit dem Character einer Pflege-Anstalt.

In den Jahren 1893—97 erfuhr die Anstalt eine beträchtliche Erweiterung und wurde mit 1. Juli 1897 für eine selbständige Anstalt mit eigenem Aufnahmerayon (Nord- und Nordost-Böhmen) erklärt.

Gegenwärtiger Belagraum 858 (570 Männer- und 288 Weiberplätze).

Derzeit besteht die Anstalt nebst mehreren kleineren Baulichkeiten aus sieben (7) grösseren Gebäuden, von denen vier (4) als Krankenwohnräume (überall gesonderte Tag- und Nachträume) dienen; im Bau begriffen sind noch ein Beamtenwohnhaus, sowie ein kleinerer Pavillon, in welch' letzterem sich ausser den Wohnungen der Secundärärzte ärztliche Arbeitszimmer, Apotheke, Bibliothek etc. befinden werden.

In der ganzen Anstalt ist die elektrische Beleuchtung eingeführt, in den neueren Gebäuden besteht Centralheizung mittelst warmer Luft; ein Pumpwerk führt aus dem Iserflusse Wasser zu.

Die zu Anfang Juli 1897 in Betrieb gesetzte neue grosse Centralküche, in einem besonderem Gebäude untergebracht, ist nach den modernsten Principien eingerichtet; in derselben befinden sich 18 Dampfkochkessel verschiedener Systeme, sowie neuartige Backöfen für Brod und Gebäck.

Zu erwähnen ist auch das sogenannte Maschinenhaus mit der auf maschinellen Betrieb eingerichteten Dampfwäscherei, sowie mit der Centralanlage der elektrischen Beleuchtung.

Die Anstalt besitzt eine landwirthschaftliche Colonie, dann Schuhmacher-, Schneider-, Strumpfwirker-, Tapezirer-, Tischler- und Schlosserwerkstätten, wo überall Kranke an den betreffenden Arbeiten sich betheiligen; auch ausserhalb der Werkstätten beschäftigen sich viele Kranke, z. B. mit Beinschnitzerei, Taubenzucht etc.

Jedes Jahr wird vom hohen Landesausschuss des Königreiches Böhmen ein Jahresbericht herausgegeben.

Kosten (Provinz Posen).

Provinzial-Irren-Pflege-Anstalt zu Kosten (Posen), Post- und Bahnstation.

Aerzte: Dr. Dluchosch, Director und erster Arzt; Dr. Halleur, Assistenzarzt; Dr. Havemann, Volontärarzt.

Bestand 1. Januar 1897:	396 Kr.	(193 M.,	176 Fr.)
Aufgenommen . . „	30 „	(21 „,	9 „)
Verpflegt . . . . „	399 „	(214 „,	185 „)
Entlassen . . . . „	11 „	(7 „,	4 „)
Gestorben . . . . „	15 „	(9 „,	6 „)
Bestand 1. Januar 1898:	373 „	(198 „,	175 „)

Die Anstalt ist bestimmt zur Aufnahme von unheilbaren Geisteskranken, Epileptischen und Idioten, welche im Sinne des Gesetzes vom 11. Juli 1891 der Anstaltspflege bedürftig sind. Sie ist kein Neubau, sondern aus dem früheren Arbeits- und Landarmenhause erstanden, dessen Gebäude einer allerdings gründlichen inneren Umwandlung unterworfen worden sind. Die Kosten des inneren Umbaues, der Wasserversorgung, der neuen Closetanlage etc. betrugen bisher ca. 250 000 ℳ. In der Anstalt selbst können ca. 175 Männer und 175 Frauen untergebracht werden. Ausserdem ist auf dem der Anstalt gehörigen und von dieser ca. 2 km entfernten Vorwerk Czarkow mit 80 ha Ackerland noch für 25 Männer Platz, welche in der Landwirthschaft beschäftigt werden.

In diesem Frühjahr wird auf dem bei der Anstalt belegenen unbebauten Terrain mit dem vom 30. Provinzial-Landtage im März 1897 beschlossenen Neubau einer Anstalt für 200 jugendliche Idioten und Epileptische begonnen werden. Es ist der Bau von 5 Wohngebäuden zu 40 Köpfen, eines Lazareths, des Schulgebäudes und eines Pförtnerhauses in Aussicht genommen. — Von den 5 Wohngebäuden sind je zwei für Knaben und Mädchen und eins für Kinder beiderlei Geschlechts unter 9 Jahren bestimmt.

Kowanowko (Provinz Posen).

Privat-Heil- und Pflege-Anstalt für Geistes- und Nervenkranke Kowanowko bei Obornik (Posen). Station Obornik 1 1/2 km entfernt.

Besitzer: Erben des Director Dr. v. Karczewski.

Leitender Arzt: Dr. von Gizycki.

Bestand 1. Januar 1897:	20 Kr.	(10 M.,	10 Fr.)
Aufgenommen . . „	14 „	(9 „,	5 „)
Verpflegt . . . . . „	34 „	(19 „,	15 „)
Entlassen . . . . . „	15 „	(9 „,	6 „)
Gestorben . . . . „	1 „	(1 „,	— „)
Bestand 1. Januar 1898:	18 „	(9 „,	9 „)

Die durch den Geh. Sanitätsrath Dr. Zelasko 1855 bis 1857 erbaute Anstalt liegt in einem ca. 60 Morgen grossen Parke und zerfällt in die Hauptanstalt (geschlossene Anstalt) und in die offene Abtheilung (mehrere im Parke zerstreut liegende kleine Villen). Nach dem Tode des Gründers (1887) kaufte Dr. von Karczewski (früher Director der Provinzial-Irren-Anstalt Owinsk) die Anstalt; nach dessen im Juni 1896 erfolgtem Tode übernahm Dr. Lewald die Leitung bis 1. October 1898, seitdem der jetzige dirigirende Arzt.

Kraschnitz (Provinz Schlesien).

Deutsches Samariter-Ordensstift zu Kraschnitz, Kreis Militsch in Schlesien; Pflege-Anstalt für Schwach- und Blödsinnige, Epileptiker, Kranke und Sieche. Diakonissen-Mutterhaus, seit 1881 auch schlesische Diakonen-Anstalt. Station Kraschnitz (Oels-Gnesener Bahn).

Oberin: Selma Gräfin von der Recke-Volmerstein, Pastor: M. v. Gerlach.

Anstaltsarzt: Dr. Lympius.

I. Abtheilung für Schwach- und Blödsinnige.

Bestand 1. Januar 1897:	415 Kr.	(238 M.,	177 Fr.)
Aufgenommen . „	20 „	(9 „,	11 „)
Verpflegt . . . . „	435 „	(247 „,	188 „)
Entlassen . . . . „	9 „	(5 „,	4 „)
Gestorben . . . . „	16 „	(9 „,	7 „)
Bestand 1. Januar 1898:	410 „	(233 „,	177 „)

II. Abtheilung für Epileptische.

Bestand 1. Januar 1897:	177 Kr.	(92 M.,	85 Fr.)
Aufgenommen . . „	11 „	(5 „,	6 „)
Verpflegt . . . . . „	188 „	(97 „,	91 „)
Entlassen . . . . . „	11 „	(7 „,	4 „)
Gestorben . . . . „	18 „	(14 „,	4 „)
Bestand 1. Januar 1898:	159 „	(76 „,	83 „)

III. Abtheilung für Sieche.

Bestand 1. Januar 1897:	31 Kr.	(13 M.,	18 Fr.)
Aufgenommen . . „	6 „	(1 „,	5 „)
Verpflegt . . . . . „	37 „	(14 „,	23 „)
Entlassen . . . . . „	— „	(— „,	— „)
Gestorben . . . . . „	— „	(— „,	— „)
Bestand 1. Januar 1898:	37 „	(14 „,	23 „)

Das Diakonissen-Mutterhaus wurde am 24. Mai 1862, die Anstalt für Schwach- und Blödsinnige am 5. Juni 1862 eröffnet. Gegründet von weiland Graf Adalbert von der Recke-Volmerstein auf Kraschnitz, geb. am 28. Mai 1791, gest. am 10. Nov. 1878. Das Krankenhaus ward 1878—79 erbaut; das Siechenhaus Salem für kleine und alte Blödsinnige und für solche in Tobsuchtsanfällen, 1884—1885 erbaut, brannte im Februar 1890 ab und wurde danach neu und um 1 Stockwerk erhöht aufgebaut. 1884—85 wurde die Schlesische Diakonen-Anstalt, zugleich für 80 männliche erwachsene Schwachsinnige gebaut und bezogen.

Das am 28. Mai 1891, dem hundertsten Geburtstage des Stifters gegründete Haus G mit 100 Betten wurde im Winter 1892 eingerichtet und von den männlichen Epileptikern und der Schneider-Abtheilung bezogen. 1897 wurde in einigen Räumen eine Station für bettlägerige Epileptiker eingerichtet, 1898 eine Schule für epileptische grössere Knaben, welche die von Diakonissen geleitete 6—7klassige Blödenschule nicht mehr gut besuchen konnten, weil auch in den Schulstuben Raummangel eintrat. Ein älteres und ein 1893 erbautes Gartenhaus mit Gärtnerwohnung wurden von je einer Knabenfamilie bezogen. 1896/97 Errichtung eines Feierabendhauses für 28—30 Schwestern. Der Bau einer Dampfwaschanstalt steht bevor. — Das Haus erlangte am 18. Januar 1868 die Rechte der juristischen Person durch die Allerhöchste Cabinetsordre, welche das Statut bestätigte. Der Sohn des Stifters, Graf L. von der Recke-Volmerstein auf Kraschnitz steht an der Spitze des Verwaltungsrathes. der die Geschäfte der Anstalt im Auftrage des Curatoriums leitet. — Jahresberichte. — Diverse Aufsätze als Beilagen zu Zeitungen und kirchlichen Blättern (Schlesische Zeitung, Reichsbote, kirchl. Wochenblatt für Schlesien u. d. Lausitz, Posener Sonntagsblatt, Familienbote etc.).

Kreischa bei Dresden (Königreich Sachsen).

Sanatorium und Heilstätte für Nervenleidende und chronische Kranke jeder Art zu Kreischa (Poststation). Bahnstation Niedersedlitz. Dresden ist mit Wagen in $1^1/_2$ Stunden zu erreichen.

Besitzer und leitender Arzt: Dr. F. Bartels; ein ständiger Assistenzarzt, im Sommer zwei.

Jahresfrequenz ca. 300 Kranke. Es stehen in den beiden Anstalten 75 Zimmer für Kranke zur Verfügung und zwar 50 in der Haupt-Anstalt und 25 in der Zweig-Anstalt für Minderbemittelte. Die Anstalt ist vom jetzigen Besitzer völlig neu eingerichtet (Mobiliar, Bäder, Apparate, Centralheizung) und auch im Winter im vollen Betriebe. Besondere Einrichtungen zur Beschäftigung der Kranken. Geisteskranke sind von der Aufnahme ausgeschlossen.

Kreuzburg (Provinz Schlesien).

Provinzial-Irren-Anstalt. Heil- und Pflege-Anstalt für die Provinz Schlesien. Station Kreuzburg (rechte Oder-Ufer-

Bahn, Bahn Kreuzburg-Posen und Kreuzburg-Tarnowitz; im Bau begriffen Kreuzburg-Jellowa).

Aerzte: Director: Geh. Sanitätsrath Dr. Arthur Brückner; II. Arzt („Oberarzt") Dr. Ewald Schütze; III. Arzt Dr. Albrecht v. Kunowski.

Bestand 1. Januar 1897:	464 Kr.	(269 M.,	195 Fr.)
Aufgenommen . . „	56 „	(31 „,	25 „)
Verpflegt . . . . . „	520 „	(300 „,	220 „)
Entlassen. . . . . „	27 „	(18 „,	9 „)
Gestorben . . . . „	31 „	(21 „,	10 „)
Bestand 1. Januar 1898:	462 „	(261 „,	201 „)

Die Anstalt ist im October 1876 in dem 1779 von Friedrich dem Grossen für die Provinz Schlesien erbauten grossen Landarmenhause errichtet, welches 1874—1876 unter Hinzufügung zweier Häuser für unruhige Kranke, eines Beamtenwohnhauses, eines Leichenhauses, einer Kapelle, sowie zahlreicher Gärten und Arbeitsplätze zu einer Irren-Anstalt umgebaut wurde, als Provinzial-Irren-Heil- und Pflege-Anstalt mit einer etatsmässigen Krankenzahl von 280 (147 Männer, 133 Frauen) eröffnet. Seit 1887 ist die etatsmässige Krankenzahl 300 (160 Männer, 140 Frauen), seit 1889 350 (210 Männer, 140 Frauen). 1888 wurden 2 dicht an der geschlossenen Anstalt gelegene kleine Landgüter zusammen in der Grösse von 44 ha 34 a 70 □m zum Gesammtpreise von 83 200 ℳ angekauft und daselbst der Bau einer Colonie mit landwirthschaftlichem Betriebe für 111 Männer und 50 Frauen begonnen. Die erste Belegung der Colonie fand Neujahr 1890 mit 50 männlichen Kranken statt. Die Fertigstellung der gesammten Colonie erfolgte im Spätsommer 1890; seitdem ist der Etat für die Zahl von 460 Kranken (264 Männer, 196 Frauen) berechnet, welche Zahl jedoch in jedem Jahre mehr oder weniger erheblich überschritten wird. Gegenwärtig ist eine Erweiterung der geschlossenen Anstalt um 100 Köpfe geplant, welche voraussichtlich noch im Laufe dieses Jahres zur Ausführung kommen wird, so zwar dass der nächste Etat für die Zahl von 560 Kranken (310 Männern, 250 Frauen) berechnet werden wird.

Kreuzen (Oberösterreich).

Wasser-Heil-Anstalt Kreuzen bei Grein an der Donau.
Besitzer und Chefarzt: Dr. Fleischanderl.

Kriegstetten (Canton Solothurn).

Privat-Anstalt für schwachsinnige Kinder in Kriegstetten, gegründet 1874 durch die gemeinnützige Gesellschaft des Cantons Solothurn und unter deren Aufsicht stehend.
Arzt: Dr. med. Sidler.
50 Plätze im Anstaltsgebäude.

Kropp (Provinz Schleswig-Holstein).

Privat-Irren-Heil- und Pflege-Anstalt zu Kropp. Besitzer: Pastor Johannes Paulsen in Kropp. Poststation Kropp. Bahnstation Owschlag, 7 km entfernt.
Aerzte: Oberarzt Dr. Schulte; Assistenzarzt Dr. Willms.

Bestand 1. Januar 1897:	72 Kr.	(44 M.,	28 Fr.)
Aufgenommen . .	„ 60 „	(27 „,	33 „)
Verpflegt	„ 132 „	(71 „,	61 „)
Entlassen	„ 33 „	(18 „,	15 „)
Gestorben	„ 9 „	(7 „,	2 „)
Bestand 1. Januar 1898:	99 „	(53 „,	46 „)

Die Anstalt wurde eröffnet im Jahre 1892 und besteht zur Zeit aus 2 Frauenhäuser und 1 Männerhaus; 2 weitere Häuser sind der Vollendung nahe. Gesammtzahl der verfügbaren Plätze 200.

Krusches Höhe bei Zittau (Königreich Sachsen).

Sanatorium für Nervenkranke von Dr. Wauer.

Kückenmühle (Provinz Pommern).

Kückenmühler Anstalten vor Stettin. Dieselben bestehen aus: I. Kückenmühle, Erziehungs-, Pflege- und Beschäftigungs-Anstalt für Blöd- und Schwachsinnige, II. Tabor, Heil- und Pflege-Anstalt für Epileptische, III. Diakonissen-Mutterhaus. Personenbahnhof Stettin, von wo elektrische

Bahn bis an das Anstaltsgebiet fährt (Friedhof Nemitz). Güterbahnhof Stettin-Westend. Post Stettin-Grünhof. Telephon Nr. 757.

Erster Vorsteher: Director Pastor Bernhard; erste Vorsteherin dessen Frau Elise geb. Schliep; zweiter Vorsteher: Pastor v. Lühmann. Oberarzt: Sanitätsrath Dr. Sauerhering. Derselbe wohnt mit 2 Assistenzärzten auf dem Anstaltsgebiete.

I. Bestand 1. Januar	1897:	485	Pflegl.	(271 m., 214 w.)
Aufgenommen . . .	„	83	„	(45 „, 38 „)
Abgegangen	„	52	„	(30 „, 22 „)
Bestand 31. Dec.	„	516	„	(286 „, 230 „)
II. Bestand 1. Januar	„	251	„	(130 „, 121 „)
Aufgenommen . . .	„	61	„	(40 „, 21 „)
Abgegangen	„	35	„	(20 „, 15 „)
Bestand 31. Dec.	„	277	„	(150 „, 127 „)

Bestand der Pfleglinge am 31. December 1897 also 793.

III. Bestand des Diakonissen-Mutterhauses: 60 Schwestern.

Die Kückenmühle ist am 14. October 1863, Tabor am 31. October 1882, das Diakonissenhaus am 3. Juli 1883 eröffnet. Die Anstalten, welche Pfleglinge jeden Alters und jeden Geschlechts aufnehmen, sind Privat-Wohlthätigkeits-Anstalten, besitzen Korporationsrechte und eigne Parochialrechte und stehen unter der Oberaufsicht der königl. Regierung in Stettin. Ein Kuratorium, dessen Vorsitzender zur Zeit der Rentner Andrae ist und zu dessen elf Mitgliedern die beiden Vorsteher und der Oberarzt gehören, trägt die Verantwortung für die Verwaltung.

Die Anstalten besitzen ein sie rings umgebendes Areal von 424 Morgen, auf dem sie ihre Pfleglinge mit Feld- und Gartenarbeit beschäftigen. Zu diesem Zwecke ist für die Anstalten eine 65 Morgen grosse Baumschule angelegt und es wird ein ausgedehnter Gemüsebau betrieben. Auch wird eine Zahl der Pfleglinge in Handwerksstätten beschäftigt. Eine 9 Klassen enthaltende Schule wird von durchschnittlich 130 Schülern besucht. — Es werden regelmässige Jahresberichte herausgegeben.

Laichingen (Königreich Württemberg).

Privat-Heil-Anstalt für Nervenkranke und **Wasser-Heil-Anstalt.** Bahnstation Blaubeuren.

Besitzer und Arzt: Dr. Otto Deuk.

Landeck (Schlesien).

1. **Cur- und Wasser-Heil-Anstalt** Thalheim zu Bad Landeck. Sanatorium für Nervenleidende.

Besitzer und Aerzte: Dr. Landsberg und Dr. Sandberg.

2. **Wasser-Heil-Anstalt** Germanenbad zu Olbersdorf bei Landeck.

Landsberg a. Warthe.

Provinzial-Irren-Heil- und Pflege-Antalt für die Provinz Brandenburg — mit Ausschluss der Stadt Berlin —. Station Landsberg a. Warthe an der Ostbahn. Die Anstalt ist 2 km von der Stadt entfernt an der nach Friedeberg (Neumark) führenden Chaussee gelegen. Droschken zu jedem Zuge am Bahnhof.

Aerzte: Director und Chefarzt Dr. Herm. Gock; Oberarzt Dr. Knörr; Hülfsärzte: Dr. Vörnlein, Dr. Roesen, Dr. Geisseler.

Bestand 1. Januar 1897:	767 Kr.	(407 M.,	360 Fr.)
Aufgenommen . . „	135 „	(60 „ ,	75 „)
Verpflegt . . . . „	902 „	(467 „ ,	435 „)
Entlassen . . . . „	205 „	(105 „ ,	100 „)
Gestorben . . . . „	48 „	(31 „ ,	17 „)
Bestand 1. Januar 1898:	649 „	(331 „ ,	318 „)

Die Anstalt ist Neubau. Die Bauzeit war eine verhältnissmässig kurze.

Im Januar 1885 wurde mit der Bearbeitung der Entwürfe begonnen, und im April 1888 wurde die Anstalt bereits dem Betriebe übergeben. Die Gesammtkosten betrugen 1 967 741 ℳ, wovon 133 980 ℳ für die innere Einrichtung verausgabt sind. Demnach entfällt bei 600 Kranken auf den Kopf der sehr niedrige Betrag von rund 3280 ℳ einschliesslich und von 3056 ℳ ausschliesslich der Kosten für die innere Einrichtung.

Der Bau wurde nach dem Programm des Landes-Medicinalreferenten, Geh. Sanitätsraths Dr. Zinn in Eberswalde und unter dessen Beirath von dem Landes-Bau-Inspector Peveling ausgeführt. Die Baupläne der Anstalt sind veröffentlicht in „Die Provinzial-Irren-Anstalt zu Landsberg a. Warthe. Veröffentlichung des Provinzialverbandes von Brandenburg. Mitgetheilt von Landes-Bau-Inspector Peveling". — Verlag von Wilhelm Ernst & Sohn, Berlin 1892. —

Das Areal der Anstalt beträgt 94 ha 43 a. Hiervon bebaute Flächen, Hofräume, Garten 16 ha, Gemüseland 3 ha 92 a, Acker einschliesslich Rieselfeld 74 ha 44 a.

Die Anstalt war ursprünglich zur Aufnahme von 600 Kranken bestimmt, hatte aber schon am 1. Januar 1892 einen Bestand von 692 Kranken, 1893 von 752 Kranken.

Um Neuaufnahmen zu ermöglichen mussten schon 1893 eine Anzahl von Kranken auf Kosten der Provinz aus der hiesigen Anstalt Privat-Anstalten übergeben werden. Wegen Ueberfüllung der Anstalt mussten in den folgenden Jahren vielfach Aufnahmen abgelehnt und dieselben ebenfalls Privat-Anstalten überwiesen werden.

Im Sommer 1897 wurde durch Eröffnung der neuen Provinzial-Anstalt zu Neu-Ruppin die hiesige Anstalt durch Ueberführung von 120 Kranken (60 Männer und 60 Frauen) wieder wesentlich entlastet.

Die Zahl der aufzunehmenden Kranken ist nunmehr auf 660 festgestellt.

In der Anstalt werden nur Kranke III. und IV. Klasse verpflegt.

Landstuhl (Königreich Bayern).

Cur- und Wasser-Heil-Anstalt „Sickingen" zu Landstuhl in der Rheinpfalz.

Besitzer: Th. Finger.

Arzt: Dr. Weiner.

Langendiebach (Provinz Hessen-Nassau).

Privat-Irren-Heil- und Pflege-Anstalt für 8 Kranke beiderlei Geschlechts, besonders weibliche.

Besitzer und Arzt: Dr. Calaminus.

Besteht seit 20 Jahren als Pensionat und ist seit $1^1/_2$ Jahren concessionirte Privat-Anstalt.

(Abdruck aus der III. Auflage, neuere Nachrichten waren nicht zu erhalten.)

Langenhagen (Provinz Hannover).

Provinzial-Heil- und Pflege-Anstalt für Geistesschwache zu Langenhagen bei Hannover. Post- und Bahnstation Langenhagen.

Die Anstalt ist Institut des Provinzialverbandes von Hannover und dient zur Erziehung, Pflege, Bewahrung und Behandlung aller Formen der Geistesschwäche (Schwachsinn, Blödsinn, Epilepsie) ohne Unterschied der Confession.

Aerzte: Director und I. Arzt Dr. Wulff, II. Arzt Dr. Völker; I. Assistenzarzt Dr. Dingel; II. Assistenzarzt Dr. Krieg.

Bestand 1. Januar 1897:	636 Kr.	(362 M.,	274 Fr.)
Aufgenommen .	„ 95 „	(63 „,	32 „)
Verpflegt.	„ 731 „	(425 „,	306 „)
Entlassen.	„ 26 „	(11 „,	15 „)
Gestorben	„ 35 „	(18 „,	17 „)
Bestand 1. Januar 1898:	670 „	(396 „,	274 „)

Darunter 144 Epileptiker (80 Männer und 64 Frauen).

Gegründet am 2. Januar 1862. — Unterricht wird von 3 Lehrern und 5 Lehrerinnen ertheilt. Beschäftigung im Garten, Landwirthschaft (107 ha) und in vielen Handwerksbetrieben. Jährliche Verwaltungsberichte, darunter 2 grössere für 1862—1886 und für 1862—1892.

Literatur: Suhren im „Hann. Magazin“ 1846; derselbe im „Med. Conversationsblatt“ 1855; Daworsky „Neue Hann. Zeitung“ 1858; Brandes „Idiotismus und Idioten-Anstalten“ Hannover 1862.

Langenlois
(Nieder-Oesterreichische Landes-Irren-Zweig-Anstalt) siehe Wien.

Lankwitz (Provinz Brandenburg).

Privat-Pflege-Anstalt für geisteskranke Frauen in Lankwitz, Post Gross-Lichterfelde, elektrische Bahn nach Steglitz und Wannsee.

Besitzerin: Clara Heydler.

Aerzte: Director Dr. Laehr in Schweizerhof; Sanitätsrath Dr. Alberts in Steglitz.

Bestand 1. Januar 1897:		5	weibliche	Kranke
Aufgenommen . .	„	—	„	„
Verpflegt	„	5	„	„
Entlassen	„	—	„	„
Gestorben	„	—	„	„
Bestand 1. Januar 1898:		5	„	„

Lauenburg (Pommern).

Provinzial-Irren-Anstalt, Heil- und Pflege-Anstalt für den östlichen Theil der Provinz Pommern. Post- und Eisenbahnstation Lauenburg (Bahnstrecke Stettin-Danzig).

Aerzte: Director und I. Arzt Medicinalrath Dr. F. Siemens; Oberarzt (II. Arzt) Dr. A. Mercklin; III. Arzt Dr. Horstmann; I. Assistenzarzt Dr. Encke; II. Assistenzarzt Dr. Deutsch; 1 Volontärarzt.

Bestand 1. Januar 1897:		595 Kr.	(290 M.,	305 Fr.)
Aufgenommen. .	„	148 „	(80 „,	68 „)
Verpflegt	„	743 „	(370 „,	373 „)
Entlassen	„	103 „	(65 „,	38 „)
Gestorben	„	62 „	(31 „,	31 „)
Bestand 1. Januar 1898:		578 „	(274 „,	304 „)

Die Anstalt ist 1887—89 nach dem Programm des Medicinalrath Dr. Siemens und den Plänen des Landesbauraths Drews in einzelnen Pavillons erbaut, zunächst für 300 Plätze, 1891/92 ist sie auf 600 Plätze programmmässig erweitert worden. Die Baukosten betrugen etwas über

$2^1/_4$ Millionen Mark oder 3800 ℳ für den Platz. Das Areal betrug ursprünglich rund 225 Morgen, welche von der Stadt Lauenburg unentgeltlich zur Verfügung gestellt wurden, dazu kommen noch 75 Morgen städtische Waldfläche zur Benutzung als Park. Hinzugekauft wurden zur Abrundung später noch 50 Morgen Acker, und 1896 ist noch ein benachbartes Landgut (Roepke) mit 435 Morgen angekauft worden, auf welchem 12 kranke Männer ständig untergebracht sind. Somit beträgt der Gesammt-Grundbesitz der Anstalt (ausschliesslich Waldpark) rund 710 Morgen. Der landwirthschaftliche Betrieb ist demgemäss ein sehr ausgedehnter. Zu den vorhandenen 14 Krankenpavillons sind 1896/97 noch 2 Baracken für ansteckende Kranke hinzugebaut worden. 50 Plätze sind für Pensionäre vorgesehen. Die Anstalt hat eigene Quellwasserleitung (3 km lang) mit Hochreservoir, Kanalisation, Wasserclosetts, Rieselfelder, Central-Dampfheizung, elektrische Beleuchtung.

Es sind gedruckte Anstaltsberichte erschienen.

Lauterberg a. Harz (Provinz Hannover).

Offene Heil-Anstalt für Nervenkranke von Dr. Ritscher in Lauterberg a. Harz.

Leitender Arzt: Dr. Ritscher, Nachfolger Dr. Otto Dettmer.

Jährliche Aufnahme ungefähr 60—80 Kranke beiderlei Geschlechts.

Lausanne (Canton Waadt).

Asyl für Trinkerinnen im Asile temporaire Lausanne, chemin St. Roch 8. — Oeffentliche Wohlthätigkeits-Anstalt.

Leipe (Provinz Schlesien).

Schlesisches **Trinker-Asyl** zu Leipe. Station Jauer.

Vorsteher: Pastor J. Hahn. Arzt: Dr. Wefers.

Eröffnet im Februar 1886 durch den evangelischen Verein zur Errichtung schlesischer Trinker-Asyle, durch dessen Mittel (sowie freie Beiträge der Mitglieder) die Anstalt eingerichtet wurde und erhalten wird. Dieselbe hat Platz für

12 Kranke. — 5 gedruckte Jahresberichte über die Thätigkeit obigen Vereins und des von ihm geleiteten Asyls.

Leipzig (Königreich Sachsen).

1. **Psychiatrische und Nerven-Klinik** der Universität Leipzig. (Heil-)Anstalt für alle Krankheitsformen, welche für den klinischen Unterricht in Betracht kommen, einschliesslich der Gehirnkrankheiten und Neurosen, für das ganze Königreich Sachsen. Station Leipzig, Bayrischer Bahnhof (4 Min.).

Aerzte: Geh. Medicinalrath Prof. Dr. Paul Flechsig, Director; Dr. Rud. Laudenheimer, II. Arzt; Dr. Friedrich Quensel, I. Assistenzarzt, Dr. Karl Schubert, II. Assistenzarzt; Dr. Semi Meyer, III. Assistenzarzt; 3 Volontärärzte.

Bestand 1. Januar 1897:	137 Kr.	(67 M.,	70 Fr.)
Aufgenommen . . „	580 „	(358 „,	222 „)
Verpflegt. . . . . „	717 „	(425 „,	292 „)
Entlassen . . . . „	517 „	(314 „,	203 „)
Gestorben . . . . „	39 „	(26 „,	13 „)
Bestand 1. Januar 1898:	161 „	(85 „,	76 „)

Am 2. Mai 1882 eröffnet. Vergl. „Die Irren-Klinik der Universität Leipzig und ihre Wirksamkeit in den Jahren 1882—1886“ von Prof. Dr. Flechsig. Leipzig 1888, Veit & Co.

2. **Irren-Siechen-Haus** (Irren-Versorgungs-Anstalt) der Stadt Leipzig.

Arzt: Sanitätsrath Dr. Brückner.

Bestand 1. Januar 1897:	222 Kr.	(109 M.,	113 Fr.)
Aufgenommen . . „	122 „	(73 „,	49 „)
Verpflegt . . . . . „	344 „	(182 „,	162 „)
Entlassen . . . . . „	57 „	(34 „,	23 „)
Gestorben . . . . „	40 „	(30 „,	10 „)
Bestand 1. Januar 1898:	238 „	(118 „,	120 „)

Im „Georgen-Hospital“, 1212 gegründet und 1668 neu gebaut, werden untergebracht: Waisen, Findlinge, verwahrloste Kinder, Pfründtner, Unsinnige, d. h. Geisteskranke, erkrankte Gefangene, Polizeisträflinge, Zuchthäusler, Obdachlose. 1700 am Ostende des „Brühl“ errichtet, siedelten die Insassen 1871 in einen Theil des St. Jacobs-Kranken-Hauses in Rosenthal über. Darin blieben 1. die Versorgten (Körper- und Geistessieche), 2. die Geisteskranken bis zur Feststellung, wohin sie kommen. Unheilbare aus Leipzig bleiben, 3. Arrestanten, 4. Obdachlose. Am „Brühl" lehrte noch Prof. Heinroth von 1811 an. Vom 1. April 1882 an übernahm die neuerbaute Staats-Irren-Klinik in Leipzig die fernere Pflege für die Irren Leipzigs. Im Georgenhause blieben bis auf Weiteres nur solche geistesgestörte Personen als Verpflegte oder fanden Aufnahme, welche als harmlos und nicht gemeingefährlich zu erachten, weder in der Irren-Klinik noch in Landes-Anstalten unterzubringen sind.

Die Geisteskranken sind seit 1871 in den ehemaligen Räumen des Krankenhauses zu St. Jakob und der ehemaligen Augen-Heil-Anstalt am Rosenthale untergebracht und zwar in einem grösseren Männerhause und in einem Theile des Verwaltungsgebäudes und die Frauen in 3 Einzelhäusern. Bis 1892 führte die Anstalt den Namen St. Georgenhaus; nach Eröffnung des neuen Zwangs-Arbeits-Hauses zu St. Georg in Leipzig-Thonberg ist die jetzige Anstalt nur noch für Geisteskranke bestimmt. Da die Anstalt überfüllt ist, ist in Dösen bei Leipzig der Bau einer neuen städtischen Anstalt in Aussicht genommen worden.

„Dr. J. Radius, Geschichtliche Skizze des Georgen-Hospitales als Heil-Anstalt, Leipzig 1854." Dr. C. Thiersch, Altes und Neues über die drei grossen Hospitäler Leipzigs, Rectoratsrede, Leipzig 1876." „R. Schiller, Die städtische Versorgungs- und Straf-Anstalt zum Georgenhaus in Leipzig, Leipzig 1876."

3. Siehe Thonberg.

4. H. Witzel's **Erziehungs- und Unterrichts-Anstalt** für geistig zurückgebliebene Kinder in Leipzig-Anger. Station Leipzig. (Inhaber und Director der Anstalt: Huldreich Witzel.)

Die Anstalt hat den Zweck, geistig zurückgebliebene, schwachsinnige Kinder beiderlei Geschlechts durch individualisirende pädagogische Behandlung zu nützlichen Mitgliedern der menschlichen Gesellschaft heranzubilden. Die

Zöglinge werden in allen Fächern einer guten Bürgerschule und daneben auch in Handfertigkeit (Tischlerei und Papparbeit) unterwiesen. Den älteren Knaben ist in der mit der Anstalt verbundenen Obst-, Gemüse- und Blumengärtnerei Gelegenheit zur Erlernung eines practischen Berufes geboten. Es finden nur Bildungsfähige Aufnahme.

Director der Anstalt: H. Witzel. Anstaltsarzt: Dr. F. Gröber.

Bestand 1. Januar 1897:		25	Zöglinge.
Aufgenommen . .	„	3	„
Verpflegt	„	25	„
Entlassen	„	3	„
Gestorben	„	—	„
Bestand 1. Januar 1898:		25	„

Am 6. October 1877 wurde die Anstalt mit drei Zöglingen eröffnet. Die Zahl der letzteren stieg bis 1887 auf 25. Diese Zahl ist absichtlich nicht überschritten worden. Die Anstalt befand sich anfangs in Leipzig-Reudnitz und wurde 1881 in ein eigenes, über 8000 qm umfassendes Grundstück in Leipzig-Anger verlegt. Anger ist ein einverleibter Vorort Leipzigs, dessen Centrum in 15 Minuten zu erreichen ist. — Jahresberichte. Aerztl. Centralanzeiger: Beilage zu Nr. 13, 26. März 1888.

Lemgo (Fürstenthum Lippe-Detmold).

Blöden-Anstalt Eben-Ezer, private Anstalt der inneren Mission unter allgemeiner staatlicher Aufsicht, nimmt ausser Blöden und blöden Epileptischen auch epileptische Kranke auf. 10 Minuten von der Bahnstation Lemgo.

Vorsteher: Lehrer Topehlen. Arzt: Medicinalrath Dr. Overbeck. Chirurg Bloch, beide in Lemgo.

Bestand 1. Januar 1897:		103	Kr.	(53 M.,	50 Fr.)
Aufgenommen . .	„	5	„	(1 „,	4 „)
Verpflegt	„	108	„	(54 „,	54 „)
Entlassen	„	1	„	(1 „,	— „)
Gestorben	„	8	„	(6 „,	2 „)
Bestand 1. Januar 1898:		99	„	(47 „,	52 „)

Eröffnet für die weiblichen Blöden 1870, für die männlichen 1887. Beiden Anstalten ging ein Privatunternehmen des Lehrers Topehlen von je 5 Jahren voraus. Die Vereinigung beider erfolgte 1887, nachdem unter dem 30. September 1886 das Statut höchstlandesherrlich genehmigt war. Die Anstalt hat die Rechte einer juristischen Person und steht unter einem engeren Vorstand von 11 und einem weiteren von mindestens 20 Mitgliedern. Die Aerzte gehören dem Vorstande nicht an, können aber zu den Sitzungen desselben eingeladen werden. Pension für die Pfleglinge, welche aus Armenmitteln unterhalten werden, beträgt 180 ℳ, in andern Fällen ist ein besonderes Uebereinkommen nothwendig. Ein grösseres Männerhaus ist im Bau und soll 1899 bezogen werden.

Lengerich (Provinz Westfalen).

Provinzial-Irren-Heil- und Pflege-Anstalt für evangelische (und jüdische) Kranke der Provinz Westfalen. Station Lengerich, zwischen Osnabrück und Münster, Kreis Tecklenburg.

Aerzte: Director Dr. Fr. Schaefer; Oberarzt Dr. Muermann; Assistenzärzte Dr. Schneider und Dr. Siebert.

Bestand 1. Januar 1897:	440 Kr.	(227 M.,	213 Fr.)
Aufgenommen . .	„	92 „	(60 „,	32 „)
Verpflegt	„	534 „	(287 „,	247 „)
Entlassen	„	57 „	(34 „,	23 „)
Gestorben	„	21 „	(14 „,	7 „)
Bestand 1. Januar 1898:	456 „	(239 „,	217 „)

Durch die provinzialständische Commission unter dem Vorsitz des Ministers v. Bodelschwingh zur Entlastung der Anstalt Marsberg ins Leben gerufen, nach den Angaben von Dr. Heinrich Laehr von Baumeister Nohl entworfen und vom Baumeister Dittmar ausgeführt. Am 31. October 1864 eröffnet. Am 1. Juni 1876 landwirthschaftliche Colonie mit 30—36 Kranken eröffnet. Das Areal beträgt 84 ha. Jahresbericht für 1887/88 enthält Näheres.

Leschnitz (Provinz Schlesien).

Privat-Erziehungs- und Unterrichts-Anstalt für schwachsinnige, aber bildungsfähige Kinder, Pflege-Anstalt für Geistesschwache jeden Alters und Geschlechts. Post am Orte. Station Leschnitz (Oberschlesien).

Anstaltsarzt: Dr. Freisel.

Bestand 1. Januar 1897:	187	Kr.	(113	M.,	74 Fr.)
Aufgenommen . . „	32	„	(23	„,	9 „)
Entlassen. . . . . „	7	„	(5	„,	2 „)
Gestorben . . . . „	8	„	(4	„,	4 „)
Bestand 1. Januar 1898:	204	„	(127	„,	77 „)

Die Anstalt wurde am 9. October 1871 mit 6 Schülern eröffnet. Die Zahl derselben stieg stetig. Erbaut wurde sie vom Verein für Erziehung und Unterricht Geistesschwacher und sie wird unterhalten durch Mitgliederbeiträge, Collecten, Beiträge der Kreise und Städte. — 1890/91 wurde ein geräumiges Haus (Erziehungs-Anstalt) gebaut, das alte Gebäude zu einer Pflege-Anstalt eingerichtet. Im Jahre 1896 wurde ein Wohnhaus mit Turnhalle gebaut. Jahresberichte.

Leubus (Provinz Schlesien).

Provinzial-Irren-Anstalt zu Leubus enthält in dem ehemaligen Cisterzienser-Kloster, a) im früheren Conventsgebäude, die Provinzial-Irren-Anstalt, sogenannte öffentliche Anstalt, vorzugsweise Heil-Anstalt nur für Schlesier, b) im früheren Prälaturgebäude die Pensions-Anstalt, Heil- und Pflege-Anstalt für Geisteskranke, auch für Nichtschlesier. Bahnstation Maltsch a./O. (Breslau-Liegnitz) und Wohlau (Breslau-Glogau). Post am Orte.

Aerzte: Director und I. Arzt: Sanitätsrath Dr. Wilhelm Alter; II. Arzt: Oberarzt Dr. Clemens Neisser; III. Arzt Dr. Wilhelm Ziertmann; I. Volontärarzt Dr. Felix Besdzick; II. Volontärarzt Dr. Ullrich Wehmer.

Oeffentliche Anstalt:

Bestand 1. Januar 1897:	230 Kr.	(102 M.,	128 Fr.)
Aufgenommen . . „	126 „	(59 „,	67 „)
Verpflegt. . . . . „	356 „	(161 „,	195 „)
Entlassen . . . . „	86 „	(47 „,	39 „)
Gestorben . . . . „	35 „	(15 „,	20 „)
Bestand 1. Januar 1898:	235 „	(99 „,	136 „)

Pensions-Anstalt:

Bestand 1. Januar 1897:	53 Kr.	(24 M.,	23 Fr.)
Aufgenommen . . „	24 „	(8 „,	16 „)
Verpflegt . . . . . „	77 „	(38 „,	39 „)
Entlassen . . . . „	17 „	(6 „,	11 „)
Gestorben . . . . „	7 „	(5 „,	2 „)
Bestand 1. Januar 1898:	53 „	(27 „,	22 „)

Eröffnet 1830 in dem staatlicherseits zu Irrenpflegezwecken überwiesenen ehemaligen Cisterzienser-Kloster; zuerst für 100 Kranke bestimmt, allmählich erweitert.

Allgem. Zeitschrift für Psychiatrie, Band 9, S. 162 — Band 12, S. 647 — Band 17, Anhang S. 23 — Band 19, S. 327 — Band 22, S. 311 — Band 25, S. 856 — Band 31, S. 295 — Band 38, S. 355 — Band 48, S. 172, 174. Seit 1885 regelmässige Drucklegung und Versendung der Jahresberichte.

Lichtenberg siehe Berlin.

Lichterfelde siehe Gross-Lichterfelde.

Liebenau (Königreich Württemberg).

Privat-Pflege- und Bewahr-Anstalt für Geisteskranke zu Liebenau, Oberamt Tettnang in Württemberg, Bahnstation Meckenbeuren.

Arzt: Dr. Weissenrieder.

Bestand 1. Januar 1897:	278 Kr.	(139 M.,	139 Fr.)
Aufgenommen. . „	60 „	(33 „,	27 „)
Verpflegt . . . . „	338 „	(172 „,	166 „)
Entlassen . . . . „	17 „	(16 „,	1 „)
Gestorben . . . . „	30 „	(16 „,	14 „)
Bestand 1. Januar 1898:	291 „	(140 „,	151 „)

Gegründet 1860 in Tettnang, 1870 nach Schloss Liebenau verlegt. Bis zum Jahre 1874 war die Anstalt im Besitz eines katholischen Pfarrers, seitdem ist sie juristische Person. Verwaltungsrath aus 8 Mitgliedern bestehend. 126 Morgen Land. 1 1/2 km entfernt Colonie Hegenburg mit 90 Morgen und 2 Häusern. Insgesammt Platz für 320 Erwachsene und 80 Kinder. Neben körperlich Kranken und Siechen finden Schwachsinnige, Idioten, Halbstille etc. und Epileptiker Aufnahme. Die Pflege besorgen barmherzige Schwestern, zu deren Unterstützung einzelne Wärter und Wärterinnen angestellt sind. Gebäude nach Corridorsystem; je eine Wachabtheilung für Männer und Frauen.

Liebenburg am Harz (Provinz Hannover).

1. **Privat-Heil- und Pflege-Anstalt** für Nerven- und Gemüthskranke beiderlei Geschlechts aus den höheren Ständen. Station Othfresen (Strecke Hildesheim-Goslar) 1/2 Stunde, Klein-Mahner (Strecke Börssum-Kreiensen) 1/2 Std., Schladen (Strecke Börssum-Vienenburg) 1 Stunde Fahrzeit entfernt.

Besitzer: Erben des weiland Dr. med. Hans Fontheim, Gründer der Anstalt. Aerzte: Sanitätsrath Dr. med. Fontheim, leitender Arzt seit 1892; II. Arzt Dr. med. Hans Schroeder; III. Arzt Dr. med. Paul Knabe.

Bestand 1. Januar 1897:	22 Kr.	(16 M.,	6 Fr.)
Aufgenommen . .	„ 10	„ (5	„ , 5	„)
Verpflegt	„ 32	„ (21	„ , 11	„)
Entlassen	„ 9	„ (4	„ , 5	„)
Gestorben	„ 3	„ (2	„ , 1	„)
Bestand 1. Januar 1898:	20	„ (15	„ , 5	„)

2. **Pflege-Anstalt** für geisteskranke Frauen.

a) Hannoversche Abtheilung.

Bestand 1. Januar 1897:	304	Kranke
Aufgenommen . . „	113	„
Verpflegt . . . . . „	417	„
Entlassen . . . . . „	8	„
Gestorben . . . . „	43	„
Bestand 1. Januar 1898:	366	„

b) Sächsische Abtheilung.

Bestand 1. Januar 1897:		156	Kranke
Aufgenommen . .	„	51	„
Verpflegt	„	207	„
Entlassen	„	1	„
Gestorben	„	8	„
Bestand 1. Januar 1898:		198	„

Gesammt-Anstalt.

Bestand 1. Januar 1897:		482	Kr.	(16	M.,	466	Fr.)
Aufgenommen .	„	174	„	(5	„ ,	169	„)
Verpflegt	„	656	„	(21	„ ,	635	„)
Entlassen	„	18	„	(4	„ ,	14	„)
Gestorben	„	54	„	(2	„ ,	52	„)
Bestand 1. Januar 1898:		584	„	(15	„ ,	569	„)

Eröffnet 1877 als Pensionat für Kranke beiderlei Geschlechts aus den höheren Ständen. Laut Vertrag mit dem Landesdirectorium der Provinz Hannover gründete der verstorbene Besitzer die Pflege-Anstalt für weibliche Geisteskranke aus den provinzialständischen Irren-Anstalten (zunächst 100, dann auf unbeschränkte Zahl erweitert, seit 1896 nicht unter 320, bezogen 1882). 1884 Vertrag mit der Landesdirection der Provinz Sachsen auf Uebernahme einer Normalzahl von 100 weiblichen Geisteskranken, 1896 und 97 auf 200 erweitert. Jahresberichte.

1889 Neubau einer Villa für 100 Kranke und eines Küchenbaues. 1893 Neubau des Lazareths mit 50 Betten. 1894 Neubau der Villa „Haus Ludwig Meyer“ für 150 Kranke. 1895 Neubau der Dampf-Wäscherei mit Leichenhalle. 1896 Neubau der Villa „Neues Sachsenhaus“ für 150 Kranke. 1897 elektrische Beleuchtung aller Gebäude; Accumulatorenbatterie. 1897 Neubau des Eishauses.

Die Gesammtbaukosten seit 1889 einschliesslich aller maschinellen Einrichtungen und Maschinen für die elektrische Beleuchtung nebst Accumulatorenbatterie und Kesseln etc. für Warmwasser-Niederdruckheizung etc. belaufen sich auf 390 000 ℳ.

Liebenstein (Herzogthum Sachsen-Meiningen).

Cur- und Wasser-Heil-Anstalt Dr. Fülles.

Liegnitz (Provinz Schlesien).

1. **Privat-Erziehungs-, Beschäftigungs- und Pflege-Anstalt** für Idioten „Wilhelm und Augusta-Stift" zu Liegnitz.

Anstaltsdirector Glamann. Anstaltsarzt: Dr. Volprecht.

Bestand 1. Januar 1897:	246 Kr.	(144 M.,	102 Fr.)
Aufgenommen . . „	11 „	(3 „,	8 „)
Verpflegt . . . . . „	242 „	(141 „,	101 „)
Entlassen . . . . . „	2 „	(2 „,	— „)
Gestorben . . . . „	8 „	(4 „,	4 „)
Bestand 1. Januar 1898:	247 „	(141 „,	106 „)

Eröffnet wurde die Anstalt am 1. Mai 1881 mit 6 Zöglingen. Am 17. October 1889 konnte der Neubau des Erziehungshauses für jugendliche Idioten bezogen werden, die Zahl der Zöglinge war gleichzeitig auf 57 gestiegen. Am 1. October 1893 wurde ein Haus für 60 idiotische Männer und eins für 60 idiotische Frauen im Bau vollendet, und hatte sich die Zahl der Insassen am 1. April 1894 auf 176 gesteigert. Für den Bau und die innere Einrichtung des Erziehungshauses sind 136 000 ℳ verausgabt worden, für den Bau des Männer- und Frauenhauses einschliesslich der inneren Einrichtung 176 000 ℳ.

Die Anstalt hat eine Schule mit 4 Lehrkräften; sie betreibt Buchbinderei, Korbmacherei, Schneiderei, Schuhmacherei, Garten- und Gemüsebau; die bebaute Fläche beträgt 3 ha.

Das Stift hat seit 1893 die Verpflichtung übernommen, alle Idioten, Epileptischen, Taubstummen und Blinden, welche ihm der Landarmenverband überweist, auf Kosten des letzteren in Bewahrung, Cur und Pflege zu nehmen und denselben einen angemessenen Unterhalt sowie diejenige Ausbildung zukommen zu lassen, welche nach der Natur ihres Leidens und nach Maassgabe der Anstaltseinrichtungen gewährt werden kann. An Verpflegungskosten zahlt der Landarmenverband für jeden Kopf täglich 1 ℳ. Gegenwärtig sind 200 Pfleglinge des Landarmenverbandes in der Anstalt untergebracht.

2. **Städtisches Krankenhaus**, Irren-Abtheilung.

Aerzte: Dr. Striper; Dr. Wiggert.

Bestand 1. Januar 1897:	3 Kr.	(2 M.,	1 Fr.)
Aufgenommen . . . „	28 „	(16 „,	12 „)
Verpflegt . . . . . . „	31 „	(18 „,	13 „)
Entlassen . . . . . . „	24 „	(15 „,	9 „)
Gestorben . . . . . „	1 „	(1 „,	— „)
Bestand 1. Januar 1898:	6 „	(2 „,	4 „)

Das Krankenhaus ist vor dem 14. Jahrhundert unter dem Namen „Hospital ad St. Stanislaum et St. Annam" gestiftet, seit 1819 durch den Magistrat als städtisches Krankenhaus übernommen, im Jahre 1869 umgebaut. Das Krankenhaus liegt fast ausserhalb der Stadt, ist mit Luftheizung, Wasserleitung und Gasbeleuchtung versehen. Für die Geisteskranken sind zur Zeit nur 9 Isolirzimmer am nordwestlichen Anbau eingerichtet. Für 1899 ist für Geisteskranke ein moderner Neubau in Aussicht genommen.

Liestal (Canton Baselland).

Cantonale Irren-Pflege-Anstalt, öffentliche Anstalt für den Canton Baselland. Station Liestal.

Aerzte: Spitalarzt Dr. L. Gelpke; Assistenzarzt Baugerter.

Bestand 1. Januar 1897:	135 Kr.	(62 M.,	73 Fr.)
Aufgenommen . „	80 „	(49 „,	31 „)
Verpflegt . . . . „	215 „	(111 „,	104 „)
Entlassen . . . . „	55 „	(30 „,	25 „)
Gestorben . . . . „	20 „	(15 „,	5 „)
Bestand 1. Januar 1898:	140 „	(66 „,	74 „)

Eröffnet 1833. Neubau 1854. Erweiterung durch Anbau 1889. — Summarischer Verwaltungsbericht.

Lindenburg siehe Cöln.

Lindenhaus siehe Brake.

Lindenhof (Königreich Sachsen).

Privat-Heil- und Pflege-Anstalt Lindenhof für Gemüths- und Nervenkranke. Bahn-, Post- und Telegraphenstation Coswig in Sachsen, Knotenpunkt der Bahnlinien Leipzig-Dresden, Dresden-Meissen, Dresden-Roederan-Berlin. 14 km von Dresden entfernt. Die Anstalt liegt 20 Minuten vom Bahnhofe.

Aerzte: Dirigirender Arzt und Besitzer Dr. R. H. Pierson; Assistenzärzte Dr. H. Mucha, Dr. A. Tecklenburg.

Bestand 1. Januar 1897:	90 Kr.	(44 M.,	46 Fr.)
Aufgenommen . . . „	85 „	(48 „,	37 „)
Verpflegt . . . . . „	175 „	(92 „,	83 „)
Entlassen . . . . . „	89 „	(51 „,	38 „)
Gestorben . . . . . „	13 „	(9 „,	4 „)
Bestand 1. Januar 1898:	86 „	(41 „,	45 „)

Die Anstalt wurde 1845 von Dr. Gustav Bräunlich gegründet, wurde dann von 1850 ab durch Dr. Mathiae fortgeführt, ging aber 1867 ein und wurde im September 1874 von Dr. O. J. B. Wolff wieder eröffnet. Dieser vergrösserte durch Zukauf angrenzender Grundstücke und Niederlegung eines Bauerngehöftes das Anstaltsterrain ganz bedeutend und legte auf demselben einen ca. 6 ha grossen Park und Wald an. 1884 übernahm Dr. F. Jäckel die Anstalt und erhöhte deren Leistungsfähigkeit durch Vergrösserung der Frauen-Abtheilung und durch Neubau eines Hauses für unruhige männliche Kranke. In Folge von Kränklichkeit verkaufte er die Anstalt im Frühjahr 1890 an den jetzigen Besitzer, der damals die Privat-Irren-Anstalt in Pirna mit einem Bestande von ca. 70 Kranken leitete. Es wurde nun ein umfänglicher Neubau 1890/91 ausgeführt, der aus 4 Villen für Kranke, Wirthschafts-, Gesellschaftshaus, Maschinen- und Stallgebäude bestand; mit dem noch im Betrieb befindlichen alten Damenhause konnten nunmehr ca. 95 Kranke untergebracht werden. Die Eröffnung der neuen Gebäude erfolgte am 22. October 1891, an welchem Tage die Kranken aus der Anstalt in Pirna nach Lindenhof überführt wurden. 1894 wurde noch eine Villa als Wohnhaus für den Director erbaut, das alte Hauptgebäude wurde für Verwaltungszwecke und Aerztewohnungen umgebaut; 1897/98 wurde noch eine Villa mit 4 Wohnungen für Patienten, die mehrere Zimmer beanspruchen, gebaut.

Die Anstalt ist mit einer Centralheizung und elektrischer Beleuchtung versehen und besitzt eine eigene Quellwasserleitung. In den Jahren 1896—98 wurden einige angrenzende kleine Bauernhöfe und Felder angekauft, woselbst ein landwirthschaftlicher Betrieb mit Berieselungsanlage angelegt wurde.

Baukosten für die Neubauten 700 000 ℳ einschliesslich der maschinellen Anlagen. Areal innerhalb der Anstaltsmauern ca. 6 ha, ausserhalb ca. 42 ha.

Beschreibung der Anstalt mit zahlreichen Abbildungen im Verlage von F. C. W. Vogel, Leipzig 1896.

Lindenfels (Grossherzogthum Hessen).

Wasser-Heil-Anstalt „Villa Maria" zu Lindenfels im Odenwalde.

Besitzer und Arzt: Dr. Schmidt.

Lintorf (Rheinprovinz).

Heil-Anstalten für Alkoholiker. 1. Curhaus Siloah, 2. Männer-Asyl zu Lintorf (Post- und Bahnstation).

Vorsteher: Pastor Kruse, Lintorf.

Arzt: Dr. med. Forschelen, Huckingen-Grossenbaum.

1. Curhaus Siloah (20 Betten).

Bestand 1. Januar 1897:		13	männliche	Kranke
Aufgenommen . .	„	31	„	„
Verpflegt	„	44	„	„
Entlassen	„	30	„	„
Gestorben	„	—	„	„
Bestand 1. Januar 1898:		14	„	„

2. Männer-Asyl (24 Betten).

Bestand 1. Januar 1897:		24	Kranke
Aufgenommen . .	„	26	„
Verpflegt	„	50	„
Entlassen	„	31	„
Gestorben	„	—	„
Bestand 1. Januar 1898:		19	„

Das Curhaus Siloah wurde 1879 (unter P. Hirsch) für alkoholkranke Herren aus den besseren Ständen gegründet; Pension je nach Zimmer 150, 125, 100 ℳ monatlich. Das Männer-Asyl, 1851 gegründet und anfangs Hülfsbedürftigen verschiedener Art dienend, beschränkt seine Thätigkeit seit längerer Zeit ausschliesslich auf Alkoholiker. Jahrespension 450 ℳ, wenn nöthig Ermässigung.

Näheres in den Jahresberichten der Diakonen-Anstalt zu Duisburg, deren Zweiganstalten die Lintorfer Häuser sind.

Linz a. Rhein (Rheinprovinz).

Privat-Heil- und Pflege-Anstalt für Geisteskranke und freiwillige Pensionäre weiblichen Geschlechtes. Franziskanerinnen-Kloster Linz a. Rhein. — Station Linz a. Rhein, Regierungsbezirk Coblenz.

60 Plätze. 1. Januar 1898 57 Kranke anwesend. Ganz unruhige Kranke werden nicht aufgenommen.

Leitender Arzt: Dr. Vossschulte.

Eröffnung der Anstalt im Mai 1862. Durch Vergrösserungsbau im Jahre 1888—89 ist die Anstalt jetzt in der Lage, 60 Personen Aufnahme gewähren zu können.

Linz a. Donau siehe Niedernhart.

Deutsch-Lissa (Provinz Schlesien).

Offene Anstalt für Nerven- und Gemüthskranke zu Deutsch-Lissa bei Breslau. Station Lissa der Niederschlesisch-Märkischen Eisenbahn.

Besitzer und Arzt: Dr. Walter.

Bestand 1. Januar 1897:	14 Kr.	(7 M.,	7 Fr.)
Aufgenommen. .	„	10 „	(3 „,	7 „)
Verpflegt	„	24 „	(10 „,	14 „)
Entlassen	„	11 „	(4 „,	7 „)
Gestorben	„	1 „	(1 „,	– „)
Bestand 1. Januar 1898:		12 „	(5 „,	7 „)

Neubau. Eröffnet am 1. September 1891.

Littenheid (Canton Thurgau).

Privat-Pflege- und Versorgungs-Anstalt Littenheid bei Sirnach (Station der Linie Rorschach-Winterthur).

Besitzer: Jean Delaprez.

Aerzte: Dr. Meirnberger, Dr. Schmidt.

Bestand 1. Januar 1897:		112 Kr.	(51 M.,	61 Fr.)
Aufgenommen . .	„	21 „	(8 „,	13 „)
Verpflegt	„	133 „	(59 „,	74 „)
Entlassen	„	15 „	(5 „,	8 „)
Gestorben	„	5 „	(3 „,	2 „)
Bestand 1. Januar 1898:		113 „	(51 „,	62 „)

1883 gegründet.

Lublinitz (Provinz Schlesien).

Provinzial-Heil- und Pflege-Anstalt zu Lublinitz (Post- und Bahnstation).

Aerzte: Oberarzt Dr. Jessen; II. Arzt Dr. von Jagemann.

Bestand 1. Januar 1897:		280 Kr.	(122 M.,	158 Fr.)
Aufgenommen .	„	81 „	(57 „,	24 „)
Verpflegt	„	361 „	(179 „,	182 „)
Entlassen	„	18 „	(13 „,	5 „)
Gestorben	„	29 „	(13 „,	16 „)
Bestand 1. Januar 1898:		314 „	(153 „,	161 „)

Ludwigsburg (Königreich Württemberg).

Privat-Heil- und Pflege-Anstalt des Wundarzts Krauss mit 18 Plätzen.

Lübeck (Freie und Hansa-Stadt).

Staats-Irren-Anstalt.

Aerzte: Dr. Wattenberg, dirigirender Arzt seit dem 1. September 1893; Dr. Schnitzer, Assistenzarzt seit dem 15. Januar 1898.

Bestand 1. Januar 1897:	135 Kr.	(80 M.,	55 Fr.)
Aufgenommen . . „	51 „	(18 „,	33 „)
Verpflegt . . . . . „	186 „	(98 „,	88 „)
Entlassen . . . . . „	38 „	(18 „,	20 „)
Gestorben. . . . . „	10 „	(6 „,	4 „)
Bestand 1. Januar 1898:	138 „	(74 „,	64 „)

Geschichte: Die Anstalt ist 1787 erbaut, 1857 zeitgemäss eingerichtet und mehrere Male erweitert. 1870 ward ein in der Nähe gelegenes Landhaus erworben, um dort ein Asyl für ruhige und zuverlässige Unheilbare zu errichten. Aus demselben hat sich im Laufe der Zeit eine landwirthschaftliche Colonie entwickelt. 1882 wurden 2 Pavillons für demente Kranke zu je 20 Betten neuerbaut, 1887, 1888 und 1890 15000 qm Land erworben und 1889 ein Landhaus mit grossem Garten angekauft, welches als Pensionat für weibliche Kranke eingerichtet worden ist. 1890 wurde die Anstellung eines Assistenzarztes beschlossen. Am 29. Mai 1894 wurden die Isolirzellen aufgehoben, 2 Wachabtheilungen eingerichtet und im Anschluss daran die Anstalt zweckentsprechend umgebaut. Zu dem dringend wünschenswerthen Neubau ist es bisher nicht gekommen.

1844 ist von Dr. Eschenburg, der nach 48jährigem verdienstvollen Wirken am 5. Februar 1886 starb, eine Geschichte der Lübecker Irren-Anstalt geschrieben und darin ein Bild gegeben worden, wie das 17. Jahrhundert seine Irren zu betrachten und zu behandeln pflegte.

Am 1. September 1893 legte Dr. Reuter sein Amt als leitender Arzt nieder, nachdem er seit dem 13. März 1886 mit grösster Hingabe und in erfolgreicher Weise für das Wohl der Anstalt thätig gewesen war.

Ein Verwaltungsbericht erscheint alljährlich, ein ärztlicher Bericht alle 5 Jahre.

Lüttringhausen (Rheinprovinz).

„Tannenhof" bei Lüttringhausen im Rheinland, evangelische **Privat-Heil- und Pflege-Anstalt.** Bahnstation Lüttringhausen 20 Minuten entfernt.

Aerzte: Dr. Beelitz, leitender Arzt; Dr. Bindemann, I. Assistenzarzt; Dr. Ahlmeyer, II. Assistenzarzt.

Bestand 1. Januar 1897:		211 Kr.	(95 M.,	116 Fr.)
Aufgenommen . .	„	121 „	(73 „,	48 „)
Verpflegt	„	332 „	(168 „,	164 „)
Entlassen	„	45 „	(21 „,	24 „)
Gestorben	„	17 „	(10 „,	7 „)
Bestand 1. Januar 1898:		270 „	(136 „,	134 „)

Die Anstalt ist gegründet vom rheinischen Provinzial-Ausschuss für innere Mission, eingeweiht am 30. April 1896. Es sind vorhanden ca. 320 Betten, nachdem im Sommer 1897 ein Anbau gemacht wurde.

Magdeburg (Provinz Sachsen).

Die städtische **Kranken-Anstalt Sudenburg** hat eine Beobachtungsstation für Geisteskranke, die von hier aus den Provinzial-Anstalten zugeführt werden.

Aerzte: Director Medicinalrath Professor Dr. Unverricht; Assistenzärzte der inneren und Irren-Abtheilung Dr. Buttenberg, Dr. Neubaur.

Bestand 1. Januar 1897:		19 Kr.	(11 M.,	8 Fr.)
Aufgenommen . .	„	254 „	(156 „,	98 „)
Verpflegt	„	273 „	(167 „,	106 „)
Entlassen	„	238 „	(149 „,	89 „)
Gestorben	„	15 „	(9 „,	6 „)
Bestand 1. Januar 1898:		20 „	(9 „,	11 „)

Die Anstalt wurde am 1. December 1891 eröffnet. Eine nähere Beschreibung findet sich in der Festgabe der Stadt Magdeburg an die Theilnehmer der 19. Versammlung des Vereins für öffentliche Gesundheitspflege. Magdeburg 1894, Albert Rathke.

Mammern (Canton Thurgau).

Wasser-Heil-Anstalt und **Sanatorium** für Nervenkranke. Eisenbahn- und Dampfschiffstation (Bodensee).

Besitzer und leitender Arzt: Dr. O. Ullmann.

Schloss **Marbach** (Königreich Württemberg).

Temperenz-Sanatorium für Nervenleidende. **Heil-Anstalt** für Nervenkranke, speciell für Alcohol- und Morphium-Entziehung von Dr. A. Smith.

Marburg (Provinz Hessen).

Landes-Irren-Heil-Anstalt, communalständische Anstalt für die heilbaren Geisteskranken des Regierungsbezirks Cassel (das frühere Curhessen), 15 Plätze für Heilbare aus dem Fürstenthum Waldeck. Ausgeschlossen sind irre Verbrecher. Station Marburg der Main-Weserbahn. (Nächste Bahnstation Marburg-Süd.)

Aerzte: Director ord. Professor Medicinalrath Dr. F. Tuczek; II. Arzt und stellvertretender Director Privatdocent Dr. A. Buchholz; I. Assistenzarzt Dr. Matthes; II. Assistenzarzt vacat; Volontärärzte: Dr. Zuschlag und Dr. Happel.

Bestand 1. Januar 1897:		266 Kr.	(127 M.,	139 Fr.)
Aufgenommen . .	„	228 „	(114 „,	114 „)
Verpflegt	„	494 „	(241 „,	253 „)
Entlassen	„	228 „	(120 „,	108 „)
Gestorben	„	19 „	(10 „,	9 „)
Bestand 1. Januar 1898:		247 „	(111 „,	136 „)

Die Anstalt wurde 1872—75 nach dem Programm des Prof. Meyer in Göttingen (Arch. f. Psych. VII, 224) durch den ständischen Baumeister Brüning zu Marburg erbaut und am 7. Juni 1876 bezogen. Sie besteht aus je 5 einzelnen Krankenabtheilungen nebst den nöthigen Administrationsgebäuden. Die Krankenhäuser liegen frei in ihren Gärten; Gitter und Mauern sind gespart. Die Anstalt hat grösseren Oekonomiebetrieb, ist kanalisirt, hat Rieselfelder, Quellwasserleitung aus dem nahen Walde und einen Brunnen mit Dampfpumpwerk, elektrische Beleuchtung, Dampfwäscherei. Die Anstalt ist ursprünglich für 250 Kranke gebaut, kann aber 300 gut unterbringen. 1897 Anbau an die Wachabtheilung für ruhige Frauen.

Der Director ist zugleich Professor und hält klinische Vorlesungen in der Anstalt, zu welchen die Zuhörer mittelst Omnibus von Marburg hinbefördert werden. Die Entfernung von den Thoren der Stadt beträgt 2 km. — L. Meyer, „Das ärztliche System der Marburger Irren-Anstalt“ im Arch. f. Psych. VII, 224. — P. Wellenbergh, „De zorg voor de krankzinnigen verpleging in Hessen“. (Psychiatrische Bladen Deel V, afl. 3, 1887. — Buffet, „A travers asiles. Notes et souvenirs d'un étudiant psychiatrie“ 1889. Luxembourg. Schoele.

Mariaberg (Königreich Württemberg).

Privat-Heil- und Pflege-Anstalt für Schwachsinnige Mariaberg, Oberamt Reutlingen. Eisenbahnstationen: Kleinengetingen, Sigmaringen, Ebingen. Poststation: Mägerkingen.

Leiter der Anstalt: Inspector Rominger.

Anstaltsarzt: Dr. Stehle zu Trochtelfingen; derselbe besucht die Anstalt wöchentlich zweimal, bei Krankheitsfällen täglich.

Bestand 1. Januar 1897:	143 Kr.	(100 M.,	43 Fr.)
Aufgenommen . .	„ 13 „	(6 „,	7 „)
Verpflegt	„ 156 „	(106 „,	50 „)
Entlassen	„ 7 „	(5 „,	2 „)
Gestorben	„ 2 „	(2 „,	— „)
Bestand 1. Januar 1898:	147 „	(99 „,	48 „)

Eröffnet 1847; gegründet durch einen Verein; wird durch milde Gaben unterhalten.

Marienbad siehe Goslar.

Marienberg siehe Boppard.

Mariahalde-Erlenbach (Canton Zürich).

Privat-Anstalt „Martin-Stiftung“ zu Mariahalde-Erlenbach bei Meilen im Canton Zürich. Für schwachsinnige Kinder beiderlei Geschlechts.

Verdankt ihre Entstehung einer milden Stiftung.

20 Plätze.

Marienhaus (Rheinprovinz).

Privat-Heil- und Pflege-Anstalt für kranke Frauen Marienhaus, Poststation Waldbreitbach, Bahnstationen Neuwied und Hönnigen a. Rh.

Arzt: Dr. med. Joh. Schulten, leitender Arzt.

Bestand 1. Januar 1897:	243	kranke	Frauen.
Aufgenommen . .	„	13	„	„
Verpflegt	„	256	„	„
Entlassen	„	13	„	„
Gestorben	„	6	„	„
Bestand 1. Januar 1898:	237	„	„

Die Anstalt ist Eigenthum der Franziskanerschwestern von Waldbreitbach und nimmt nur weibliche Kranke auf; sie besteht aus dem bei dem Mutterhause der Genossenschaft liegenden, 1863 errichteten „alten“ Hause für leichter psychisch Kranke und körperlich Kranke und aus dem 1888 bis 1891 erbauten, vom Kloster 7 Minuten entfernten Antoniushause; letzteres ist eine modern eingerichtete mit elektrischer Beleuchtung, Niederdruckdampfheizung und eigener Quellwasserleitung versehene, geschlossene Anstalt für Psychosen jeder Art. Drei Viertel der Patientinnen sind geisteskranke Landarme der Rheinprovinz, ein Viertel Pensionäre zweiter und erster Klasse. Körperlich Kranke sind nur in geringer Zahl vorhanden.

Marienthal siehe Münster.

Marsberg (Provinz Westphalen).

1. **Provinzial-Irren-Anstalt** zu Niedermarsberg, Poststation Niedermarsberg, Bahnstation Marsberg.

Aerzte: Director Sanitätsrath Dr. Ferdinand Rubarth; Oberarzt Dr. Franz Haase; Assistenzarzt Dr. Eberhard Kleffner, Assistenzarzt Dr. Aloys Hildebrand.

Bestand 1. Januar 1897:	459 Kr.	(241 M.,	218 Fr.)
Aufgenommen. . „	163 „	(98 „,	65 „)
Verpflegt. . . . . „	622 „	(339 „,	283 „)
Entlassen. . . . . „	169 „	(101 „,	68 „)
Gestorben . . . . „	23 „	(12 „,	11 „)
Bestand 1. Januar 1898:	430 „	(226 „,	204 „)

Eröffnet am 28. Januar 1813.

„Geschichte und Statistik der Anstalt von 1814—1865" von Sanitätsrath Dr. Koster und Dr. Tigges, Supplementband der Allgemeinen Zeitschrift für Psychiatrie, Band 24. Berichte über die Anstalt werden für jeden Provinzial-Landtag in Druck gegeben.

2. **Idioten-Anstalt** des St. Johannes-Vereins zu Marsberg. Poststation Niedermarsberg, Bahnstation Marsberg.

Aerzte: Director Sanitätsrath Dr. Ferdinand Rubarth; derselbe führt die Oberaufsicht über die Anstalt. Hausarzt Dr. Wendelin Herwig.

Bestand 1. Januar 1897:	287 Zögl.	(178 Knab.,	109 Mädchen)
Aufgenommen . „	63 „	(34 „	, 29 „)
Verpflegt . . . . „	350 „	(212 „	, 238 „)
Entlassen . . . . „	7 „	(4 „	, 3 „)
Gestorben . . . . „	12 „	(8 „	, 4 „)
Bestand 1. Januar 1898:	331 „	(200 „	, 131 „)

Die Anstalt ist eröffnet am 26. Februar 1881 und fortwährend durch Neubauten so erweitert, dass sie ausser der Krankenstation für 350 Zöglinge Platz bietet. Berichte über die Anstalt werden jährlich in Druck gegeben.

Marsens (Canton Freiburg).

Hospice d'aliénés de Marsens, öffentliche Heil- und Pflege-Anstalt für die Geisteskranken des Cantons. Eisenbahnstation Bulle der Linie Genf-Lausanne-Bern.

Aerzte: Director Dr. Serrigny; Assistenzarzt Dr. Rémy in Bulle.

Bestand 1. Januar 1897:	160 Kr.	(81 M.,	79 Fr.)
Aufgenommen . . „	77 „	(41 „,	36 „)
Verpflegt. . . . . „	237 „	(122 „,	115 „)
Entlassen. . . . . „	55 „	(23 „,	32 „)
Gestorben . . . . „	9 „	(6 „,	3 „)
Bestand 1. Januar 1898:	173 „	(89 „,	84 „)

Die 1876 mit 125 Plätzen eröffnete Anstalt war für den Canton Freiburg und den Canton Bern bestimmt; durch Gründung der Anstalt zu Bern konnte einer Ueberfüllung der Anstalt vorgebeugt werden. Bei dem stetigen Wachsen der Aufnahmeziffer wurden in den letzten Jahren zwei Pavillons für unruhige Männer und Frauen und zwei Abtheilungen für Pensionäre gebaut.

Martinsbrunn bei Meran (Tirol).

Sanatorium für Nervenkranke von Dr. Norbert von Kaan-Albest.

Mauren (Canton Thurgau).

Thurgauer **Erziehungs-Anstalt** für schwachsinnige Kinder in Mauren bei Weinfelden, gegründet 1895 durch die Thurgauer gemeinnützige Gesellschaft, die Eigenthümerin der Anstalt ist.

Präsident: Pfarrer Straub in Berg.

Eigene Anstaltsgebäude für 30—36 Kinder.

Meran (Tirol).

1. Dr. Ballmann's **Wasser-Heil-Anstalt**, Villa Aurora.
2. **Wasser-Heil-Anstalt** „Hygiea“.

Besitzer und Arzt: Kaiserlicher Rath Dr. J. Schreiber.

Merxhausen (Provinz Hessen-Nassau).

Landeshospital, Pflege-Anstalt für weibliche Geisteskranke aus dem Regierungsbezirk Cassel, sowie für Sieche und Gepresste weiblichen Geschlechts. Station Fritzlar der Strecke Wabern-Wildungen (Main-Weserbahn).

Aerzte: Director Dr. Schedtler; I. Assistenzarzt Dr. Vogt; II. Assistenzarzt Dr. Wachsmuth.

Bestand	1. Januar 1897:	686	Frauen
Aufgenommen	„	59	„
Vom Urlaub zurückgekehrt	„	4	„
Verpflegt	„	749	„
Abgang			
Gestorben	„	41	„
In Folge wesentlicher Besserung beurlaubt .	„	6	„
Bestand	1. Januar 1898:	702	„

Darunter 693 geisteskrank und 9 siech.

Das im Jahre 1213 gegründete Augustinerkloster Merxhausen wurde durch den Landgrafen Philipp den Grossmüthigen nach der Einführung der Reformation in Hessen im Jahre 1527 säcularisirt und gleichzeitig mit drei andern hessischen Klöstern (Haina, Gronau, Hofheim) im Jahre 1533 zur Aufnahme und Verpflegung von Geisteskranken und Siechen bestimmt. Merxhausen wurde Pflege-Anstalt für Frauen. Schon in den ersten Decennien stieg die Zahl der Pfleglinge auf über 200 an, gegen Ende des 16. Jahrhunderts verpflegte man in Merxhausen annähernd 300 theils geisteskranke, theils sieche Frauen. Der dreissigjährige Krieg zog auch das Hospital Merxhausen in den allgemeinen Niedergang. Die Zahl der Pfleglinge sank auf 40. Nur langsam erholte sich die Stiftung wieder, um während des siebenjährigen, für Hessen so furchtbaren Krieges, abermals fast gänzlicher Vernichtung anheim zu fallen. Doch erfolgte der Aufschwung nach den Verwüstungen des siebenjährigen Krieges verhältnissmässig rasch. Zahl der Pfleglinge Anfang dieses Jahrhunderts ca. 200. 1801 Neubau eines Honoratiorengebäudes für 50 Kranke. 1867 Errichtung eines Neubaues für Erregte mit 90 Betten. Vollständige Reorganisation der Anstalt im Anfang der achtziger Jahre nach dem Programm von Cramer-Marburg. Neubauten für 250 Kranke, Waschhaus, Centralheizungen, Wasserleitung. Anstellung eines ärztlichen Directors 1886. Erweiterungsbau für 240 Kranke, belegt im Jahre 1894. 1897 Niederlegung des im Anfang des vorigen Jahrhunderts erbauten sog. Krankenhauses. Neubau eines Kesselhauses mit Einführung maschinellen Betriebes in der Waschhalle (Waschmaschine, Centrifuge, Dampftrockenmangel). 1898 Erbauung eines neuen Kirchengebäudes. Sämmtliche neuen Gebäude sind massiv aus weissem und rothem Sandstein, der in den eignen Steinbrüchen gewonnen wird, erbaut. Das Holz liefern die eignen Waldungen. In Folge dessen stellen sich die Baukosten sehr niedrig. Bei dem in 1894 vollendeten Neubau kostet der Bau 1135 ℳ, mit neuerer Einrichtung 1310 ℳ. Der Grundbesitz der Anstalt beläuft sich auf ca. 330 ha Land und ca. 600 ha Wald. Das Land ist zum grössten Theil mit den beiden Gutshöfen verpachtet. Die Anstalt bewirthschaftet mit den Pfleglingen zwei Gemüsegärten von zusammen 6 ha.

Merzig (Rheinprovinz).

Provinzial-, Heil- und Pflege-Anstalt für den Regierungsbezirk Trier, bei Merzig a./Saar. Station Merzig der Bahn Trier-Saarbrücken 30 Minuten entfernt.

Aerzte: Director Dr. Gottlob; II. Arzt Dr. Kerris; Assistenzärzte Dr. Sauermann, Dr. Zengerly; Volontärarzt Dr. Renninger.

Bestand 1. Januar 1897:	523 Kr.	(255 M.,	268 Fr.)
Aufgenommen . . „	203 „	(121 „,	82 „)
Verpflegt . . . . . „	726 „	(376 „,	350 „)
Entlassen . . . . . „	198 „	(121 „,	77 „)
Gestorben . . . . „	39 „	(22 „,	17 „)
Bestand 1. Januar 1898:	489 „	(233 „,	256 „)

Grundsteinlegung am 28. April 1872, Eröffnung am 30. Juli 1876. Die Anstalt bildet ein compaktes Ganze und liegt 2¼ km vom Mittelpunkt der Stadt an der von Saarbrücken nach Trier führenden Provinzialstrasse. Das Grundeigenthum beträgt 67 ha. Ursprünglich für 200 Kranke bestimmt, wurde sie bei der wachsenden Krankenzahl 1881 durch Erweiterungsbauten vergrössert. 1887 wurde der „Wiesenhof", ein Hofgut, 10 Min. von der Anstalt entfernt, erworben und daselbst koloniale Verpflegung für 25 Kranke eingerichtet. Eine Anzahl Villen zur Krankenbehandlung nach dem Offen-Thür-System sind zur Zeit im Bau begriffen und wird die Anstalt nach ihrer Fertigstellung 200 Kranke mehr als bisher beherbergen. — „Die Provinzial-Irren-. Blinden- und Taubstummen-Anstalten der Rheinprovinz u. s. w. Düsseldorf, J. Voss & Comp. 1880." — „Bericht über die Rheinische Prov. Irren-Anstalt Merzig in den Jahren 1880 bis 1888. Köln, F. Greven 1889."

La Métairie bei Nyon (Canton Waadt, Schweiz).

Privat-Heil- und Pflege-Anstalt für Patienten aus den höheren Ständen eingerichtet. Station Nyon: Eisenbahn- und Dampfschiffstation.

Aerzte: Director und leitender Arzt Dr. F. Dizard; Assistenzarzt Dr. de Martines.

Bestand 1. Januar 1897:	29 Kr.	(11 M.,	18 Fr.)
Aufgenommen . . „	16 „	(9 „,	7 „)
Verpflegt . . . . . „	45 „	(20 „,	25 „)
Entlassen . . . . „	21 „	(9 „,	12 „)
Gestorben . . . . „	3 „	(1 „,	2 „)
Bestand 1. Januar 1898:	21 „	(10 „,	11 „)

Die Anstalt wurde im Jahre 1860 eröffnet. Nur eine kleine Zahl von Kranken werden aufgenommen, damit ein Familienleben möglich sei. Die Anstalt steht unter der Aufsicht eines Verwaltungsrathes von 5 Mitgliedern und unter directer staatlicher Oberaufsicht der Waadtländischen Sanitätsbehörden.

Metz (Reichsland Elsass-Lothringen).

Hospiz St. Nicolas, städtische Pflege-Anstalt zur Pflege von Greisen, Armen, Hilfsbedürftigen aller Art. Neben den provisorisch zur Beobachtung verwahrten Geisteskranken sind da Schwachsinnige, Epileptische, Gelähmte. Listen über die letzteren Kategorien werden nicht aufgestellt; sie sind auch nicht streng von den übrigen gesondert. Die Pflege haben die barmherzigen Schwestern. Station Metz.

Aerzte: Spitalärzte Dr. Schrick und Dr. Maret,

Hülfsarzt Dr. Füth, abwechselnd mit den Spitalärzten Dr. Lentz und Dr. Christel und dem Hülfsarzt Dr. Ernst.

Bestand 1. Januar 1898: 266 Greise und Sieche und 107 Kinder.

Geisteskranke wurden vorübergehend 30 (18 M. 12 Fr.) verpflegt.

Das Krankenhaus besteht seit 1100 und ist durch den Schöffenmeister und die Bürgerschaft von Metz gegründet. Die Jahresberichte werden nicht mehr veröffentlicht.

Michelstadt (Grossherzogthum Hessen).

Wasser-Heil-Anstalt im Odenwald, mit 75 Zimmern für chronisch Kranke, namentlich Nervenleidende. Station der Odenwaldbahn.

Besitzer und Arzt: Dr. Scharfenberg. Gegründet 1842.

Mitau (Kurland).

Mitau'sches Krankenhaus des Kurländischen Colegii allgemeiner Fürsorge, in ihm eine Irrenabtheilung. Arzt derselben Dr. E. Jensen. Station Mitau, 1 Werft entfernt.

Bestand 1. Januar 1897:	97	Kr.	(52 M.,	45 Fr.)
Aufgenommen . .	„ 74	„	(45 „,	29 „)
Verpflegt	„ 171	„	(97 „,	74 „)
Entlassen	„ 57	„	(38 „,	19 „)
Gestorben	„ 17	„	(7 „,	10 „)
Bestand 1. Januar 1898:	97	„	(52 „,	45 „)

Zahl der Krankenbetten 100, Zahl der Irren in Kurland 600, daher Vielen die Aufnahme versagt werden muss. Mehrere Plätze müssen überdies für Arrestanten oder andere gerichtlich zu beobachtende und zu begutachtende Personen offen gehalten werden. Die Zahl der zu Begutachtenden beträgt jährlich 20 bis 30.

Seit 1869 besteht die Irrenabtheilung. Früher wurden nur hin und wieder einzelne Irre im allgemeinen Krankenhause verpflegt.

Mittewald (Kärnten).

Wasser-Heil-Anstalt Mittewald bei Villach.
Arzt: Dr. Ballmann (im Winter in Meran).

Möckern (Königreich Sachsen).

Dr. Kern'sche Anstalt, Privat-Anstalt, selbständig, zur Pflege von Idioten und ruhigen Geisteskranken. Station Leipzig.

Director und Besitzer: Dr. med. H. Kern.

Eröffnet 1839 in Eisenach; 1847 Uebersiedelung nach Leipzig, 1854 nach Gohlis bei Leipzig, 1859 nach Möckern. Hier entwickelte sich die Anstalt mehr und mehr, sodass neben jugendlichen Idioten auch erwachsene Idioten und ruhigen Geisteskranken eine Heimstätte und engeres Familienleben neben Beschäftigung im Garten und Landwirthschaft geboten werden konnte. 1862 besuchte König Johann von Sachsen die Anstalt. 1868 starb Dr. Ferd. Kern, Gründer und Besitzer der Anstalt. Seine Wittwe Frau Dr. Caroline Kern führte die Anstalt in seinem Sinne fort bis zu ihrem Tode (6. December 1886). Am 1. April 1887 übernahm ihr Sohn, Dr. H. Kern, die Leitung (seit 1. Juli 1875 schon Arzt der Anstalt). — Berichte in der Allgem. Zeitschrift für Psychiatrie.

(Abdruck aus der III. Auflage, neuere Nachrichten waren nicht zu erhalten.)

Mosbach (Grossherzogthum Baden).

Privat-Idioten-Anstalt zu Mosbach (Post- und Bahnstation).

Vorstand: Pfarrer Geiger. Anstaltsarzt: Geh. Hofrath Dr. Wolf.

Bestand 1. Januar 1897:	132 Kr.	(79 Knab.,	53 Mädchen)
Aufgenommen . . „	28 „	(18 „	, 10 „)
Verpflegt . . . . . „	160 „	(97 „	, 63 „)
Entlassen . . . . . „	20 „	(12 „	, 8 „)
Gestorben . . . . „	3 „	(1 „	, 2 „)
Bestand 1. Januar 1898:	140 „	(85 „	, 55 „)
darunter schulfähig . .	72 „	(44 „	, 28 „)

Eröffnet 1880 in einer früheren für die jetzigen Zwecke umgebauten Fabrik. Neubauten 1887, 1893.

München (Kreis Oberbayern).

1. **Kreis-Irren-Anstalt** für den Kreis Oberbayern, Heil- und Pflege-Anstalt. Station München Central- oder Ostbahnhof.

Aerzte: Director: o. ö. Prof. an der Universität, Medicinalrath Dr. A. Bumm; Oberarzt Dr. Fr. Vocke; Assistenzärzte: Dr. W. Holterbach, Dr. Fr. Ungemach, Dr. E. Nenning, Dr. K. Straub, Dr. G. Wagner.

Bestand 1. Januar 1897:	501	Kr.	(246 M.,	255 Fr.)
Aufgenommen . .	„	224	„	(124 „,	100 „)
Verpflegt	„	725	„	(370 „,	355 „)
Entlassen	„	127	„	(77 „,	50 „)
Gestorben	„	60	„	(40 „,	20 „)
Bestand 1. Januar 1898:	530	„	(253 „,	285 „)

Die ursprünglich auf 280 Pfleglinge berechnete Anstalt wurde 1857—59 unter dem Beirathe ihres ersten Directors Dr. v. Solbrig mit einem Aufwande von 912 600 ℳ erbaut. Schon nach 3 Jahren wurde ein Erweiterungsbau nöthig, welcher 132 000 ℳ kostete und die Fassungsfähigkeit auf 350 Pfleglinge erhöhte. 1874—77 wurde die Anstalt unter v. Gudden umgebaut und erweitert und erhielt hierbei Sulzer'sche Dampf-Luft-Centralheizung, Gasbeleuchtung, Nutzwasserleitung, Spülclosetts, Abwasserkanalisation, Eichenriemenparquettboden. Die Zahl der normirten Plätze betrug 550, bis zum Ausbau der zweiten oberbayerischen Kreis-Irren-Anstalt in Gabersee musste jedoch die Anstalt Ende der achtziger Jahre ständig 670—690 Kranke unterbringen. 1892/93 wurde ein neues Maschinenhaus errichtet (120 650 ℳ) und 1896/97 erhielt die Anstalt eine neue Kanalisation und Spülclosetteinrichtung (64 000 ℳ). Die psychiatrische Klinik wird im Concertsaal der Anstalt abgehalten. — Allgem. Zeitschrift für Psychiatrie, Bd. 12 und 14. Münchener ärztl. Intelligenzblatt, 16. und 18. Jahrgang. Archiv der deutschen Gesellschaft für Psychiatrie und gerichtliche Psychologie

Bd. 7, 1864. Auszüge aus den (gedruckten) Jahresberichten in den Generalberichten über die Sanitätsverwaltung in Bayern.

2. Siehe Neufriedheim.

Münchenbuchsee (Canton Bern).

Asyl für Gemüthskranke Wyss in Münchenbuchsee (Canton Bern). Bahn- und Poststation. Privat-Anstalt.

Arzt und Besitzer: Dr. Robert Glaser.

Bestand 1. Januar 1897:	44 Kr.	(18 M.,	26 Fr.)
Aufgenommen . . „	43 „	(11 „,	32 „)
Verpflegt . . . . . „	87 „	(29 „,	58 „)
Entlassen . . . . . „	25 „	(6 „,	19 „)
Gestorben . . . . „	3 „	(1 „,	2 „)
Bestand 1. Januar 1898:	47 „	(19 „,	28 „)

Gegründet 1847 von Dr. Straub, war die Anstalt anfangs für 10 Patienten bestimmt und wurde allmählich den Bedürfnissen entsprechend erweitert. Wegen Raummangel in der öffentlichen cantonalen Irren-Anstalt werden seit einer Reihe von Jahren auch Kranke von Gemeinden und Staat der Anstalt übergeben. Dieselbe ist gegenwärtig im Stande, Geistes- und Nervenkranke jeder Art und jeden Standes aufzunehmen. Sie besitzt eine eigene ausgedehnte Landwirthschaft; die Pfleglinge werden daher besonders mit Garten- und Landarbeit beschäftigt.

Münsingen (Canton Bern).

Cantonale Irren-Anstalt Münsingen (Post- und Bahnstation).

Aerzte: Director Dr. Glaser; II. Arzt Dr. Weber; III. Arzt Dr. Good; Assistenzarzt W. Steibiss.

Bestand 1. Januar 1897:	481 Kr.	(219 M.,	262 Fr.)
Aufgenommen . . „	265 „	(141 „,	124 „)
Verpflegt . . . . . „	746 „	(360 „,	386 „)
Entlassen . . . . „	172 „	(97 „,	75 „)
Gestorben . . . . „	34 „	(20 „,	14 „)
Bestand 1. Januar 1898:	540 „	(143 „,	297 „)

Eröffnet 1895. Geschlossene Central-Anstalt, daneben

einzelne Pavillons, landwirthschaftliche Colonie für 45 Kranke. 530 Betten. Hochdruckwasserleitung, Niederdruckdampfheizung. Beleuchtung durch Gasöl. Baukosten ca. 3½ Mill. Francs ohne Grunderwerb. Vergl. Jahresbericht 1895.

Münster (Provinz Westfalen).

Provinzial-Irren-Anstalt (Provinzial-Anstalt Marienthal), Irren-Heil- und Pflege-Anstalt der Provinz Westfalen für alle Formen der Geisteskrankheit. Seit dem Jahre 1895 nur zu der Aufnahme von katholischen Kranken bestimmt.

Post- und Eisenbahnstation Münster i. Westf.

Aerzte: Director und I. Arzt: Medicinalrath Dr. Gerlach; II. Arzt: Oberarzt Dr. Farwick; Assistenzärzte Dr. Mertens und Ganter.

Bestand 1. Januar 1897:	468	Kr.	(225 M.,	243 Fr.)
Aufgenommen . . „	167	„	(85 „,	82 „)
Verpflegt . . . . . „	635	„	(310 „,	325 „)
Entlassen . . . . . „	222	„	(142 „,	80 „)
Gestorben. . . . . „	33	„	(19 „,	14 „)
Bestand 1. Januar 1898:	413	„	(168 „,	245 „)

Im Jahre 1877 wurde seitens der westfälischen Provinzial-Verwaltung das im nördlichen Stadtbezirk Münster belegene frühere Pensionat-Gebäude Marienthal angekauft und soviel wie möglich als Irren-Anstalt eingerichtet. Am 19. August 1878 wurde die Anstalt dann mit 46 männlichen Kranken aus der Provinzial-Irren-Anstalt zu Marsberg eröffnet, denen sodann bis zum 1. April 1879 nochmals 21 männliche und 45 weibliche Kranke, von der Provinzial-Irren-Anstalt zu Lengerich aber 25 männliche und 12 weibliche Kranke folgten. Vom 1. April 1879 ab wurde den eingehenden Aufnahme-Gesuchen dann direct entsprochen. Die Lage des Gebäudes, umgeben von weit ausgedehntem 10 ha grossen Garten und anschliessender Feldflur, muss als eine glücklich gewählte bezeichnet werden, während die innere Bauart des grossen, dreistöckigen Gebäudes zunächst mancherlei Uebelstände mit sich brachte. Bis zum November 1880 wurde ein neues Isolirgebäude fertig gestellt. Im Mai 1881 wurde im Anschluss an das freiliegende Oekonomiegebäude eine kleine Colonie für männliche Kranke eröffnet. Im Mai 1884 traten die für die Provinzial-Irren-Anstalten zu Marsberg und zu Lengerich bestehenden Aufnahme-Bedingungen auch für die Anstalt Marienthal in Geltung. Am 9. Mai 1888 wurde ein grösseres neu errichtetes Gebäude für Frauen, am 11. December 1888 ein weiteres neues Gebäude für Männer bezogen und Wach- und Beobachtungs-Abtheilungen in diesen Gebäuden eingerichtet. Am 15. Januar 1889 wurde ein neues Badehaus in Benutz genommen. Am 30. December 1890 fand die Inbetriebsetzung des neuen grossen Wirthschaftsgebäudes statt, in welchem auch freie Abtheilungen für die in dem wirthschaftlichen Betriebe sich beschäftigenden weiblichen Kranken eingerichtet sind. Im Jahre 1892 fand dann eine völlige Aenderung der inneren Einrichtung des früheren Pensionat-Gebäudes statt und wurde dieses, wie auch die übrigen Gebäude mit einer Centralheizung versehen. Die Heizung ist in den verschiedenen Häusern theils Warm-Wasserheizung, theils Nieder-Druck-Dampfheizung. Seit dem Jahre 1890 ist in sämmtlichen Gebäuden die elektrische Beleuchtung eingeführt. Durch Beschluss des Provinzial-Landtages ist die Anstalt seit April 1895, nach Eröffnung der Provinzial-Irren-Anstalt zu Aplerbeck, nur noch zur Aufnahme von katholischen Kranken bestimmt. Das gesammte Ackerareal beträgt 29 ha 52 ar 47 qm. — Für die Ausnutzung der Abwässer ist eine Rieselwiese nach Petersen'schem System eingerichtet. — Die gesammten bisherigen Baukosten betragen 1 542 668,25 ℳ, der Jahresetat beträgt 327 600 ℳ Ausgabe, 327 600 ℳ Einnahme. — Nähere Mittheilungen in den einzelnen Jahresberichten.

Münsterlingen (Canton Thurgau).

Cantonale Irren-Heil-Anstalt. Station Münsterlingen bei Constanz.

Director: Dr. Frank: Assistenzärzte Wolff, Inhelder.

Bestand 1. Januar 1897:	306 Kr.	(111 M.,	195 Fr.)
Aufgenommen . . „	128 „	(67 „,	61 „)
Verpflegt . . . . . „	434 „	(178 „,	256 „)
Entlassen . . . . . „	78 „	(50 „,	28 „)
Gestorben . . . . „	27 „	(16 „,	11 „)
Bestand 1. Januar 1898:	329 „	(112 „,	217 „)

Eröffnet 1839 in den Räumen eines alten Nonnenklosters, 1892—1896 mit einem Kostenaufwand von 1126700 Frcs. durch Bauten im Pavillon-System erweitert. Kosten pro Bett 4580 Frcs. Herrliche Lage direct am Bodensee. Die Anstalt wurde von der am gleichen Orte befindlichen cantonalen Kranken-Anstalt nach langem Kampfe getrennt. Elektrische Beleuchtung. Tiefseewasserversorgung aus dem Bodensee. Landwirthschaftlicher Betrieb ca. 44 ha.

Alljährliche Berichte in dem Bericht des Regierungsrathes an den grossen Rath (wird in Zukunft separat erscheinen und ausgetauscht werden).

Mürzzuschlag (Steiermark).

Wasser-Heil-Anstalt und klimatischer Kurort.
Arzt: Dr. Urbaschek.

Nassau a. d. Lahn (Provinz Hessen-Nassau).

Wasser-Heil-Anstalt. Station der Wetzlarer Bahn. Insbesondere gegen Nerven- und Rückenmarkskrankheiten: Hysterie, Hypochondrie, Neurasthenie, Tabes, Epilepsie. Nicht aufgenommen werden Geisteskranke, wie überhaupt solche, welche eine stete Ueberwachung nöthig haben, trunksüchtig sind, Selbstmordideen haben oder nicht freiwillig in der Behandlung bleiben wollen. Dirig. Arzt: Dr. Poensgen.
Eröffnet im April 1882.

Naundorf-Erdmannshain (Königreich Sachsen).

Privat-Irren-Anstalt zu Naundorf-Erdmannshain bei Leipzig.
Besitzer und Arzt: Dr. med. et phil. Störring.

Neckargemünd (Grossherzogthum Baden).

Kurhaus für Nerven- und Gemütskranke, Privat-Heil- und Pflege-Anstalt. Station Neckargemünd bei Heidelberg.

Leitende Aerzte und Besitzer: Dr. Rich. Fischer und Dr. Ernst Beyer.

Für 40 Kranke. Eröffnung im Juli 1898. Das im Jahre 1897 eigens zu diesem Zwecke neuerbaute Haus, mit Centraldampfheizung und elektrischer Beleuchtung versehen, enthält die Wohnungen der beiden Aerzte, Gesellschaftsräume und 6 völlig getrennte Abtheilungen. Weitere 4 Villen sind projektirt. Areal 12 Morgen.

Neinstedt a. Harz (Provinz Sachsen).

Neinstedter Anstalten. „Elisabethstift für Blöde und Epileptische". Sie bestehen aus 1. dem in Neinstedt belegenen Erziehungshause für schwachsinnige Knaben (dem eigentlichen Elisabethstift) und dem damit verbundenen Asyl für schwach- und blödsinnige Männer „Gottessorge", 2. aus dem Asyl „Kreuzhülfe" in Detzel bei Neuhaldensleben, 3. aus dem Asyl „Kreuzhülfe" in Thale (2. und 3. für weibliche Schwachsinnige und Epileptiker jeden Alters in Erziehungsanstalt und Asyl abgetheilt), 4. „Gnadenthal" bei Thale, ausschliesslich für epileptische Knaben und Männer. Eisenbahnstation für Neinstedt und die Thaleschen Anstalten: Neinstedt; für Detzel: Neuhaldensleben.

Anstaltsdirection: Pastor Kobelt in Neinstedt. Vorstand: 1. Geh. Regierungsrath W. von Nathusius, Halle (Vorsitzender), 2. Geh. Regierungsrath Stielow, Landrath in Quedlinburg (stellvertretender Vorsitzender), 3. Pastor Kobelt, Neinstedt (Schriftführer), 4. Pastor Jordan, Quedlinburg, 5. Commercienrath K. Dippe, Quedlinburg, 6. Bürgermeister Salemon, Blankenburg a. Harz, 7. Frl. Luise von Nathusius, Neinstedt, 8. Superintendent Pfau, Altenplathow.

Anstaltsärzte: Dr. Bode in Thale (Asyl „Gottessorge" und Elisabethstift zu Neinstedt, Asyl „Kreuzhülfe" und „Gnadenthal" bei Thale); Dr. Lermial in Neuhaldensleben (Asyl „Kreuzhülfe" auf Schloss Detzel).

I. „Elisabethstift" mit Asyl „Gottessorge" in Neinstedt.

Bestand 1. Januar 1897:		150	Kranke
Aufgenommen . .	„	20	„
Entlassen	„	12	„
Gestorben	„	11	„
Bestand 1. Januar 1898:		147	„

II. „Gnadenthal" bei Thale.

Bestand 1. Januar 1897:		100	Kranke
Aufgenommen . .	„	19	„
Entlassen	„	11	„
Gestorben	„	10	„
Bestand 1. Januar 1898:		98	„

III. „Kreuzhülfe"-Thale.

Bestand 1. Januar 1897:		169	Kranke
Aufgenommen . .	„	23	„
Entlassen	„	12	„
Gestorben.	„	14	„
Bestand 1. Januar 1898:		166	„

IV. „Kreuzhülfe"-Detzel.

Bestand 1. Januar 1897:		72	Kranke
Aufgenommen . .	„	4	„
Entlassen	„	1	„
Gestorben.	„	3	„
Bestand 1. Januar 1898:		72	„

Am 3. Januar 1861 Eröffnung des Elisabethstiftes durch Johanna Nathusius (geb. 18. November 1828) und August von Nathusius (geb. 22. September 1818). Am 26. Januar 1864 Eröffnung des Asyls „Kreuzhülfe" auf Schloss Detzel bei Neuhaldensleben, erst Zweiganstalt des Elisabethstiftes. 1866 Missionssuperintendent D. Hardeland übernimmt die Leitung der Anstalten. Am 8. September 1869 Eröffnung des Asyls „Gottessorge" in Neinstedt, zweite Filialanstalt des Elisabethstiftes. 1875 Pastor Kobelt übernimmt die Leitung der Anstalten. Am 3. Januar 1877 Eröffnung des Asyls „Kreuzhülfe" in Thale, dritte Filialanstalt. Am 20. Oc-

tober 1882 Einweihung der Hauscapelle zu Kreuzhülfe-Thale. Am 9. Juli 1884 Eröffnung des Hauses „Gnadenthal", vierte Filiale des Elisabethstiftes. Am 4. August 1886 25jähriges Jubiläum des Elisabethstiftes. Am 1. September 1886 Erhebung der Neinstedter Anstalten zu einer Parochie. — Daneben besteht seit 1850 eine Diakonen-Bildungs-Anstalt. der Lindenhof, welcher mit einem Rettungshause verbunden ist. Die aus diesem Brüderhause hervorgegangenen Brüder sind zum Theil als Hausväter und Pfleger in den Anstalten des Elisabethstiftes angestellt. — Jährlich 3—4 Nummern der „Blätter vom Lindenhofe", herausgegeben von Pastor Kobelt und von demselben zu beziehen.

Neuendettelsau (Königreich Bayern).

Privat-Pflege-Anstalt für Blöde und Epileptische.

Die Anstalt wurde 1854 von dem Gründer des Diakonissenhauses Neuendettelsau, Pfarrer W. Löhe, ins Leben gerufen und steht als Bestandtheil der an diesem Ort befindlichen Anstalten der inneren Mission unter Leitung des Rectors der Diakonissenanstalt Dr. Hermann Bezzel.

Gegenwärtig bestehen folgende Anstalten:

1. Neuendettelsau, für weibliche Blöde und Epileptische. Station der Lokalbahn Wicklesgreuth-Windsbach.

Vorsteher: Rector Dr. H. Bezzel.

Arzt: Dr. Hermann Dietlen.

Bestand 1. Januar 1897:		192	Kranke
Aufgenommen . .	„	21	„
Entlassen	„	17	„
Gestorben	„	3	„
Bestand 1. Januar 1898:		193	„

Aus kleinen Anfängen hervorgegangen, besitzt die Anstalt seit 1864 ein eigenes Haus, welches seitdem mehrmals vergrössert worden ist.

2. Polsingen, für männliche Blöde und Epileptische. Station Oettingen; täglich zweimal Omnibusverbindung.

Vorsteher: Rector Dr. H. Bezzel.

Arzt: Dr. Klein in Wemding.

Bestand 1. Januar 1897:		120	Kranke
Aufgenommen . .	„	12	„
Entlassen	„	7	„
Gestorben	„	7	„
Bestand 1. Januar 1898:		118	„

Die Anstalt besteht seit dem Jahre 1866, in welchem die männlichen Pfleglinge von Neuendettelsau in das Schloss Polsingen übersiedelten.

3. Bruckberg, für männliche Blöde und Epileptische. Station Wicklesgreuth bei Ansbach. Omnibusverbindung mit Ansbach.

Vorsteher: Rector Dr. H. Bezzel.

Arzt: Dr. Kann in Bruckberg.

Bestand 1. Januar 1897:		156	Kranke
Aufgenommen . .	„	46	„
Entlassen	„	21	„
Gestorben	„	5	„
Bestand 1. Januar 1898:		176	„

Die Anstalt wurde 1892 infolge Ueberfüllung Polsingens errichtet; das Gebäude ist ein 1730 erbautes Schloss des Markgrafen von Ansbach.

4. Himmelkron (Oberfranken), für weibliche Blöde und Epileptische. Station der Lokalbahn Neuenmarkt-Bischofsgrün.

Vorsteher: Rector Dr. H. Bezzel.

Arzt: Dr. Pöschel in Berneck.

Bestand 1. Januar 1897:		131	Kranke
Aufgenommen . .	„	35	„
Entlassen	„	20	„
Gestorben	„	10	„
Bestand 1. Januar 1898:		136	„

Im Jahre 1892 errichtet, wurde die Anstalt 1893 von Neuendettelsau übernommen. Die Gebäude gehörten früher zu dem 1280 daselbst gegründeten Cisterzienserinnenkloster.

Ueber diese Anstalten enthält der Jahresbericht der Diakonissen-Anstalt Neuendettelsau die erforderlichen Mittheilungen.

Neuemühle bei Cassel (Provinz Hessen-Nassau).

Privat-Heil- und Pflege-Anstalt für Nerven- und Gemüthskranke zu Neuemühle bei Cassel, Post- und Telegraphenstation Niederzwehren.

Besitzer und leitende Aerzte: Gebrüder Dr. Otto und Dr. Gustav Brunner.

Aufgenommen . .	1897:	27 Kr.	(16 M., 11 Fr.)
Entlassen	„	15 „	(9 „, 6 „)
Gestorben	„	2 „	(1 „, 1 „)
Bestand 1. Januar	1898:	10 „	(6 „, 4 „)

Der Bau wurde im Jahre 1895 begonnen, die Anstalt 1897 eröffnet. Das Anstaltsgebäude, ein im Villenstyle gehaltenes massives Gebäude liegt inmitten eines 25 Morgen grossen Parkes mit Wald, ist mit Centralheizung, elektrischer Beleuchtung etc. versehen und bietet Raum für 40 Kranke. Die Baukosten betragen 130000 *M*.

Neu-Erkerode siehe Erkerode.

Neufriedheim (Oberbayern).

Privat-Heil- und Pflege-Anstalt für Nerven- und Gemüthskranke beider Geschlechter. 1. Offene Abtheilung für Nervenkranke. 2. Geschlossene Abtheilung für Psychosen aller Formen. Station München Centralbahnhof, 30 Minuten entfernt, Post München.

Aerzte: Besitzer und Director Dr. Ernst Rehm; II. Arzt: Dr. Anton Wacker; III. Arzt: Dr. Hans Fischer.

Bestand 1. Januar	1897:	57 Kr.	(34 M., 23 Fr.)
Aufgenommen . .	„	97 „	(59 „, 38 „)
Verpflegt	„	154 „	(93 „, 65 „)
Entlassen.	„	83 „	(48 „, 35 „)
Gestorben	„	6 „	(6 „, — „)
Bestand 1. Januar	1898:	65 „	(39 „, 26 „)

Unter den Verpflegten befinden sich 22 Nervenkranke.

Die Anstalt wurde vom prakt. Arzt Dr. Kraus in München neuerbaut, am 1. October 1891 eröffnet und am 20. September 1892 vom jetzigen Besitzer übernommen. Sie ist im Südwesten von München am Saume der grossen oberbayerischen Wälder gelegen und besitzt ein 15 ha grosses, umfriedetes Areal. Die Hälfte von diesem ist zu Parkanlagen umgestaltet, darunter 2 ha alter Hochwald; auf dem Terrain liegen fünf Gebäude: 1. das grosse Anstaltsgebäude, mit den Wohnungen der Aerzte, den Verwaltungs- und Betriebsräumen, bietet Platz für 80 Kranke. 2. Das Wohnhaus des Directors, in welchem sich ausserdem einige Zimmer für Nervenkranke und Reconvalescenten befinden. 3. Ein Stallgebäude. 4. Ein Wohnhaus für Bedienstete und deren Familien. 5. Ein Leichenhaus mit Laboratorium. Der Rest des Terrains ist für landwirthschaftlichen und gärtnerischen Betrieb bestimmt, insbesondere für Gemüse und eine ausgedehnte Blumenkultur. Den Kranken ist Gelegenheit gegeben, sich an den gärtnerischen Arbeiten zu betheiligen.

Die Anstalt ist auf das Modernste eingerichtet, hat Wasserleitung, Schwemmkanalisation, elektrische Beleuchtung, Niederdruck - Dampfheizung, Riemenböden etc.

Das Personal betrug am 1. Januar 1898 55 Köpfe, darunter 2 Aerzte, Buchhalter, Oberpfleger, Oberpflegerin, 23 Pfleger, 13 Pflegerinnen, 4 Küchenpersonal etc. —

Jährliche Berichte.

Neuhausen (Königreich Bayern).

Cur - Anstalt Neu - Wittelsbach zu Neuhausen bei München.

Leitender Arzt: Dr. von Hösslin.

Neuruppin (Provinz Brandenburg).

Brandenburgische **Land - Irren - Anstalt** zu Neu - Ruppin. Bahnstation und Post Neu - Ruppin. Entfernung der Anstalt von der Stadt 2 Kilometer.

Aerzte: Director und Chefarzt Dr. Fritz Selle; Oberarzt Dr. Becker; III. Arzt Dr. Marthen; I. Assistenzarzt Dr. Gallus; II. Assistenzarzt Dr. Scholz.

Eröffnet wurde die Anstalt am 1. April 1897.

Aufgenommen wurden

bis zum 1. Januar 1898:	857 Kr.	(480 M.,	377 Fr.)
Entlassen	„ 26 „	(17 „,	9 „)
Gestorben	„ 32 „	(15 „,	17 „)
Bestand 1. Januar 1898:	799 „	(448 „,	351 „)

Die Anstalt ist in den Jahren 1894—1896 erbaut worden. Sie ist Heil- und Pflege-Anstalt und hat Raum für 1000 Kranke, je 500 für männliche und 500 für weibliche Kranke. Zur Aufnahme der Kranken sind 10 Krankenhäuser vorhanden. Mit der Anstalt ist ausserdem eine landwirthschaftliche Colonie mit Krankenräumen verbunden. Es werden hier 11 Pferde, 40 Kühe, 60—80 Schweine und ausserdem Federvieh gehalten. Die Gesammtfläche des Anstaltsgebietes beträgt 127 ha 91 a 35 □m. Bewirthschaftet werden davon etwa 108 ha 40 a 60 □m.

Litteratur: Auszug aus dem Verwaltungsbericht des Brandenburgischen Provinzial-Ausschusses für 1894/95. Allgemeine Zeitschrift für Psychiatrie Band 52 Seite 1035.

Neusandhorst (Provinz Hannover).

1. **Privat-Pflege-Anstalt** des Herrn H. H. de Buhr zur Aufnahme unheilbarer, nicht gemeingefährlicher Kranker. Die Anstalt bildet eine Haushaltung unter Aufsicht des Besitzers. Station Aurich in Ostfriesland.

Arzt: Kreisphysikus Dr. Dütschke in Aurich.

Bestand 1. Januar 1897:	12 Kr.	(7 M.,	5 Fr.)
Aufgenommen . .	„ — „	(— „,	— „)
Verpflegt	„ 12 „	(7 „,	5 „)
Entlassen	„ — „	(— „,	— „)
Gestorben	„ — „	(— „,	— „)
Bestand 1. Januar 1898:	12 „	(7 „,	5 „)

Besteht als Anstalt seit 1853.

2. **Privat-Irren-Pflege-Anstalt** des H. H. Coordes zu Neusandhorst bei Aurich. Post- und Bahnstation Aurich.

Besitzer: H. H. Coordes.

Arzt: Kreisphysikus Dr. Dütschke in Aurich.

Bestand 1. Januar 1897:	12 Kr.	(4 M.,	8 Fr.)
Aufgenommen . . „	2 „	(1 „,	1 „)
Verpflegt. . . . . „	14 „	(5 „,	9 „)
Entlassen . . . . „	— „	(— „,	— „)
Gestorben . . . . „	1 „	(— „,	1 „)
Bestand 1. Januar 1898:	13 „	(5 „,	8 „)

Besteht seit 1844. Neu erbaut und im Mai 1876 bezogen. Die Pfleglinge werden in der dem Besitzer gehörigen Landwirthschaft beschäftigt.

Neuss (Rheinprovinz).

1. **Privat-Irren-Heil- und Pflege-Anstalt** der Alexianer-Genossenschaft zu Neuss (Bahnstation). Nur für männliche Kranke.

Aerzte: Leitender Arzt Dr. Weiland; Assistenzarzt: z. Z. vacat.

Bestand 1. Januar 1897:	206	Kranke
Aufgenommen . . „	51	„
Verpflegt . . . . . „	257	„
Entlassen . . . . . „	38	„
Gestorben . . . . „	14	„
Bestand 1. Januar 1898:	205	„

Gegründet 1497. Neubau 1869.

2. **Privat-Irren-Heil- und Pflege-Anstalt** „zum heiligen Joseph“.

Aerzte: Dr. Esser, dirigirender Arzt; Dr. Bethune, II. Arzt.

Bestand 1. Januar 1897:	331	Kranke
Aufgenommen . . „	80	„
Verpflegt . . . . . „	411	„
Entlassen . . . . . „	41	„
Gestorben . . . . „	33	„
Bestand 1. Januar 1898:	337	„

Die Anstalt, welche nur weibliche Kranke aufnimmt, ist im Herbst 1858 mit wenigen Plätzen eröffnet worden. Bei der stets wachsenden Frequenz waren mehrmals bauliche Erweiterungen nothwendig. 1889 wurde ein sehr geräumiger Flügel angebaut, sodass die Anstalt jetzt bequemen Raum für 340 Kranke hat, besonders auch sehr comfortable Räume für Kranke der besseren Stände. Die Anstalt liegt auf einer sanften Anhöhe in der Nähe fliessenden Wassers, umgeben von Gärten und Anlagen. Sie ist in Rechteckform gebaut (Corridorsystem) auf ca. 3000 qm. Grundfläche mit einem sie umgebenden Areal von ca. 22000 qm, hat Heisswasser- und Niederdruckdampfheizung etc.

Neustadt (Provinz Westpreussen).

Provinzial-Irren-Anstalt für Westpreussen, Heil- und Pflege-Anstalt für alle Krankheitsformen. — Post- und Bahnstation Neustadt (Stettin-Danziger Bahn) 1 km entfernt.

Aerzte: Director Dr. Rabbas; II. Arzt Dr. Göhlmann; Assistenzarzt Dr. Büchner; Volontärarzt Dr. Schmelzeis.

Bestand 1. Januar 1897:	548 Kr.	(276 M.,	272 Fr.)
Aufgenommen . .	„	88 „	(46 „ ,	42 „)
Verpflegt	„	636 „	(322 „ ,	314 „)
Entlassen	„	86 „	(46 „ ,	40 „)
Gestorben	„	40 „	(16 „ ,	24 „)
Bestand 1. Januar 1898:		510 „	(260 „ ,	250 „)

Die Provinz Westpreussen besass ursprünglich nur eine Irren-Anstalt in Schwetz, die seit Jahren überfüllt war und in welche deshalb alljährlich nur eine geringe Anzahl von Kranken aufgenommen werden konnte. Die Mehrzahl musste in der Heimath in unauskömmlichen Verhältnissen ein trübes Dasein fristen. Bald nach der Trennung der beiden Provinzen Ost- und Westpreussen, die bis zum Jahre 1878 eine gemeinsame Verwaltung hatten, beschloss der westpreussische Landtag vom Jahre 1881 die Errichtung der zweiten westpreussischen Irren-Anstalt zu Neustadt (Westpreussen) für 400 Kranke. Der Bau wurde derart beschleunigt, dass die Anstalt bereits October 1883 eröffnet werden konnte. Die Ausführung geschah in General-Entreprise durch die Firma Gropius & Schmieden in Berlin für den Gesammtpreis von 1 310 000 ℳ. Hierzu kamen noch Nebenkosten von 130 000 ℳ, so dass der ganze Bau 1 440 000 ℳ kostete d. i. pro Kopf

3600 ℳ. Seit dem Jahre 1891 ist die Anstalt durch Errichtung von 2 Krankenhäusern für je 25 Kranke erweitert. Dieselbe liegt 1 km von der Kreisstadt Neustadt entfernt, in einer landschaftlich sehr bevorzugten Gegend, sie besitzt grosse Gärten, einen ungefähr 40 ha grossen, parkartig umgearbeiteten Wald, sowie 50 ha Ackerland einschliesslich Wiesen und ein 2,5 ha grosses Rieselfeld. Die landwirthschaftlichen Arbeiten werden von Kranken ausgeführt. Die Unterhaltungskosten betragen für die I. Klasse 1500 ℳ, für die II. Klasse 750 ℳ und für die III. Klasse 300 ℳ. Das Aufnahmeverfahren ist durch das im October 1889 eingeführte neue Reglement sehr erleichtert. Veröffentlichungen über die Anstalt erfolgen in den Jahresberichten, deren erster eine Beschreibung derselben, sowie die Baupläne enthält.

Neustadt (Holstein).

Provinzial-Pflege-Anstalt bei Neustadt i. Holstein, 1½ km von der Post- und Bahnstation gleichen Namens, an einer Einbuchtung der Ostsee landschaftlich sehr schön gelegen.

Aerzte: Director Dr. Kirchhoff, Privatdocent an der Universität Kiel; II. Arzt Dr. Zappe; I. Assistenzarzt Dr. Cammin; II. Assistenzarzt vacat, III. Assistenzarzt vacat.

Bestand 1. Januar 1897:	341	Kr.	(181 M.,	160 Fr.)
Aufgenommen .	„	145	„	(83 „,	62 „)
Verpflegt.	„	486	„	(264 „,	222 „)
Entlassen.	„	15	„	(11 „,	4 „)
Gestorben	„	18	„	(9 „,	9 „)
Bestand 1. Januar 1898:		453	„	(244 „,	209 „)

Eröffnet am 1. October 1893 in einem aus einer Zuckerfabrik umgebauten Gebäudecomplex, seitdem erweitert durch Neubauten, die zum Theil 1897 bezogen sind, zum Theil im Jahre 1898 bezogen wurden. Im Ganzen sind etwa 750 Plätze dadurch gewonnen, vorläufig für unheilbare Pfleglinge (Geisteskranke, Idioten und einzelne Taubstumme) einer Classe; die Aufnahme frischer Fälle aus der nächsten Umgebung ist durch die Einrichtung der Gebäude vorbereitet.

Die Behandlung ist gemischt in verschliessbaren und offenen Abtheilungen. Centraldampfheizung, elektrische Beleuchtung, Wasserfiltration, Rieselwiesen, landwirthschaftlicher Betrieb, Werkstellen. Gesammtkosten nach Fertigstellung pro Kopf etwa 2800 ℳ oder 2000000 ℳ im Ganzen.

Neuveville (Canton Neuchâtel).

Privat-Irren-Heil- und Pflege-Anstalt des Dr. Burger Bellevue bei Neuveville, Post und Eisenbahnstation.

Arzt: Dr. Burger.

Bestand 1. Januar 1897:	16 Kr.	(5 M.,	11 Fr.)	
Aufgenommen . . „	17 „	(6 „ ,	11 „)	
Verpflegt . . . . . „	33 „	(11 „ ,	22 „)	
Entlassen . . . . . „	15 „	(7 „ ,	8 „)	
Gestorben . . . . „	2 „	(2 „ ,	— „)	
Bestand 1. Januar 1898:	16 „	(2 „ ,	14 „)	

Erbaut 1882, nur für Kranke der besseren Stände.

Neuwied (Rheiprovinz).

Privat-Irren-Pflege-Anstalt. Station Neuwied.

Arzt: Dr. Betzhold.

Eröffnet 1880.

Niederleipe siehe Leipe.

Niedernhart (Kronland Ober-Oesterreich).

Oberösterreichische **Landes-Irren-Anstalt.** Oeffentliche selbständige Heil- und Pflege-Anstalt. Station Linz a. d. Donau.

Aerzte: Dr. Fr. Schnopfhagen, Primararzt; Dr. Carl Wagner, I. Hausarzt; Dr. C. Ganhör, II. Hausarzt.

Bestand 1. Januar 1897:	501 Kr.	(234 M.,	267 Fr.)
Aufgenommen . . „	234 „	(139 „ ,	95 „)
Verpflegt . . . . „	735 „	(373 „ ,	362 „)
Entlassen . . . . „	152 „	(89 „ ,	63 „)
Gestorben . . . . „	54 „	(27 „ ,	27 „)
Bestand 1. Januar 1898:	529 „	(257 „ ,	272 „)

In dem seit 1645 bestehenden Pest-Lazarethe waren bereits im Jahre 1768 Geisteskranke untergebracht; 1788 übersiedelten aus diesem Lazarethe die (2 männlichen und 6 weiblichen) Geisteskranken in das sogen. Prunner-Stift, in welchem sie neben Pfründnern, Schwangeren, Gebärenden, Findelkindern und Lustsiechen bis 1833 verblieben; von dieser Zeit ab wurde das Prunner-Stift den zahlreicher werdenden Geisteskranken allein eingeräumt; am 22. September 1867 wurde die für 250—300 Kranke erbaute neue Anstalt Niedernhart feierlich eröffnet; 1880 wurde der Ankauf eines angrenzenden Gütchens mit über 5 ha Grund beschlossen und am 23. Juli 1881 von 20 Pfleglingen bezogen, die unter Leitung eines Gärtners sich mit Gartenwirthschaft beschäftigen. Das Gut brannte am Charfreitag den 27. April 1882 ab und war durch eine Zeit in Gefahr als Brandstätte verkauft zu werden, was durch den Primararzt verhindert wurde; nach vollendeter Wiederherstellung wurde das Gebäude am 17. Mai 1883 neuerlich von 26 Kranken mit 2 Wärtern bezogen. Am 26. Juli 1888 wird die 14 Zellen und 26 Betten in 2 grossen Sälen enthaltende neue Abtheilung für Unruhige auf der Frauenseite bezogen. Seit 1. October 1885 besteht die „eigene Regie" in der Anstalt, und wurden zur Leitung der Küche die barmherzigen Schwestern v. Heil. Vincenz v. Paul berufen. Im Januar 1898 wurde der Bau eines etwa 70—80 Männer fassenden Traetus beschlossen und dazu 60000 fl. bewilligt; der Bau dürfte noch 1898 fertiggestellt und bezogen werden.

„Dr. C. Maas, gew. Assistenzarzt der Irren-Heil-Anstalt Niedernhart f. d. Provinz Ober-Oesterreich und Armenarzt in Linz: Praktische Seelenheilkunde. Wien, bei Rohrmann 1847."

„Dr. Knörlein, Primararzt: Die Irrenangelegenheiten Oesterreichs. Ein Vorwort zur Begründung einer Landes-Heil-Anstalt für Geistes- und Gemüthskranke. Linz, bei Fink 1851."

„Bergthaler, Carl: Statistische Daten betreffend die Gebär-, Findel- und Irren-Anstalt zu Linz. Linz, bei Wimmer 1864."

„Dr. Knörlein, Beiträge zur Organisirung der landschaftlichen Heil- und Pflege-Anstalten für Seelengestörte zu

Niedernhart. Linz 1866." „Dr. Knörlein: Kurz gefasste Geschichte der Heil-Anstalten und des Medicinalwesens in Linz 1855." „Dr. Schaching, Primararzt: Die oberösterreichische Landes-Irren-Anstalt zu Niedernhart 1873." „Dr. Schnopfhagen, Primararzt: Niedernhart und Gschwandt, die Heil- und Pflege-Anstalt für Geisteskranke im Erzherzogthume Oberösterreich. Linz 1897."

Niederschönhausen bei Berlin.

Dr. Oestreichers **Privat-Heil- und Pflege-Anstalt** für Gemüthskranke. Station Pankow und Berlin.

Aerzte: Dr. Oestreicher, leitender Arzt und Besitzer; Dr. Joh. Finkh, Assistenzarzt.

Bestand 1. Januar 1897:	87	Kr.	(50 M.,	37 Fr.)
Aufgenommen . . „	60	„	(47 „,	13 „)
Verpflegt . . . . . „	147	„	(97 „,	50 „)
Entlassen . . . . . „	20	„	(15 „,	5 „)
Gestorben . . . . . „	25	„	(22 „,	3 „)
Bestand 1. Januar 1898:	102	„	(60 „,	42 „)

1892 Erweiterungsbau für ca. 100 Kranke beiderlei Geschlechts; Heil- und Pflege-Anstalt räumlich getrennt.

Nietleben (Provinz Sachsen).

Provinzial-Irren-Anstalt zu Nietleben bei Halle a. S., Station Halle a. S., 3/4 Stunden entfernt.

Aerzte: 6 (7. Stelle und zwar eine III. Assistenzarzt-Stelle beantragt). Director und I. Arzt: Sanitätsrath Dr. Fries; Ober-(II.) Arzt: Dr. Grossmann; III. Arzt: Dr. Demohn; I. Assistenzarzt: Dr. Reinicke; II. Assistenzarzt: Dr. Wotschke; Volontärarzt: Dr. Risel.

Bestand 1. Januar 1897:	876	Kr.	(512 M.,	364 Fr.)
Aufgenommen . . „	190	„	(103*) „,	87 „)
Verpflegt . . . . „	1066	„	(615 „,	451 „)
Entlassen . . . . „	127	„	(52 „,	75 „)
Gestorben . . . . „	56	„	(36 „,	20 „)
Bestand 1. Januar 1898:	883	„	(527 „,	356 „)

*) Incl. eines nicht Geisteskranken.

Nach den Plänen des ersten Directors Geh. Rath Prof. Dr. Damerow als „relativ verbundene Heil- und Pflege-Anstalt“ erbaut, wurde die Anstalt nach Fertigstellung eines Theiles der Gebäude am 1. November 1844 eröffnet mit 34 Männern und 31 Frauen, welche aus dem „Königlich provisorischen Irren-Heil-Institut“ in Halle a. S., dessen Arzt Damerow seit 1836 gewesen, übernommen wurden, und sodann allmählich ausgebaut (1857 im Wesentlichen vollendet; später Kirche nachgefügt, 6. October 1864 eingeweiht).

Unter Damerow's († 22. September 1866 an der Cholera) Nachfolger Professor Köppe († 30. Januar 1879), namentlich aber unter dem am 1. April 1879 diesem gefolgten Professor Hitzig durch Um- und Neubauten erweitert; unter letzterem erhielt die Anstalt in den Jahren 1880—82 ein Kies- und Sand-Filter an einem Arm der Saale, Kanalisation, Rieselfelder, ferner eine centrale Dampf-Wasser-Heizung mit zugehöriger Dampfkesselanlage, eine verbesserte Gasbereitung, Umbau der Koch- und Waschküche mit neuer Einrichtung, je ein Lazareth auf der Männer- und Frauen-Seite, ein neues Leichenhaus mit Kapelle, einen neuen Festsaal, ein Wohnhaus für das Maschinen-Personal neben anderen kleineren Neuerungen.

Am 1. April 1885 schied mit Professor Hitzig die von ihm geleitete psychiatrische Universitäts-Klinik aus ihrer bisherigen (durch Köppe — habilitirt 1869, a. o. Professor 1874 — begründeten) Verbindung mit der Anstalt, um in Halle, in Verknüpfung mit einer Nerven-Klinik ihre weitere Entwickelung zu nehmen.

Die Direction der Anstalt wurde dem bisherigen II. Arzt Dr. Fries (zunächst commissarisch, seit 1. Januar 1886 definitiv) übertragen.

Zur Abhilfe gegen immer wieder drohende Ueberfüllung, welche durch Verträge mit zwei Privat-Anstalten, die Kranke aus den Anstalten der Provinz verpflegen, nicht beseitigt werden konnte, wurde im Jahr 1887 nach vorbereitenden Berathungen, welche den Bau einer dritten

Anstalt für die Provinz ins Auge fassten, von den entscheidenden Instanzen zunächst eine Erweiterung der bestehenden Anstalten beschlossen, welche die Anstalt in Nietleben zur Aufnahme von 900 Kranken (525 M. und 375 Fr.) befähigen soll, während die Maximalbelegung vorher auf 630 (330 M. und 300 Fr.) festgesetzt war.

In Verfolg dieser Beschlussfassung wurden neben den erforderlichen anderweiten Einrichtungen in Koch- und Wasch-Küche, Gasanlage etc. 5 Villen für je 40 Männer und zwei solche für je 40 Frauen, ferner ohne Vermehrung der Kopfzahl je eine Aufnahme-Station (zugleich Wachabtheilung für Ruhige und Halb-Ruhige) auf der Männer- und Frauen-Seite (je 28 Betten) und ein Wohnhaus für einen weiteren (den 3.) Arzt gebaut, welche Baulichkeiten jetzt sämmtlich in Benützung stehen.

Pläne für je ein Gebäude zur Isolirung von ansteckenden Kranken (incl. der tuberculösen) auf jeder Geschlechtsseite sind ausgearbeitet, harren aber noch ihrer Verwirklichung; auch die Desinfections-Anstalt (in einem provisorischen Holzbau) bedarf noch der definitiven Unterbringung; in Ergänzung derselben ist neuerdings ein Verbrennungsofen für Müll- und Verbandstoffe hergestellt.

Mit dem Plane der Erweiterung der Anstalt war im Jahr 1887 von vornherein eine Vergrösserung der Filter-Anlage oder eine anderweite Wasserversorgung vorgesehen worden. Nach diesbezüglichen, durch eine verunglückte Tiefbohrung sich lang hinziehenden Versuchen zwang eine im Jahre 1893 ausgebrochene (durch das Wasser verbreitete) Cholera-Epidemie (die Quelle der Infection des Saalewassers war nicht zu eruiren) zu sofortiger Aenderung. Die Filtration des Flusswassers wurde ganz aufgegeben und die Anstalt unter Umwandlung des ehemaligen Filters in ein Tief-Bassin an die Wasserleitung der Stadt Halle angeschlossen. Eine von letzterer unabhängige (auf die Dauer weniger kostspielige) Versorgung der Anstalt mit Grundwasser aus den alluvialen Kies-Lagern des Saale-Bettes ist in Ausführung begriffen.

Publicationen: „Die Provinzial-Irren-Anstalt zu Halle, mitgetheilt von dem Baumeister Gustav Spott (mit Abbildungen auf Taf. 31—43)“ in der „Zeitschrift für practische Baukunst“, herausgegeben von J. A. Romberg. 5. Jahrgang. 1845, p. 153—157. — Damerow, zur Geschichte des Neubaues der ständischen Irren-Heil- und Pflege-Anstalt für die preussische Provinz Sachsen bei Halle a. S. in der Allgemeinen Zeitschrift für Psychiatrie Bd. XII, p. 97—112 und weitere Nachrichten über die Anstalt in derselben Zeitschrift. — Krankenhaus-Lexikon für das Königreich Preussen, herausgegeben vom Königlichen statistischen Bureau, bearbeitet von Guttstadt. I. Theil (1885) p. 618 f. — Bericht über die allgemeine deutsche Ausstellung auf dem Gebiete der Hygiene und des Rettungswesens (Berlin 1882—1883), von Börner, Bd. II (1885) p. 198 f. — Fielitz, Kurze Bemerkungen über die Cholera-Epidemie in der Irren-Anstalt Nietleben in der Zeitschrift für Medicinalbeamte. 6. Jahrg. 1893 N. 3. — Koch „Wasserfiltration und Cholera“ in Zeitschrift für Hygiene und Infectionskrankheiten Band 14 und über die „Cholera in Deutschland während des Winters 1892 bis 1893“ in derselben Zeitschrift Band 15. — Fries, Bericht über die Cholera-Epidemie in der Provinzial-Irren-Anstalt Nietleben bei Halle a. S. im Jahre 1893, den gedruckten Verhandlungen des XIV. Landtags der Provinz Sachsen (1894) beigegeben (enthält Berichtigungen zu 5 und 6; bis jetzt nicht im Buchhandel erschienen). — Heinrich Laehr, Festschrift zum 50jährigen Jubiläum der Heil-Anstalt Nietleben bei Halle a. S. (Die Literatur der Psychiatrie, Neurologie und Psychologie im XVIII. Jahrhundert. 2. Auflage). — Festschrift anlässlich des 50jährigen Bestehens der Provinzial-Irren-Anstalt zu Nietleben bei Halle a. S. von früheren und jetzigen Aerzten der Anstalt. Leipzig (F. C. W. Vogel) 1897.

Künftig sollen je zwei Verwaltungsjahre umfassende gedruckte Berichte ausgegeben werden, deren erster eine historisch-statistische Uebersicht seit Eröffnung der Anstalt enthalten wird.

Nossen (Königreich Sachsen).

Königliche Landes-Anstalt für schwachsinnige Mädchen. Station Nossen der Bahn Dresden-Döbeln-Leipzig.

Director: Hofrath Büttner.

Anstaltsarzt: Dr. Polenz.

Bestand 1. Januar 1897:	164	Mädchen
Aufgenommen	41	„
Verpflegt	205	„
Entlassen	34	„
Gestorben	6	„
Bestand 1. Januar 1898:	165	„

Die Anstalt besteht seit 3. August 1846; anfangs wurden aber nur Knaben aufgenommen, bis im Jahre 1857 auch Mädchen Aufnahme fanden. Diese in Hubertusburg befindliche Anstalt wurde im Mai 1889 aufgehoben, die Mädchenanstalt nach Nossen und die Knabenanstalt nach Grosshennersdorf verlegt.

Nüchtern siehe Kirchlindach.

Oberdöbling siehe Wien.

Oberhoffen-Bischweiler siehe Bischweiler.

Oberhof (Herzogthum Sachsen-Coburg-Gotha).

Sanatorium Marienbad für Nervenkranke von Dr. C. Weidhaas.

Obernigk (Provinz Schlesien).

1. Dr. Klendgen'sche **Heil- und Pflege-Anstalt** für Nerven- und Gemüthskranke und Pensionat für Nervenkranke zu Obernigk, Regierungsbezirk Breslau. Post- und Bahnstation Obernigk.

Aerzte: Director und Besitzer Dr. Wiemar Klendgen; Assistenzarzt Dr. Arthur Schmidt.

Bestand 1. Januar 1897:	54 Kr.	(24 M.,	30 Fr.)
Aufgenommen . . „	74 „	(35 „,	39 „)
Verpflegt . . . . . „	128 „	(59 „,	69 „)
Entlassen . . . . . „	67 „	(30 „,	37 „)
Gestorben . . . . . „	5 „	(5 „,	— „)
Bestand 1. Januar 1898:	56 „	(24 „,	32 „)

Am 1. November 1881 eröffnet, von dem jetzigen Besitzer errichtet und zunächst zur Aufnahme von 15 Kranken eingerichtet, wurde die Anstalt nach und nach vergrössert und hat jetzt 60 eingerichtete Plätze, je 30 für männliche und weibliche Kranke. Seit 1894 ist mit der geschlossenen Anstalt ein offenes Pensionat für Nervenkranke verbunden. — „Dr. Klendgen's Heil-Anstalt zu Obernigk in den ersten 12 Jahren ihres Bestehens. Breslau 1895".

2. Dr. Lewald's **Heil- und Pflege-Anstalt** für Nerven- und Gemüthskranke.

Besitzer und leitender Arzt: Dr. Lewald; Assistenzarzt Dr. Blitz.

Bestand 1. Januar 1897:	22 Kr.	(8 M.,	14 Fr.)
Aufgenommen . . „	12 „	(4 „,	8 „)
Verpflegt . . . . . „	34 „	(12 „,	22 „)
Entlassen . . . . . „	10 „	(5 „,	5 „)
Gestorben . . . . „	3 „	(1 „,	2 „)
Bestand 1. Januar 1898:	21 „	(6 „,	15 „)

Die Anstalt wurde am 23. Februar 1870 der verw. Pastor E. Sadebeck als Pflege-Anstalt für Kranke und Schwache concessionirt. Im Jahre 1895 wurde sie von Dr. Mossler übernommen, durch Erweiterungsbau vergrössert und zu einer Heil- und Pflege-Anstalt für Physischkranke eingerichtet. Am 1. October 1898 ging sie in die Hände des jetzigen Besitzers über. 1 Erweiterungsbau projectirt. — Anstaltsberichte.

3. **Heil-Anstalt** „Felicienquelle" für Nervenkranke. Consultirender Arzt: Docent Dr. Mann in Breslau. Hausarzt: Dr. Kuhn.

Olbersdorf siehe Landeck.

Oldenburg (Grossherzogthum Oldenburg).

Privat-Idioten-Anstalt der inneren Mission in Oldenburg i. Gr.

Anstaltsarzt: Ober-Medicinalrath Dr. Ritter.

Bestand 1. Januar 1897:	67 Kr.	(38 Knaben,	29 Mädchen)	
Aufgenommen . . „	14 „	(10 „ ,	4 „	)
Verpflegt . . . . . „	81 „	(48 „ ,	33 „	)
Entlassen . . . . . „	5 „	(3 „ ,	2 „	)
Gestorben . . . . „	3 „	(1 „ ,	2 „	)
Bestand 1. Januar 1898:	73 „	(44 „ ,	29 „	)

Zur Anstalt, die von Pastor Partisch gegründet wurde, gehören 4 a Land.

Osnabrück (Provinz Hannover).

Provinzial-Irren-Anstalt für die Provinz Hannover. Station Osnabrück.

Aerzte: Director: Geh. Sanitätsrath Dr. G. Meyer: II. Arzt Dr. Schneider: I. Assistenzarzt Dr. Schmidt: II. Assistenzarzt Dr. Freyberg.

Bestand 1. Januar 1897:	481 Kr.	(179 M.,	302 Fr.)	
Aufgenommen . . „	84 „	(28 „ ,	56 „	)
Verpflegt . . . . . „	565 „	(207 „ ,	358 „	)
Entlassen . . . . . „	79 „	(31 „ ,	48 „	)
Gestorben . . . . „	26 „	(8 „ ,	18 „	)
Bestand 1. Januar 1898:	460 „	(168 „ ,	292 „	)

Eröffnet am 1. April 1868. Eine Beschreibung der Anstalt findet sich in der Zeitschrift des Architekten- und Ingenieur-Vereins zu Hannover, Bd. 22, Jahrg. 1876, Heft 1. Separat-Abdruck bei Gebr. Jänecke, Hannover 1876.

Wie Hildesheim und Göttingen nimmt auch Osnabrück Kranke aus allen Theilen der Provinz auf. 1876 wurde die an die hintere Frauenstation sich anschliessende, 2stöckig im Pavillon-Stile erbaute, für 60 sieche und unruhige Frauen berechnete Abtheilung bezogen, 1876 ein neben der Anstalt gelegenes Ackergut von 19,5 ha erworben, wo 1 Knecht, 2 Wärter und 19 Kranke untergebracht sind. 1878 wurde das innerhalb des Anstaltsgebietes gelegene

Gertrudenkloster umgebaut, worin 84 Frauen Aufnahme finden können. — Jahresberichte.

Owinsk (Provinz Posen).

Provinzial-Irren-Anstalt, öffentliche Heil- und Pflege-Anstalt für die Provinz Posen. Auf 660 Kranke beiderlei Geschlechts eingerichtet. Station Posen, 14 km entfernt, durch Post, Telegraph und Omnibus verbunden.

Aerzte: Director und I. Arzt Dr. Carl Werner; II. Arzt (I. Oberarzt) Dr. H. Teichert; III. Arzt (II. Oberarzt) Dr. Winckler; I. Assistenzarzt Dr. Berger; II. Assistenzarzt Dr. Christoph. Eine dritte Assistenzarztstelle wird in den nächsten Etat eingesetzt werden.

Bestand 1. Januar 1897:	579 Kr.	(277 M.,	302 Fr.)
Aufgenommen . „	184 „	(91 „,	93 „)
Verpflegt . . . . „	763 „	(368 „,	395 „)
Entlassen . . . . „	81 „	(43 „,	38 „)
Gestorben . . . . „	47 „	(24 „,	23 „)
Bestand 1. Januar 1898:	635 „	(301 „,	334 „)

Die Anstalt wurde aus einem früheren Cistercienser-Nonnenkloster in den Jahren 1835—1837 zu einer Irren-Heil-Anstalt umgebaut und eingerichtet und am 15. Januar 1838 der erste Geisteskranke in dieselbe aufgenommen. Anfänglich nur für 100 Kranke eingerichtet, wurden 1856 die Stellen auf 120 vermehrt. Nachdem schon gleich bei der Errichtung der Heil-Anstalt die spätere Errichtung einer Bewahranstalt in Aussicht genommen war, wurde seit dem Jahre 1845 die Nothwendigkeit einer Vergrösserung resp. Erweiterung der Anstalt als dringendes Bedürfniss anerkannt und dementsprechend verschiedene Pläne entworfen, von denen 1848 der eine grosse Aussicht hatte ausgeführt zu werden. Aber erst der 15. Provinzial-Landtag 1868 beschloss, ein Areal von 25 ha in unmittelbarer Nähe der bestehenden Anstalt, von dem Garten derselben nur durch die von Posen nach Bromberg führende Chaussee getrennt, anzukaufen, und auf demselben eine neue Anstalt im Pavillonsystem zu erbauen und nach Fertigstellung derselben die alte Anstalt umzubauen und durch Aufsetzen eines neuen Stockwerkes zu vergrössern.

Die neue Anstalt, ein Rohbau, wurde hierauf in den Jahren 1870—73 errichtet, 1874 fertiggestellt und ausgestattet für vorläufig 200 später für 350 Kranke und am 9. September desselben Jahres mit den sämmtlichen 133 Kranken aus der alten Anstalt belegt. Dieser Bau wurde 1876 auf der internationalen Ausstellung für Gesundheitspflege zu Brüssel mit der grossen goldenen Preismedaille gekrönt. In den Jahren 1875—77 wurde hierauf die alte Anstalt um- und aufgebaut resp. gründlich renovirt, 1878 neu ausgestattet und am 21. October desselben Jahres wieder mit Kranken belegt. In derselben finden etwa 200 Kranke Platz. Beide räumlich getrennte Anstalten stehen unter einer Direction, ergänzen sich gegenseitig und führen nach dem vom Königl. Ministerium bestätigten Reglement vom 11. März 1878 die Bezeichnung: „Provinzial-Irren-Anstalt der Provinz Posen". In unmittelbarer Nähe der neuen Anstalt befindet sich eine Meierei, in der der Meier mit seiner Frau und 8 Kranken wohnen. Ein 1888/89 als Wärterfamilienhaus (für 8 verheirathete Wärter) erbautes Gebäude musste eine Zeit lang wegen Raummangels mit Kranken belegt werden, wird aber seit Anfang 1896 seinem Zwecke entsprechend von verheiratheten, mit Pensionsberechtigung und Beamteneigenschaft angestellten Wärtern bewohnt. Um dem dringenden Bedürfniss nach weiteren Plätzen für Kranke zu entsprechen, wurden im Herbst 1891 2 sogenannte Gypsdielen-Baracken für je 20 Kranke, die als Lazarethgebäude für körperlich Kranke und Sieche dienen, errichtet und im Jahre 1892 zwei Pavillons nach Alt-Scherbitzer Muster (mit offenem Thürsystem) für je 40 Kranke erbaut. Die nähere Beschreibung dieser Gebäude befindet sich in dem Anstalts-Jahresberichte 1891/92. Beide Anstalten haben Dampfküchen, Wasserleitung, Gasbeleuchtung und Wasserspülclosetts. Die Waschküche ist in der neuen Anstalt und ist seit 1891 zum Dampfbetrieb (Schimmel'scher Apparat) eingerichtet. Bei der von Jahr zu Jahr zunehmenden Zahl der Anstaltsinsassen ist, um Ueberfüllung vorzubeugen, ein weiterer Neubau von 2 sogenannten Aufnahme-Pavillons für je 30 Kranke geplant.

Pankow (Provinz Brandenburg).

1. **Heil- und Pflege-Anstalt** für Nerven- und Gemüthskranke von Dr. Gustav Scholinus zu Pankow bei Berlin, Breitestrasse 18/19 und Pestalozzistrasse 7/8. Haltestelle Pankow-Schönhausen der Vorortzüge in der Richtung Berlin-Bernau; Station der Pferdebahnlinie Berlin-Rathhaus-Pankow und der elektrischen Bahn von Berlin-Gesundbrunnen-Pankow.

Aerzte: Director Dr. Scholinus seit Januar 1895; Assistenzärzte: Dr. Hamburger und Dr. Loewenstein; consultirender Arzt: Professor Dr. Mendel.

Bestand 1. Januar 1897:	67 Kr.	(40 M.,	27 Fr.)
Aufgenommen . „	178 „	(123 „,	55 „)
Verpflegt . . . . „	245 „	(163 „,	82 „)
Entlassen . . . . „	136 „	(98 „,	38 „)
Gestorben . . . . „	22 „	(16 „,	6 „)
Bestand 1. Januar 1898:	87 „	(49 „,	38 „)

Die Anstalt wurde am 1. November 1868 vom Professor Mendel gegründet. Am 1. Mai 1881 übernahm sie Dr. Richter mit einem Bestand von 6 Kraukenhäusern und vergrösserte sie im December 1881 um ein siebentes Gebäude (Pestalozzistrasse 8). Im Sommer 1884 erwarb er die Colonie Breitestrasse 1 hinzu für Communal- und Provinzialkranke männlichen Geschlechts. Diese Anstalt verblieb nach seinem Tode im Besitz und in Verwaltung der Frau Dr. Richter, während die ehemals Mendel'sche Anstalt vom Herbst 1891 bis zum 1. Januar 1895 vom Dr. Oliven ärztlich geleitet wurde.

Am 1. Januar 1895 übernahm Dr. Scholinus die Anstalt durch Kauf vom Herrn Prof. Mendel. Sie umfasst jetzt 8 getrennte Gebäude, die für den Aufenthalt von 130 Kranken concessionirt sind. Sie nimmt nur private Kranke auf und hat mit ihren Einrichtungen wesentlich den Heilzweck und die ärztliche Behandlung im Auge, ohne die Aufnahme von Pfleglingen mit abgelaufenen und zum Stillstand gekommenen Psychosen auszuschliessen. Seit 1895 ist die beabsichtigte Renovation sämmtlicher Gebäude tüchtig gefördert worden und ist mit dem Ablauf des Jahres 1898 im wesentlichen beendigt. Es besteht neben der geschlossenen Abtheilung eine offene Abtheilung für männliche freiwillige Pensionäre. Die Anstalt umfasst mit ihrem Park und den verschiedenen nach den Abtheilungen geordneten Gärten ein Gebiet von ca. 15 Morgen.

2. Richter'sche **Privat-Irren-Anstalt** zu Pankow bei Berlin.

Arzt: Dr. Musiol.

Bestand 1. Januar 1897:	102 Kr.	(76 M.,	26 Fr.)
Aufgenommen . . „	14 „	(1 „,	13 „)
Verpflegt . . . . . „	116 „	(77 „,	39 „)
Entlassen . . . . . „	7 „	(7 „,	— „)
Gestorben . . . . „	8 „	(7 „,	1 „)
Bestand 1. Januar 1898:	101 „	(63 „,	38 „)

Anfang der 80er Jahre erbaut und nur für Communalkranke der Stadt Berlin bestimmt und eingerichtet.

3. **Curhaus** für Nervenkranke und Erholungsbedürftige, Breitestrasse 32.

Aerzte: Dirigirender Arzt Dr. Möhring; Dr. Freund; Dr. von Feilitzsch.

Perreux (Canton Neuchâtel).

Cantonale Irren-Anstalt zu Perreux, Station Boudry (Basel-Lausanne).

Aerzte: Director Dr. Paris; Assistenzarzt Dr. Charton.

Die 1898 eröffnete Anstalt ist auf colonialer Basis errichtet und gewährt in 10 räumlich getrennten Pavillons Raum für 260 Kranke beiderlei Geschlechtes.

Zwei Pavillons bilden die geschlossene Anstalt.

Vorläufig sind 140 Kranke (72 Männer und 68 Frauen) untergebracht.

Literatur: Rapports d'études et des visites en divers

asiles en France, Belgique, Allemagne et Suisse par le Dr. Paris et l'architecte Cantonal.

Petit-Lancy (Canton Genf).

Privat-Anstalt für Epileptiker, gegründet 1884 und geleitet von F. Bourrecoud.

Arzt: Dr. Rubattel.

20—24 Plätze.

Pforzheim (Grossherzogthum Baden).

Grossherzogliche **Heil- und Pflege-Anstalt**, Postamt und Bahnstation Pforzheim.

Aerzte: Director, Medicinalrath Dr. Franz Fischer; II. Arzt: Arthur Barbo; Hilfsärzte: Dr. Hermann Stengel und Franz Wolf.

Bestand 1. Januar 1897:	581	Kr.	(289 M.,	292 Fr.)
Aufgenommen . .	„	78	„	(37 „,	41 „)
Verpflegt	„	659	„	(326 „,	333 „)
Entlassen	„	49	„	(23 „,	26 „)
Gestorben	„	50	„	(26 „,	24 „)
Bestand 1. Januar 1898:		560	„	(277 „,	283 „)

Seit 1322 als Spital für „elende und arme Siechen" von Frau Markgräfin Luitgard gegründet. Es fanden auch Seelengestörte dort Aufnahme. 1689 durch die Franzosen eingeäschert, wurde die Anstalt wieder aufgebaut als Landeswaisenhaus, das auch Pfründner, Kranke, Geisteskranke und Sträflinge aufnahm. 1758 wurde verordnet, dass nur Waisen, Wahnsinnige und Abscheu erregende Kranke, wie Epileptische, Krebsige u. s. w. Aufnahme fänden. Das Waisenhaus wurde 1804 aufgelöst und die Waisen einzelnen Familien übergeben. Der nunmehrige erste eigene Arzt wurde Dr. J. Ch. Roller, dem 1814 Dr. Groos folgte. Beschreibung cf. Fischer, Zeitschr. für Psych. Bd. 33 und Bd. 34.

Pfullingen (Königreich Württemberg).

Privat-Heil- und Pflege-Anstalt für psychisch Kranke im Königl. württembergischen Schwarzwaldkreis, Oberamt Reutlingen. Station der Echatzthalbahn Reutlingen-Münsingen.

Besitzerin: Frau W. Flamm, Geh. Hofraths-Witwe.

Aerzte: Sanitätsrath Dr. O. Binder, Director; Dr. med. Wällnitz aus Chemnitz, Dr. med. Beck aus Erolzheim, Dr. med. Straub aus Warthausen, Assistenzärzte.

Bestand 1. Januar 1897:	418 Kr.	(203 M.,	215 Fr.)
Aufgenommen . „	29 „	(13 „,	16 „)
Verpflegt . . . . „	447 „	(216 „,	231 „)
Entlassen . . . . „	34 „	(21 „,	13 „)
Gestorben . . . . „	19 „	(10 „,	9 „)
Bestand 1. Januar 1898:	394 „	(185 „,	209 „)

Darunter 330 Staatspfleglinge.

1844 als Pflege-Anstalt gegründet von Wundarzt Friedrich Flamm in dem von Herzog Christof von Württemberg 1563 auf dem Grund der alten Remp'schen Burg erbauten Schlosse. Reorganisation durch den Sohn des Gründers, Dr. Otto Flamm, Geheimen Hofrath (gestorben 14. Juni 1891), welcher in seinem ersten Jahresbericht ein Bild der äusseren und inneren Verhältnisse seiner Anstalt herausgegeben hat. — Einrichtung der landwirthschaftlichen Colonie Alteburg im Jahre 1881. — „Die Heil- und Pflege-Anstalt Pfullingen in ihren ersten 10 Jahren. Ein Bild äusserer und innerer Verhältnisse, herausgegeben von Hofrath Dr. Otto Flamm. Mit Abbildungen, Reutlingen 1880, S. 94.“ — „Zweiter Anstalts- und Festbericht der Heil- und Pflege-Anstalt Pfullingen. Herausgegeben von Hofrath Dr. Otto Flamm, mit Abbildungen. Tübingen, Osiander'sche Buchhandlung 1884.“ — „Monographie der Colonie Alteburg für psychisch Kranke der Heil- und Pflege-Anstalt Pfullingen, herausgegeben von Hofrath Dr. Flamm, Tübingen, Osiander'sche Buchhandlung 1890. II. vermehrte Auflage.“ — „Dritter Bericht der Heil- und Pflege-Anstalt Pfullingen, 5 Jahre umfassend, Osiander'sche Buchhandlung 1889, herausgegeben von Hofrath Dr. Otto Flamm.“ — „Vierter Anstaltsbericht der Heil- und Pflege-Anstalt Pfullingen für psychisch Kranke, herausgegeben von Dr. med. Mertz, Mitte 1889 bis Mitte 1892. Tübingen, Osiander'sche Buchhandlung 1893."

Pinneberg (Provinz Schleswig-Holstein).

Privat-Heil-Anstalt für Geisteskranke. Besitzer und Director: Kreisphysikus Dr. L. H. F. Wenck.

Eröffnet 1889.

(Abdruck aus der III. Aufl.; neuere Nachrichten waren nicht zu erhalten.)

St. Pirminsberg (Canton St. Gallen, Schweiz).

Staatliche Heil- und Pflege-Anstalt für den Canton St. Gallen. Poststation Pfaefers, Bahnstation Ragaz.

Aerzte: Director Ernst Laufer, Assistenzarzt Victor Haeberlin.

Bestand 1. Januar 1897:	241	Kr.	(117 M.,	124 Fr.)
Aufgenommen . .	„	35	„	(21 „,	14 „)
Verpflegt	„	276	„	(138 „,	138 „)
Entlassen	„	31	„	(15 „,	16 „)
Gestorben	„	15	„	(7 „,	8 „)
Bestand 1. Januar 1898:	230	„	(116 „,	114 „)

Eröffnung der Anstalt, die vorher ein Benedictinerkloster war, im August 1847 unter Director Ellinger. Im Sommer 1848 Bezug der Colonie St. Margrethenberg (1262 m) mit 24 Kranken, seitdem alljährlich vom Mai bis October mit 15—25 Kranken agricole Beschäftigung. 1867 bis 1869 Umbau-Vergrösserung der Anstalt mit einem Kostenaufwand von 720 000 Frcs. Nachher Torkelbau (Dependence für 24 ruhige, blöde Frauen in der Nähe der Anstalt), Zellenneubau, Trinkwasser- und Hydrantenleitung, Abortumbau (Anfangs fosses mobiles später englische Closets mit Wasserabschluss). Anstalt für 250 Kranke berechnet, seit Jahren namentlich auf den Abtheilungen für Unruhige überfüllt. 1892 temporäre Entlastung durch Ueberführung von 120 unheilbaren Kranken nach dem neuerstellten Asyl in Wyl; rasche Wiederanfüllung der Anstalt, namentlich der

Abtheilungen für Unruhige, aber baldige Entlastung durch Erweiterung und Neubauten des Asyls in Aussicht. Es erscheinen regelmässig gedruckte Jahresberichte. Bisherige Directoren der Anstalt: Ellinger, Stucki, Zinn, Henne, Weller und Laufer.

Plagwitz (Provinz Schlesien).

Provinzial-Irren-Heil- und Pflege-Anstalt. Bahnstation der Greifenberg-Goldberger Bahnlinie.

Aerzte: Director und I. Arzt Dr. Peterssen-Borstel; Oberarzt Dr. Möller; III. Arzt Dr. Weichelt; IV. Arzt Dr. Lohrengel.

Bestand 1. Januar 1897:		532 Kr.	(287 M.,	245 Fr.)
Aufgenommen .	„	135 „	(103 „,	32 „)
Verpflegt	„	667 „	(390 „,	277 „)
Entlassen	„	66 „	(48 „,	18 „)
Gestorben	„	58 „	(45 „,	13 „)
Bestand 1. Januar 1898:		543 „	(297 „,	246 „)

Das im Jahre 1550 erbaute Schloss Plagwitz wurde 1824 von dem Liegnitzer Departements-Verband zur Errichtung einer Irren- und Siechen-Anstalt käuflich erworben. Dasselbe wurde 1826 von den Ständen übernommen und als Irren-Pflege-Anstalt eröffnet. Die Anstalt umfasste damals 100 Plätze (zur Hälfte Frauen, zur Hälfte Männer). Bei Eröffnung der neuen Provinzial-Irren-Anstalt Bunzlau 1863 wurde die Plagwitzer Anstalt geschlossen; 1868 jedoch wieder eröffnet. In den Jahren 1874—76 fand eine Vergrösserung der Anstalt durch Aufführung eines besonderen Krankenhauses für 120 Männer statt, während das alte Schloss Frauenabtheilung wurde. Seit Ende der 80er Jahre hat eine fortwährende Vergrösserung der Anstalt bis zum Jahre 1896 stattgefunden. Zunächst wurden 2 Bauerngüter im Dorfe Plagwitz und auf dem ca. $^1/_2$ Stunde entfernten Luftenberge erworben und für Krankenzwecke eingerichtet. Daran schliesst sich der Bau eines neuen Beamtenhauses, eines neuen Koch- und Waschküchengebäudes, in welchem auch die Maschinen und die elektrische Centrale untergebracht sind, eines Männer-Pflegehauses, Lazarethes, einer neuen Wachabtheilung, Siechenstation und Station für Halbruhige der männlichen Kranken. Ausserdem erwarb die Provinzial-Verwaltung ein drittes Bauerngut mitten im Dorfe Plagwitz gelegen. Dort wurden Plätze geschaffen für 50 männliche Kranke.

Das 1874—76 erbaute Männer-Pflegehaus wurde den Frauen eingeräumt, sodass die Anstalt nunmehr beherbergen kann 236 Frauen und 300 Männer. Die Männer-Abtheilung ist also seit Ende der 80er Jahre völlig neu geschaffen worden und selbstverständlich nach den neuesten Principien der Hygiene und speciell der Irrenpflege erbaut.

Posen (Provinz Posen).

Städtische Irren-Bewahr-Anstalt — Abtheilung des städtischen Krankenhauses — für den Stadtbezirk Posen, ausnahmsweise auch für den Landbezirk.

Dirigirender Arzt: Sanitätsrath Dr. Schönke.

Bestand 1. Januar 1897:	4 Kr.	(3 M.,	1 Fr.)
Aufgenommen . . . „	84 „	(43 „,	41 „)
Verpflegt. . . . . . „	88 „	(43 „,	45 „)
Entlassen. . . . . . „	80 „	(41 „,	39 „)
Gestorben . . . . . „	1 „	(1 „,	— „)
Bestand 1. Januar 1898:	6 „	(2 „,	4 „)

Besteht seit 1849. Die Anstalt befindet sich in dem früheren Franziskanerkloster sowie in einem Neubau, welcher früher die Brauerei des Klosters gebildet haben soll. Ursprünglich wurden nur unheilbare Kranke zur Verpflegung untergebracht. Gegenwärtig finden Kranke nur vorübergehend, bis zu ihrer eventuellen Ueberführung in eine Provinzial-Anstalt Aufnahme.

Potsdam (Provinz Brandenburg).

1. **Wilhelmsstift** zu Potsdam, evangelische Erziehungs- und Pflege-Anstalt für blödsinnige Kinder der Provinz Brandenburg. Provinzial-Anstalt der Provinz Brandenburg.

Curatorium: Vorsitzender: Dr. Rasch, Director der

Brandenburgischen Provinzial-Anstalt für Epileptische zu Potsdam, Anstaltsarzt; Pastor Hennicke, Anstaltsgeistlicher; Grossmann, Inspector.

Bestand 1. Januar 1897:	184 Kr.	(116 M.,	68 Fr.)
Aufgenommen. . „	48 „	(25 „,	23 „)
Verpflegt . . . . „	232 „	(141 „,	91 „)
Entlassen . . . . „	8 „	(2 „,	6 „)
Gestorben . . . . „	6 „	(5 „,	1 „)
Bestand 1. Januar 1898:	218 „	(133 „,	85 „)

Am 1. April 1893 ging das „Wilhelmsstift" in Besitz und Verwaltung der Provinz Brandenburg über.

Die Anstalt ist für 200 bildungsfähige jugendliche Idioten beiderlei Geschlechts eingerichtet und zunächst für blödsinnige Kinder evangelischer Confession aus der Provinz Brandenburg bestimmt, jedoch sind Kinder anderer Confessionen von der Aufnahme nicht ausgeschlossen.

2. **Brandenburgische Provinzial-Anstalt** für Epileptische zu Potsdam.

Aerzte: Dr. Rasch, Director und Chefarzt; Dr. Richstein, Assistenzarzt; Dr. Geelvink, Assistenzarzt.

Bestand 1. Januar 1897:	247 Kr.	(126 M.,	121 Fr.)
Aufgenommen. . „	83 „	(54 „,	29 „)
Verpflegt. . . . . „	330 „	(180 „,	150 „)
Entlassen. . . . . „	51 „	(33 „,	18 „)
Gestorben . . . . „	9 „	(6 „,	3 „)
Bestand 1. Januar 1898:	279 „	(147 „,	132 „)

Am 1. April 1893 ging die Anstalt in Besitz und Verwaltung der Provinz Brandenburg über.

Dieselbe ist für 280 Epileptiker beiderlei Geschlechts aus der Provinz Brandenburg bestimmt, darunter sind 10 Pensionärstellen.

3. **Irren-Abtheilung** im städtischen Krankenhause.

Dirigirender Arzt: Dr. La Pierre.

Prag (Königreich Böhmen).

1. **K. K. psychiatrische Klinik** an der Deutschen medicinischen Fakultät zu Prag.

Aerzte: Vorstand: Professor o. Dr. Arnold Pick; 3 Assistenten, welche wechseln.

Bestand 1. Januar 1897:	147 Kr.	(79 M.,	68 Fr.)
Aufgenommen . . „	609 „	(339 „,	270 „)
Verpflegt. . . . . „	756 „	(418 „,	338 „)
Entlassen . . . . „	444 „	(298 „,	246 „)
Gestorben . . . . „	54 „	(30 „,	24 „)
Bestand 1. Januar 1898:	158 „	(90 „,	68 „)

Die Klinik ist provisorisch im I. und II. Stockwerk der Prager Landes-Irren-Anstalt untergebracht.

2. Königlich böhmische **Landes-Irren-Heil- und Pflege-Anstalt**, öffentliche Anstalt für den vom böhmischen Landesausschusse im Einvernehmen mit der k. k. Statthalterei in Prag mit 1. Juli 1897 bestimmten Rayon von 40 Bezirkshauptmannschaften inclusive Prag. Station Prag.

Aerzte: Director Dr. B. Cumpelik; Primärärzte Dr. L. Stransky, Dr. J. Zastiera, Dr. P. Hess; Secundärärzte Dr. A. Eiselt, Dr. D. Wallenfels, Dr. C. Kneidl, Dr. A. Heveroch.

Bestand 1. Januar 1897:	1145 Kr.	(682 M.,	463 Fr.)
Aufgenommen . . „	1306 „	(737 „,	569 „)
Verpflegt . . . . . „	2451 „	(1119 „,	1032 „)
Entlassen . . . . . „	939 „	(510 „,	429 „)
Gestorben. . . . . „	305 „	(174 „,	131 „)
Bestand 1. Januar 1898:	1207 „	(735 „,	472 „)

Geschichtliche Mittheilung. Am 1. November 1790 wurde die Eröffnung des Tollhauses, das rück- und seitwärts vom k. k. Krankenhause innerhalb dessen Umfassungsmauer lag, durch eine von der hohen Landesstelle gegebene Nachricht bekannt gemacht. 1822 wurde das St. Katharina-Klostergebäude (Altes Haus) zu einer Irrenabtheilung adaptirt, 1846 wurde die nach den im Jahre 1837 vom Ingenieur der k. k. Oberbaudirection in Prag in Uebereinstimmung mit dem Primärarzte Dr. Kilke und suppl. Primärarzte Dr. Riedl entworfenen Plänen erbaute Heil-Anstalt (Neues Haus) mit Kranken belegt; das Gebäude in Slup, ein ehemaliges Servitenkloster wurde 1855 sammt Oeconomie angekauft und als Colonie bestimmt. 1860 bezogen, im Jahre 1874 wurde daselbst eine Baracke für 40 ruhige Kranke errichtet. 1875 ist das Alte Gebärhaus als Irrenabtheilung eingerichtet worden. Im Jahre 1892 wurden auf den gegen die Karlshofer-Gasse sich hinziehenden Sluper Gründen zwei Baracken für Infectionskranke mit 36 Betten erbaut. Die Anzahl der Betten beträgt jetzt 1360, der normale Belagraum ist mit 800 Betten fixirt. Die Anstalt besitzt gegenwärtig zwei Pflege-Anstalten als Filialen. Die eine in Woporan bei Tabor mit 283 Betten, die andere in Ober-Berkowitz bei Melnik mit 400 Betten; letztere Pflege-Anstalt ist ausschliesslich für Frauen bestimmt. Die Filiale in Kosmanos wurde mit 1. Juli 1897 zu einer selbständigen Anstalt erhoben. Schliesslich muss bemerkt werden, dass die Abtheilung Slup sammt Gründen um 600 000 fl. an das k. k. Unterrichtsministerium zum Zwecke der Aufführung von Hochschulbauten verkauft wurde.

Literatur: Prags Irren-Anstalt und ihre Leistungen von Dr. Jos. Riedl, Prag 1830. — Notizen über die Prager Irren-Anstalt von Dr. Alois Novák, Prag 1835. — Prags k. k. Irren-Anstalt und ihr Wirken von Dr. J. Fischl, Erlangen. Enke 1853. — Die k. k. Landes-Irren-Anstalt in Prag, ihre Entstehung und weitere Entwickelung. Landesausschuss-Bericht Prag 1897. (Noch nicht im Druck erschienen.)

3. „Ernestinum“, **Privat-Lehr- und Erziehungs-Anstalt** für Schwachsinnige (Idioten-Anstalt).

Director: Vincenz Amerling.

Anstaltsarzt: Bezirksarzt Dr. Naučeck.

Bestand 1. Januar 1897:	61	Kr.	(36	M.,	25	Fr.)
Aufgenommen . .	„	27	„ (22	„,	5	„)
Verpflegt	„	88	„ (58	„,	30	„)
Entlassen	„	14	„ (10	„,	4	„)
Gestorben	„	2	„ (—	„,	2	„)
Bestand 1. Januar 1898:	72	„	(48	„,	24	„)

Gegründet 1871 und unterhalten von dem St. Anna-Frauen-Verein zu Prag.

„Die Idioten-Anstalt des St. Anna-Frauen-Vereins in Prag nach ihrem 12jährigen Bestande 1871—1883 von Dr. Carl Amerling. Prag 1884.“

Preetz (Provinz Schleswig-Holstein).

Privat-Heil-Anstalt Schellhorner Berg bei Preetz in Holstein für Nerven- und Gemüthskranke Damen. Bahnhof Preetz (Lübeck-Kieler Bahn) ist 10 Minuten von der Anstalt entfernt. Arzt und Besitzer: Dr. Otto Jaspersen.

Bestand 1. Januar 1897:		1 Kr.	(1 M.,	— Fr.)
Aufgenommen . .	„	27 „	(7 „,	20 „)
Verpflegt	„	28 „	(8 „,	20 „)
Entlassen	„	21 „	(8 „,	13 „)
Gestorben	„	— „	(— „,	— „)
Bestand 1. Januar 1898:		7 „	(— „,	7 „)

Die Anstalt ist am 1. Januar 1897 eröffnet. Seit dem September 1897 werden nur noch Damen aufgenommen. — Die beiden im Jahre 1896 für den besonderen Zweck neuerbauten Villen, von denen die westliche die Reconvalescentinnen-Abtheilung und die Wohnung des Arztes enthält, liegen auf einer die ostholsteinische Landschaft weithin beherrschenden Anhöhe. — Der parkartige Garten hat eine Grösse von reichlich $5\frac{1}{2}$ ha.

(Cf. in der „Beschreibung der Heil-Anstalt Schellhorner Berg“ von Dr. Jaspersen. Kiel 1897.)

Préfargier (Canton Neuchâtel).

Maison de santé Préfargier, öffentliche Heil-Anstalt am Ufer des Neuenburger Sees gelegen: Station St. Blaise bei Neuchâtel.

Aerzte: Director und Chefarzt Dr. Godet; II. Arzt Dr. Kölle; Assistenzarzt Dr. Dardel.

Bestand 1. Januar 1897:		130 Kr.	(69 M.,	61 Fr.)
Aufgenommen . .	„	44 „	(22 „,	22 „)
Verpflegt	„	174 „	(91 „,	83 „)
Entlassen	„	34 „	(16 „,	18 „)
Gestorben	„	10 „	(9 „,	1 „)
Bestand 1. Januar 1898:		130 „	(66 „,	64 „)

Seit Eröffnung der Anstalt den 31. Januar 1849 bis 31. December 1888 sind 3606 Kranke aufgenommen worden. Oeffentliche aber vom Staate unabhängige Anstalt, von Herrn v. Meuron gestiftet, und von einer sich durch Wahl ergänzenden Aufsichtscommission verwaltet. Der Staat sendet einen Vertreter in diese Commission und übt laut Gesetz vom 23. Mai 1879 sein Aufsichtsrecht durch einen besonders hierfür delegirten Arzt und den Staatsanwalt aus. Die Anstalt enthält ca. 130 Plätze, wovon 80—90 für die zweite, 40—50 für die erste Verpflegungsklasse. Die, jetzt vergriffene, und auch wegen vielfacher Aenderungen und Erweiterungen nicht mehr zutreffende Anstaltsbeschreibung ist verfasst vom ersten Director Dr. L. Borel. — Jahresberichte, wovon der 1874 von Dr. Châtelain verfasste die Geschichte der ersten 25 Jahre enthält.

Karthaus-Prüll (Bayern, Oberpfalz).

Kreis-Irren-Anstalt, selbständige Heil- und Pflege-Anstalt für den Regierungsbezirk der Oberpfalz und von Regensburg. Post- und Bahnstation Regensburg, 2 km entfernt.

Aerzte: Director Dr. J. Feldkirchner; I. Assistenzarzt Dr. Ellmann mit dem Titel „Oberarzt"; II. Assistenzarzt Dr. J. Hock; III. Assistenzarzt Dr. G. Wimmer.

Bestand 1. Januar 1897:	416 Kr.	(208 M.,	208 Fr.)
Aufgenommen . . „	140 „	(70 „,	70 „)
Verpflegt . . . . „	556 „	(278 „,	278 „)
Entlassen . . . . „	115 „	(54 „,	61 „)
Gestorben . . . . „	27 „	(13 „,	14 „)
Bestand 1. Januar 1898:	441 „	(224 „,	217 „)

Als Irren-Anstalt 1852 eröffnet. 997 als Karthäuser Kloster gegründet, 1484 den Benedictinern überwiesen, 1803 säcularisirt und an Private verkauft, 1834 vom Kreise Oberpfalz erworben und als Beschäftigungs-Anstalt verwendet. Von 1850 an zur Irren-Anstalt adaptirt, 1863, 1866, 1872 und 1880—1883 unter den Directoren Stahl und Lachner durch Erweiterungsbauten vergrössert, letztere umfassen 6 Pavillons für Kranke und den Mittelbau für wirthschaftliche Zwecke. Dr. M. Kiderle (Kaufbeuren) war der erste Director.

Die Anstalt soll jetzt durch Neubauten zur Aufnahme von 500 Kranken eingerichtet werden.

Pützchen (Rheinprovinz).

Privat-Heil- und Pflege-Anstalt für Nerven- und Gemüthskranke zu Pützchen, gegenüber Bonn. Bahnstation Beuel rechtsrheinisch, Bonn.

Besitzer und leitender Arzt: Dr. C. Gudden; Dr. Peipers.

Bestand 1. Januar 1897:	33 Kr.	(24 M.,	9 Fr.)
Aufgenommen. . . „	22 „	(13 „,	9 „)
Verpflegt . . . . . „	55 „	(37 „,	18 „)
Entlassen . . . . . „	18 „	(11 „,	7 „)
Gestorben . . . . . „	3 „	(2 „,	1 „)
Bestand 1. Januar 1898:	34 „	(24 „,	10 „)

Gegründet 1866; seit 1890 Eigenthum des Dr. Gudden, vollständig umgebaut und durch Neubauten vergrössert, von einem 22 Morgen grossen Garten umgeben. Elektrische Beleuchtung, Dampfheizung. Hauptgebäude und mehrere getrennt liegende Pavillons.

Radeberg siehe Kl. Wachau.

St. Radegund (Steiermark).

Wasser-Heil-Anstalt.
Leitender Arzt: Dr. Ruprich.

Rastenburg (Provinz Ostpreussen).

Privat-Idioten-Anstalt. Erziehungs- und Pflege-Anstalt, mit Korporationsrechten versehen, für Ost- und Westpreussen, von einem Curatorium geleitet. Station Rastenburg an der ostpreussischen Südbahn.

Arzt: Kreisphysikus Dr. Schmolck.

Bestand 1. Januar 1897:	300 Kr.	(183 männl.,	117 weibl.)
Aufgenommen . „	50 „	(24 „ ,	26 „)
Verpflegt . . . . „	350 „	(207 „ ,	143 „)
Entlassen . . . . „	21 „	(14 „ ,	7 „)
Gestorben . . . . „	23 „	(15 „ ,	8 „)
Bestand 1. Januar 1898:	306 „	(178 „ ,	128 „)

Eröffnet 15. Mai 1865. 1869 das neue Anstaltsgebäude errichtet, 1881 um die Hälfte erweitert, 1888 durch ein Schulhaus ergänzt, 1893 und 1894 durch einen zweiten Anbau am Frauenhause und durch einen Neubau ‚das Männerhaus' vergrössert. Baukosten 224000 ℳ. Die Anstalt hat Raum für 320 Pfleglinge. — 7 gedruckte Berichte, der letzte 1895.

Rath (Rheinprovinz).

Privat-Pflege-Anstalt für 100 weibliche Epileptische. Pflege in den Händen der „Kongregation der Töchter vom heiligen Kreuze". Auch psychisch-kranke Epileptische werden aufgenommen. Station Düsseldorf. Arzt: Dr. Fritzen.

Seit 1883. Früher Erziehungsanstalt; durch die Maigesetze aufgehoben, stand sie 10 Jahre leer und wurde dann durch die Provinzialbehörden zur Aufnahme von Epileptischen veranlasst. Die Gemeinden geben pro Tag 1 ℳ, die Provinz 0,50 ℳ. Garten von 6 Morgen. Neuerdings mit einer Mauer umgeben. Im Garten ein Neubau mit 4 Zimmern.

(Abdruck aus der III. Auflage, neuere Mittheilungen waren nicht zu erlangen.)

Realta (Canton Graubünden).

Korrektions- und Irrenverwahrungs-Anstalt Realta. Station Rodels-Realta 10 Minuten entfernt.

Arzt: Dr. Thomas Buedi in Thusis wird im Bedürfnissfalle gerufen.

Bestand 1. Januar 1897:	24	Geisteskranke	(19 M.,	5 Fr.)
Aufgenommen . . „	5	„	(5 „ ,	— „)
Verpflegt . . . . . „	29	„	(24 „ .	5 „)
Entlassen . . . . „	3	„	(3 „ ,	— „)
Gestorben . . . . „	—	„	(— „ ,	— „)
Bestand 1. Januar 1898:	26	„	(21 „ ,	5 „)

Die Anstalt wurde 1854 erbaut und ist ihrem Hauptzwecke nach Zwangsarbeits-Anstalt. Nur weil der Canton Graubünden bis 1891 keine Irren-Anstalt besass, wurden, soweit möglich, unheilbare Geisteskranke aufgenommen. Die neue Irren-Anstalt Waldhaus bei Chur füllte sich nun so rasch und vollständig, dass die sogenannte Irrenverwahrung hier leider nicht aufgegeben werden konnte. Das Hauptgebäude ist massiv; Zellensystem; 50 meist Einzelzellen; nur der kleinere Theil bietet Raum für je 2 Betten, so dass höchstens 70 Personen — Correktionelle und Geisteskranke zusammen — untergebracht werden können.

Regensberg (Canton Zürich).

Privat-Anstalt für Erziehung schwachsinniger Kinder Schloss Regensberg (Canton Zürich). Post- und Telegraph Regensberg, Eisenbahnstation Dielsdorf.

Vorstand: Director Kölle.

Arzt (bei vorkommenden Krankheitsfällen): Bezirksarzt Dr. Bucher in Dielsdorf.

Bestand 1. Januar 1897:	72 Kr.	(52 Knab.,	20 Mädchen)	
Aufgenommen . . „	22 „	(18 „ ,	4 „	)
Verpflegt . . . . . „	94 „	(70 „ ,	24 „	)
Entlassen . . . . . „	18 „	(17 „ ,	1 „	)
Gestorben . . . . „	— „	(— „ ,	— „	)
Bestand 1. Januar 1898:	76 „	(53 „ ,	23 „	)

Eröffnet am 1. Mai 1883 mit 15 Knaben wurde die Anstalt 1884 für 40 Knaben erweitert und 1891 durch Neubau Platz für ca. 75 Kranke geschaffen. 1894 wurde die Anstalt von der Gemeinnützigen Gesellschaft des Cantons Zürich in eine selbständige Stiftung mit den Rechten einer juristischen Person umgewandelt. 1895 wurde das Schlossgebäude und das Schulhaus durch einen Neubau verbunden. Die Aufsichtskommission der Anstalt erstattet Jahresberichte, die im Druck erscheinen.

Reinbeck (Provinz Schleswig-Holstein).

Wasser-Heil-Anstalt Sophienbad zu Reinbeck bei Hamburg.

Leitender Arzt: Dr. Hennings.

Rellingen (Provinz Schleswig-Holstein).

Privat-Heil- und Pflege-Anstalt für männliche Gemüthskranke zu Rellingen. Bahnstation Halstenbeck und Pinneberg (Linie Altona-Kiel). Von Altona 13 km.

Besitzer und leitender Arzt: Dr. Ofterdinger.

Bestand 1. Januar 1897:		17	Kranke
Aufgenommen . .	„	19	„
Verpflegt	„	36	„
Entlassen	„	20	„
Gestorben	„	3	„
Bestand 1. Januar 1898:		13	„

Gegründet 1881 in „Schroeders Landsitz", 1887 vom jetzigen Besitzer übernommen, 1888 und 1894 erheblich vergrössert, bietet Raum für ca. 35 Kranke. 4 ha Garten und Park.

2. W. Praeger's **Privat-Heil- und Pflege-Anstalt** für männliche Nerven- und Gemüthskranke in Rellingen, Bahnstation Pinneberg.

Arzt: Physikus Dr. Wenk in Pinneberg.

Bestand 1. Januar 1897:		5	Kranke
Aufgenommen . .	„	4	„
Verpflegt	„	9	„
Entlassen	„	1	„
Gestorben	„	1	„
Bestand 1. Januar 1898:		7	„

Eröffnet 1889.

Reval (Esthland).

1. **Irren-Abtheilung** des Hospitals des Esthländischen Collegii allgemeiner Fürsorge, Heil- und Pflege-Anstalt.

Ordinator des Hospitals und zugleich dirigirender Arzt der Irren-Abtheilung: Dr. L. Karstens.

Bestand 1. Januar 1897:	36 Kr.	(22 M.,	14 Fr.)
Aufgenommen . . „	28 „	(15 „ ,	13 „)
Verpflegt . . . . . „	64 „	(37 „ ,	27 „)
Entlassen . . . . . „	9 „	(5 „ ,	4 „)
Gestorben . . . . „	8 „	(5 „ ,	3 „)
Bestand 1. Januar 1898:	47 „	(27 „ ,	20 „)

Die Anstalt ist, wie auch die übrigen Collegien allgemeiner Fürsorge Russlands, vor 100 und einigen Jahren unter der Regierung Catharina's II. gegründet; ob aber gleichzeitig auch die Irren-Abtheilung eröffnet worden ist, ist nicht bekannt. Nach Erinnerung der ältesten Beamten der Anstalt beschränkte sich besagte Abtheilung auf 12 Zellen für je einen Kranken. Im Anfang der 70er Jahre wurde sie um 4 Zimmer vermehrt, darunter sind 2 grössere für je 2—3, höchstens 4 Kranke. Die etatsmässige Bettenzahl der Irren-Abtheilung beträgt 19. Die Anstalt war in einem einstöckigen hölzernen Gebäude in einer Vorstadt Revals, etwa 1¼ Werst von der Stadt und einige 100 Schritt von den übrigen Hospitalgebäuden entfernt, untergebracht, bis diese Räume wegen Baufälligkeit und Unzulänglichkeit 1892 geschlossen und die Abtheilung in ein gemiethetes Haus in der Nähe des Hospitals verlegt wurde. 1896 wurde der Bau einer grösseren Irren-Anstalt neben dem Hospital begonnen und im September 1897 eröffnet. Sie besteht aus 2 zweistöckigen Gebäuden, in den oberen Stockwerken sind die ruhigen, in den unteren die unruhigen und unsauberen Kranken untergebracht. 60 Plätze. Ein in der Anstalt wohnender Feldscher führt die Aufsicht; die etwa nöthige ärztliche Hülfe leistet ein Ordinator des Hospitals.

2. **Evangelisch-lutherische Diakonissen-Anstalt** in Reval, hat neben einem Hospital mit einem Asyle für Sieche eine Abtheilung für weibliche unheilbare Geisteskranke ausserhalb der Stadt in freundlichen Gärten. 2 Diakonissen besorgen die Verpflegung der Kranken und theilen Tisch und Zimmer mit ihnen. Post- und Bahnstation Reval in Esthland.

Oberarzt: Dr. A. Bätge.

Bestand 1. Januar 1897:	11	Frauen
Aufgenommen . .	„	1	„
Verpflegt	„	12	„
Entlassen	„	—	„
Gestorben	„	—	„
Bestand 1. Januar 1898:	12	„

Seit 1890 sind 2 Kranke gestorben: ausgetreten oder entlassen wurde keine Kranke.

Besteht seit 1867. Jährliche Anstaltsberichte.

Rheinau (Canton Zürich).

Cantonale Pflege-Anstalt, selbständig für den Canton Zürich. Stationen: Altenburg-Rheinau (Linie Zürich-Bülach-Schaffhausen) $2^1/_2$ Kilometer, und Marthalen (Linie Zürich-Winterthur-Schaffhausen) 5 Kilometer.

Aerzte: Director vacat; Secundärarzt Dr. L. v. Muralt.

Bestand 1. Januar 1897:	701 Kr.	(311 M.,	390 Fr.)
Aufgenommen . .	„	86 „	(37 „,	49 „)
Verpflegt	„	787 „	(348 „,	439 „)
Entlassen	„	14 „	(10 „,	4 „)
Gestorben	„	47 „	(18 „,	29 „)
Bestand 1. Januar 1898:	726 „	(320 „,	406 „)

Eröffnet 15. Juli 1867. Die Anstalt befindet sich in den $1^1/_2$ Stunden unterhalb Schaffhausen auf einer Insel des Rheines gelegenen Gebäulichkeiten der ehemaligen Benedictiner Abtei Rheinau. Letztere wurde Anfang der 60er Jahre vom Staate aufgehoben und zum Zwecke der Verlegung der im sogenannten alten Spital in Zürich befindlichen unheilbaren Geistes- und Körperkranken entsprechend umgebaut, da diese letztere, seit dem 12. Jahrhundert bestehende, zur Reformationszeit durch Klosteraufhebungen und besonders im Laufe des vorigen Jahrhunderts durch Neubauten allmählich erweiterte, im Anfange dieses Jahrhunderts administrativ umgestaltete Anstalt den immer grösser werdenden Ansprüchen nicht mehr genügte. Nachdem September 1864 mit dem Umbau des Klosters Rheinau begonnen war, konnten die für ca. 600 Kranke eingerich-

teten Anstalten mit Ende Juli 1867 von den 451 Verpflegten des alten Spitals nach und nach bezogen werden. Die baldige Ueberfüllung drängte zu weiteren Neubauten, in denen 60 Kranke (30 M., 30 Fr.) aufgenommen werden konnten. Die Geisteskranken haben nach und nach die körperlich Kranken ersetzt; die letzteren sind nur noch vereinzelt in der Anstalt. — Veröffentlichungen in den jährlichen Berichten des Züricher Regierungsrathes. — „Ueber Zweck und Einrichtung der Anstalt Rheinau" von Dr. Wille in Allg. Zeitschr. f. Psych. Bd. 26, Heft 1 und 2. — Seit 1895 besondere jährliche Anstaltsberichte.

Rheinau siehe Bendorf 1.

Rhöndorf (Rheinprovinz).

Kneipp'sche Kur-Anstalt Marienbad, nahe Honnef am Rhein.

Leitender Arzt: Dr. Euteneuer.

Rickling (Provinz Schleswig-Holstein).

Privat-Trinker-Heil-Anstalt Salem bei Rickling in Holstein (Bahnstation, im Besitze des Landes-Vereins für innere Mission in Schleswig-Holstein.

Arzt: Kreisphysicus Dr. Bruhn in Segeberg.

Vorsteher: E. Wetters in Salem.

Bestand 1. Januar 1897:		30	Kranke
Aufgenommen . .	„	63	„
Verpflegt	„	93	„
Entlassen	„	58	„
Gestorben	„	1	„
Bestand 1. Januar 1898:		35	„

Eröffnet 1887, seitdem erheblich erweitert. Weitere Vergrösserung steht in naher Aussicht. Meist von Angehörigen der besseren Stände besucht; ca. $^2/_3$ dauernde Heilungen (über 2 Jahre Dauer),

Riga (Livland).

1. **Rothenberg, städtische Irren-Heil- und Pflege-Anstalt.** Station Riga und Haltestelle Kriegshospital.

Aerzte: Director Dr. Th. Tiling; II. Arzt Dr. Joh. Redlich; Assistenzärzte: Dr. Ernst Hollander, Dr. Th. von Boetticher, Dr. Fr. Heinrichsen.

Bestand 1. Januar 1897:	341	Kr.	(191 M.,	150 Fr.)
Aufgenommen . .	„	225	„ (139 „,	86 „)
Verpflegt	„	566	„ (330 „,	236 „)
Entlassen	„	205	„ (120 „,	85 „)
Gestorben	„	28	„ (22 „,	6 „)
Bestand 1. Januar 1898:	361	„	(210 „,	151 „)

Die Anstalt wurde 1862 von Dr. G. Brutzer, welcher bis zu seinem Tode (7. Juli 1883) Director war, als Privat-Anstalt begründet. 1872 kaufte die Stadt Riga die Anstalt; durch einen Neubau von 1873 stieg die Bettenzahl auf 88 (48 M., 40 Fr.), 1881 kam die Pflege-Abtheilung Asyl Waldheim hinzu, sodass im Ganzen 152 Plätze vorhanden waren. Durch grössere Neubauten in den Jahren 1883, 1884, 1886—1890 ist die Zahl der disponiblen Plätze auf 360 gestiegen. Das Areal der Anstalt beträgt gegenwärtig 6,7 ha.

„Erster med. stat. Bericht über die Irren-Heil- und Pflege-Anstalt Riga-Rothenberg von 1862—1872 von Dr. F. Kloepfel. Riga 1872.“ — „Bericht über die Irren-Anstalt Rothenberg bei Riga in den Jahren 1862—1887 von Director Th. Tiling und Dr. A. Mercklin. Riga 1888.“ — „Med. stat. Bericht über die Irren-Anstalt Rothenberg in den Jahren 1888—1896 incl. von Dr. Joh. Redlich“ (confer. „Festschrift zum 75jährigen Jubiläum der Gesellschaft practischer Aerzte zu Riga. Riga 1897“). — Ausserdem regelmässige Jahresberichte in den „Jahresberichten über den Haushalt und die Verwaltung der Stadt Riga“.

2. **Alexanderhöhe bei Riga, Irren-Anstalt,** an der gleichnamigen Bahnstation gelegen, 6—7 Kilometer vom Centrum der Stadt Riga entfernt, wird vom Gouvernement Livland unterhalten und von der Krone verwaltet.

Aerzte: Director Dr. Wladimir Koltypin: ordinirender Arzt Julius Wiesenberg.

Bestand 1. Januar 1897:	143 Kr.	(75 M.,	66 Fr.)
Aufgenommen . . „	84 „	(47 „,	37 „)
Verpflegt . . . . „	227 „	(122 „,	105 „)
Entlassen . . . . „	82 „	(48 „,	34 „)
Gestorben . . . . „	— „	(— „,	— „)
Bestand 1. Januar 1898:	145 „	(74 „,	71 „)

Die Anstalt, welche von vorn herein nicht speciell zur Aufnahme und Pflege von Geisteskranken bestimmt war, ist nach dem Corridorsystem erbaut und besteht aus drei zweistöckigen Gebäuden und einem in allerletzter Zeit angebautem Flügel, in einem 41 000 □Faden grossen Park belegen.

3. **Heilpädagogische Anstalt zu Sassenhof** bei Riga, Geldingerstrasse 35, für Krampfleidende, Geistigzurückgebliebene, Schwachsinnige und Idioten; selbständige Privat-Anstalt. Station Riga.

Vorsteherin und Besitzerin: Frau Therese Platz.

Aerzte: Coll.-Rath Dr. Wichert und Dr. Huff als Hausärzte, Dr. E. von Rautenfeldt speciell für Krampfleidende.

Gegründet 6. August 1854 von Friedrich Platz aus Königsberg, weiland 1. Lehrer an der Taubstummenschule in Riga, fortgeführt und erweitert von seiner Wittwe Therese Platz, geb. Geerken-Fehrmann. Bis 1881 die einzige Anstalt für Idioten im russischen Reich, wird sie von der Inhaberin selbständig aus eignen Mitteln geleitet. 1878 wurde sie in ein eignes geräumiges Heim übergeführt. 1879 Feier des 25jährigen Jubiläums (vgl. Referat in den offic. „Rigaer Stadtblättern“ No. 33). 1883 wurde die Anstalt auf der Gewerbeausstelluug in Riga, auf welcher auch die humanitären Anstalten vertreten waren, die silberne Medaille nebst Ehrendiplom zuerkannt. — „Heilpflege und Erziehung zurückgebliebener, schwachsinniger und idiotischer Kinder unter Mithülfe von Dr. J. D. Georgens, herausgegeben von Therese Platz, Leipzig, Richter 1880.“ — 2 Briefe: „Was ist Idiotie, welches sind ihre Ursachen und die Grenzen der Heilbarkeit, und was kann und muss geschehen, um das überhaupt Mögliche zu erreichen? von Therese Platz. Riga 1876." — Mittheilungen über die Anstalt in Broschürenform 1873, 78, 79, 82, 86, 89, 90. — 1883 und 1890 Herausgabe eines Beschäftigungs- und Stundenplanes. (Abdrücke aus der III. Auflage, da neuere Mittheilungen nicht zu erlangen waren).

Rockwinkel siehe Bremen.

Roda (Herzogthum Sachsen-Altenburg).

„Genesungshaus". Irren-Heil- und Pflege-Anstalt für das Herzogthum Sachsen-Altenburg und durch Staatsvertrag für das Fürstenthum Reuss j. L. — 343 Krankenbetten. — In Verbindung damit — aber isolirt — ein Kreiskrankenhaus für 56 Betten und eine Idioten-Anstalt für 26 Betten. Station Roda der Weimar-Geraer Bahn.

Aerzte: Director Dr. Ad. Meyer; II. Arzt Dr. Schäfer; Assistenzarzt Dr. Hoffmann.

Bestand 1. Januar 1897:	308 Kr.	(165 M.,	143 Fr.)
Aufgenommen . . „	100 „	(47 „,	53 „)
Verpflegt . . . . . „	408 „	(212 „,	196 „)
Entlassen . . . . . „	68 „	(40 „,	28 „)
Gestorben . . . . „	31 „	(18 „,	13 „)
Bestand 1. Januar 1898:	309 „	(154 „,	155 „)

Eröffnet 1848. Erweiterungsbauten 1869 und 1884. 1889/90 wurde eine Irrenkolonie erbaut und im Sommer 1890 eröffnet. 1893/94 wurde ein Wirthschaftsgebäude mit Dampfkocherei errichtet, 1894/95 eine Leichenhalle neu- und das sogenannte alte Anstaltsgebäude umgebaut und der Neuzeit entsprechend eingerichtet. Zwei Gebäude wurden erweitert. Der landwirthschaftliche Betrieb der Anstalt erfuhr in den letzten acht Jahren durch Zukauf von Grundstücken eine erhebliche Vergrösserung. — Seit 1848 Berichte in der Allgemeinen Zeitschrift für Psychiatrie. Ausführliche Nachrichten bei Gelegenheit des 25jährigen Jubiläums der Anstalt. Roda 1873.

Haus Rockenau siehe Eberbach.

Rosenheim (Königreich Bayern).

Wasser Heil-Anstalt Kaiserbad in Rosenheim.
Arzt: Dr. Friedrich Bernhuber.

Rosegg (Canton Solothurn).

Cantonale Heil- und Pflege-Anstalt Rosegg bei Solothurn. Poststation Solothurn, Bahnstation Alt-Solothurn.

Aerzte: Director Dr. Greppin; Assistenzarzt Dr. Neuhaus.

Bestand 1. Januar 1897:	264	Kr.	(150 M.,	114 Fr.)
Aufgenommen . .	„ 89	„	(47 „,	42 „)
Verpflegt	„ 353	„	(197 „,	156 „)
Entlassen	„ 46	„	(35 „,	11 „)
Gestorben	„ 22	„	(10 „,	12 „)
Bestand 1. Januar 1898:	285	„	(152 „,	133 „)

Die Anstalt, für 80 Kranke berechnet, wurde im Juni 1860 mit Aufnahme von 26 Kranken aus dem Leprosenhause zu Klusen eröffnet. Schon 1866 wurden zwei neue Pavillons für je 40 Betten bezogen. 1893 wurde die Männerabtheilung um 60 Betten erweitert. Anstaltsgut von 70 Juchart im Selbstbetriebe. Der jährliche Anstaltsbericht des Directors wird an den Regierungsrath abgegeben und dann vom Sanitätsdepartement in beliebiger Form dem Rechenschaftsbericht dieses Departements im „Allgemeinen Rechenschaftsbericht der Regierung" einverleibt.

Rostock (Grossherzogthum Mecklenburg-Schwerin).

1. **Psychiatrische Klinik** siehe Gehlsheim.

2. **St. Katharinenstiftung,** Irren-Heil- und Pflege-Anstalt der Stadt Rostock, nur für Aufnahme einheimischer Kranke bestimmt. Station Rostock in Mecklenburg.

Director: Senator Grimm.

Arzt: Dr. med. W. Passow, zu chirurgischen Dienstleistungen W. Sauber.

Bestand 1. Januar 1897:	114 Kr.	(43 M.,	71 Fr.)
Aufgenommen . . „	24 „	(12 „,	12 „)
Verpflegt . . . . . „	138 „	(55 „,	83 „)
Entlassen . . . . . „	19 „	(10 „,	9 „)
Gestorben. . . . . „	5 „	(2 „,	5 „)
Bestand 1. Januar 1898:	114 „	(41 „,	73 „)

Die Anstalt besteht seit 1825, ist reorganisirt 1855, erweitert und verbessert 1864 und 1880. Mit Ostern 1898 ist ein gewichtiger Umbau in Angriff genommen worden, der, wenn auch keine Vergrösserung der Aufnahmezahl von Kranken, doch eine Erweiterung und Verbesserung der Wohn- und Bewegungs-Räume derselben bezweckt. So wird der Hauptflügel der weiblichen Abtheilung erhöht, werden Tages-Räume geschaffen, neue Einzelzimmer für unruhigere Kranke eingerichtet. Aus dem angrenzenden Waisenhause werden hohe Räume hinzugezogen, überall feuersichere Treppen gebaut, die Höfe, in denen Kranke sich bewegen erweitert etc. Die Aufnahmezahl wird zunächst auf 100 bis 110 Kranke beschränkt werden.

3. **Klinik** für Nervenkranke des Dr. Dornblüth.

Rotenburg (Provinz Hannover).

Asyl zur Pflege Epileptischer zu Rotenburg, Kreis Stade. Vorsteher: Pastor Niebuhr, Anstaltsgeistlicher.

Aerzte: Kreisphysikus Sanitätsrath Dr. Röhrs und Dr. Hadenfeldt; dieselben wohnen nicht in der Anstalt.

Bestand 1. Januar 1897:	161	Kranke
Aufgenommen . . „	11	„
Verpflegt. . . . . „	172	„
Entlassen . . . . „	8	„
Gestorben . . . . „	5	„
Bestand 1. Januar 1898:	159	„

Eröffnet am 4. Juni 1880 mit 5 Pfleglingen, deren Zahl sich bis jetzt auf 264 vermehrt hat. Geheilt entlassen sind $4^1/_2$ %, der Irren-Anstalt überliefert 3, gebessert sehr viele. Entsprechend dem grossen Zudrang ist fortwährend gebaut. Die Anstalt hat 7 Stationen für weibliche und 4 für männliche Patienten und besteht aus 7 grösseren und einigen kleineren Gebäuden, sowie einer Capelle. Ein Neubau für 70 weibliche Epileptische wird im Laufe des Sommers bezogen werden. — Veröffentlichungen über die Anstalt erfolgen in den Sonntagsblättern von Hannover und Stade, sowie im Rotenburger Anzeiger. Ausserdem jährliche Berichte, bisweilen Flugblätter.

Rottenmünster siehe Schwäb. Gmünd.

Rügenwalde (Provinz Pommern).

Provinzial-Irren-Anstalt, Heil- und Pflege-Anstalt. Station Rügenwalde, Regierungsbezirk Köslin.

Arzt: Anstaltsvorsteher Dr. Oskar Mauke.

Bestand 1. Januar 1897:	123 Kr.	(81 M.,	42 Fr.)
Aufgenommen . . ,.	15 „	(12 „,	3 „)
Verpflegt. . . . . „	138 „	(93 „,	45 „)
Entlassen . . . . „	10 „	(7 „,	3 „)
Gestorben . . . . „	8 „	(4 „,	4 „)
Bestand 1. Januar 1898:	120 „	(82 „,	38 „)

Eröffnet am 1. April 1841, zunächst für 60 Kranke, in den früheren Amtsgebäuden des Schlosses zu Rügenwalde, 1848 auf 80 Plätze erweitert, 1858 durch einen Neubau vergrössert für im Ganzen 124 Kranke. 1869 Erbauung eines besonderen Lazarethgebäudes für körperlich Kranke. Nach Fertigstellung der im Bau befindlichen Provinzial-Irren-Anstalt zu Treptow a. R. wird die hiesige Anstalt (wahrscheinlich 1. October 1899) aufgelöst werden.

Rüti siehe Zürich.

Rybnik (Provinz Schlesien).

Die **Provinzial-Irren-Anstalt** Rybnik, Heil- und Pflege-Anstalt für die Provinz Schlesien, Station Rybnik der Oberschlesischen Eisenbahn, Linie Jägerndorf-Ratibor-Kattowitz.

Aerzte: Director Sanitätsrath Dr. Zander; Oberarzt Dr. J. Dinter; III. Arzt Dr. O. Elias; IV. Arzt Dr. J. Wende.

Bestand 1. Januar 1897:	608 Kr.	(307 M.,	301 Fr.)
Aufgenommen . . „	87 „	(50 „,	37 „)
Verpflegt . . . . . „	695 „	(357 „,	338 „)
Entlassen . . . . . „	74 „	(55 „,	19 „)
Gestorben . . . . „	34 „	(20 „,	14 „)
Bestand 1. Januar 1898:	591 „	(290 „,	301 „)

Erbaut 1883—1887 im Pavillonsystem. Im Mai 1886 kamen die ersten Kranken, im Herbst 1887 war der Bau fertig, nur die für beide Confessionen bestimmte Kirche wurde erst 1888 vollendet, als die Anstalt fast schon vollkommen belegt war. Die Anstalt, für 600 Kranke erbaut, hat davon 300 in vollkommen freien Stationen mit offenem Thor untergebracht, davon 40 Männer in der weniger als 1 km entfernten Meierei Rudamühle, in der auch ein Arzt wohnt. Zur Anstalt gehört ein Areal von 100 ha, darunter 25 ha See mit Teichwirthschaft, aus dem das Wirthschaftswasser (filtrirt) entnommen wird, die übrigen 75 ha dienen als landwirthschaftliches Arbeitsfeld. Das Trinkwasser kommt aus dem Quellgebiet der gerade durch ihr vorzügliches Wasser rühmlich bekannten, fast unmittelbar angrenzenden Stadt Rybnik, die Stadt hat einen Theil des Anstaltsterrains geschenkweise zum Bau hergegeben. Terrainankauf, Bau und Inventar haben rund 2 Millionen Mark gekostet. Der Etat beträgt 300000 ℳ.

Die Ueberfüllung sämmtlicher schlesischen Irren-Anstalten forderte dringend Abhülfe, und da ist am Ende des Jahres 1897 ein Abkommen mit der Verwaltung verschiedener Krankenhäuser getroffen worden, dass die Provinz dorthin aus den Anstalten sieche Irre, die nicht störend sind, abgeben kann. In Folge dieses Abkommens sind zunächst 20 ruhige sieche Männer von Rybnik nach Ratibor überführt, schon im Januar werden 30 ebensolche dahin folgen, ebenso sind im Januar 1898 von Rybnik 40 geeignete Irre (Frauen) nach Hultschin in das neugebaute Richter'sche Krankenhaus überführt worden, noch schweben Verhandlungen mit einer anderen Kommune, welche für weitere 30 Irre Unterkommen angeboten hat. Die Aufsicht über diese Zweig-

Anstalten hat sich die Provinz vorbehalten und lässt sie durch den Director von Rybnik ausüben. Ausserdem aber ist in der Rybniker Anstalt schon mit Neubauten begonnen worden, welche für 160 Kranke Platz schaffen sollen und zwar 2 Pavillons in der Centralanstalt für je 40 Männer und Frauen, welche Aufnahme- und Ueberwachungsstationen (klinische Abtheilungen) enthalten sollen, denen entsprechend auch in den Stationen mit offenem Thor durch Neu-, resp. Umbauten für je 40 Kranke Plätze neu eingerichtet werden, sodass dann die Rybniker Anstalt im Ganzen für 760 bis 780 Kranke Raum bieten wird. Natürlich soll damit auch die Zahl der Aerzte vermehrt werden, in den neuen Stationen sind Wohnungen schon vorgesehen. Der Neubau soll 1899 fertig, vielleicht auch am Ende des Jahres schon bezogen werden. Die neuen Stationen sollen natürlich ebenso, wie jetzt schon die gesammte andere Anstalt, mit elektrischem Licht versehen werden, Dampfniederdruckheizung ist vorgesehen, während die älteren Gebäude der Centralanstalt Luftheizung haben, ferner ist Kanalisation statt des Tonnensystems in den Neubauten in Aussicht genommen. Kostenanschlag für die Neubauten 300000 ℳ.

Ausserdem sind im Bau begriffen 2 Landhäuser mit je 5 Wohnungen, in denen die Familien der verheiratheten Wärter Unterkommen finden, ein Haus mit 10 solchen Wohnungen wird schon seit 11 Jahren benutzt, alle 3 Häuser liegen ganz nahe bei der Anstalt, sind aber durch die Strasse, resp. Chaussee von ihr getrennt.

Jährliche Verwaltungsberichte an den Landeshauptmann von Schlesien sind gedruckt.

Saargemünd (Reichsland Elsass-Lothringen).

Irren-Heil- und Pflege-Anstalt für den Bezirk Lothringen. Post- und Bahnstation Saargemünd 2 km entfernt, 18 km südlich von Saarbrücken.

5 Aerzte: Kaiserl. Sanitätsrath Director Dr. Dittmar; II. Arzt Dr. Gigglberger; III. Arzt Dr. Lübbers; I. Hülfsarzt Dr. Stössner; II. Hülfsarzt Dr. Hoenes.

Bestand 1. Januar 1897:	542 Kr.	(248 M.,	294 Fr.)
Aufgenommen . . „	200 „	(97 „,	103 „)
Verpflegt . . . . „	742 „	(345 „,	397 „)
Entlassen . . . . „	157 „	(83 „,	74 „)
Gestorben . . . . „	34 „	(22 „,	12 „)
Bestand 1. Januar 1898:	551 „	(240 „,	311 „)

1875—1880 mit einem Aufwande von ca. 3 Millionen Mark für 400 Kranke im Pavillonsystem gebaut. Areal 58 ha, wovon 16 ha auf die Gebäude und Höfe fallen. Dem umfangreichen landwirthschaftlichen Betrieb dienen die nahe der Anstalt liegenden Gebäude des ehemaligen Hofgutes, in denen sich 22 arbeitende Kranke in colonialer Verpflegung befinden. Die Anstalt ist im Mai 1880 eröffnet. Für die Aufnahme gelten die Bestimmungen des französischen Irrengesetzes. Als Pensionäre werden auch Nichtlothringer aufgenommen. Nähere Beschreibung der Anstalt bei „L. Klasen, Grundrissvorbilder von Gebäuden aller Art. Leipzig 1885.“ — Eine ausführliche Geschichte der ersten 10 Jahre erscheint in diesem Jahr.

Sachsenberg (Grossherzogthum Mecklenburg-Schwerin).

Irren-Heil- und Pflege-Anstalt bei Schwerin. Staats-Anstalt für das Grossherzogthum Mecklenburg-Schwerin. Station Schwerin ½ Stunde entfernt.

Aerzte: Director und Chefarzt Medicinalrath Dr. Felix Matusch; II. Arzt Dr. Carl Rust; I. Assistenzarzt Dr. Schwabe; II. Assistenzarzt Dr. Dittmer.

Bestand 1. Januar 1897:	551 Kr.	(300 M.,	251 Fr.)
Aufgenommen . . „	113 „	(51 „,	62 „)
Verpflegt . . . . . „	664 „	(351 „,	313 „)
Entlassen . . . . „	85 „	(40 „,	45 „)
Gestorben . . . . „	40 „	(21 „,	19 „)
Bestand 1. Januar 1898:	539 „	(290 „,	249 „)

Besteht seit 1830. Erster Neubau einer Irren-Heil-Anstalt in Deutschland unter Leitung des von Sachsen hinberufenen ersten Directors K. Flemming, dessen Nachfolger Nasse, Loewenhardt, Reimer, Tigges, Claus.

Schuchardt waren. Die Anstalt wurde nach dem Neubau einer Pflege-Anstalt, am 1. October 1880 mit der bisherigen Pflege-Anstalt in Dömitz vereint und dadurch officiell Heil- und Pflege-Anstalt. Der Neubau einer landwirthschaftlichen Colonie war schon 5 Jahre vorher für 50 Pfleglinge mit 2 Wärtern und einem Vogt erfolgt. — C. F. Flemming, „Die Irren-Heil-Anstalt Sachsenberg bei Schwerin im Grossherzogthum Mecklenburg-Schwerin, Nachrichten über ihre Entstehung, Einrichtung, bisherige Verwaltung". Mit 5 Tafeln. Neue Ausgabe. Schwerin 1851. — Nasse, „Statistische Mittheilungen über die Grossherzoglichen Irren-Anstalten von 1856—60" in „Beiträgen zur Statistik Mecklenburgs". Loewenhardt, „Die Zählung der Geisteskranken im Grossherzogthum Mecklenburg-Schwerin im Jahre 1865", Allgem. Zeitschrift für Psychiatrie 1866. Loewenhardt, „Die Statistik der Selbstmorde in der Heil-Anstalt Sachsenberg", Allgem. Zeitschrift für Psychiatrie 1867.

Saffig (Rheinprovinz).

Privat-Irren-Anstalt der barmherzigen Brüder zu Saffig. Bahnstation Plaidt bei Andernach.

Leitender Arzt: Dr. Brunswicker in Bassenheim.

Bestand 1. Januar 1897:		39	Männer
Aufgenommen . .	„	17	„
Verpflegt	„	56	„
Entlassen	„	2	„
Gestorben.	„	5	„
Bestand 1. Januar 1898:		49	„

Eröffnet 1869 unter einem Rektor und 6 Brüdern aus dem Stammhause in Coblenz, nachdem dieselben die ca. 25 Morgen grosse Besitzung des Steuerraths Lenné gekauft und daselbst bauliche Veränderungen vorgenommen hatten. Seitdem wurde die Anstalt durch zweckentsprechende Bauten bedeutend vergrössert, das ganze Besitzthum mit hohen Mauern umgeben und mit bestem Quellwasser durch eine lange Leitung versehen. Es werden Kranke I., II.,

III. und IV. Klasse aus allen Ständen und allen christlichen Confessionen aufgenommen. Zur Zeit pflegen 15 Brüder.

Sagorsch (Provinz Westpreussen).

Westpreussische **Trinker-Heil-Anstalt** zu Sagorsch, Post- und Bahnstation Rahmel (Danzig-Stolp). Privat-Anstalt für Männer.

Leitender Arzt: Dr. Rabbas, Director der Provinzial-Irren-Anstalt zu Neustadt (Westpreussen).

Bestand 1. Januar 1897:		9	Kranke
Aufgenommen . .	„	7	„
Verpflegt	„	16	„
Entlassen	„	11	„
Gestorben	„	—	„
Bestand 1. Januar 1898:		5	„

Im vorigen Jahre fand ein Erweiterungsbau statt, sodass jetzt 30 Kranke Aufnahme finden können.

Salzburg (Kronland Salzburg).

Salzburger **Landes-Irren-Anstalt**, für Geisteskranke des Kronlandes Salzburg bestimmt, Stadt Salzburg.

Aerzte: Dr. J. Schweighofer, Dr. F. Piringer.

Bestand 1. Januar 1897:		80	Kr.	(42	M.,	38	Fr.)
Aufgenommen .	„	79	„	(33	„,	46	„)
Verpflegt.	„	159	„	(75	„,	84	„)
Entlassen.	„	58	„	(24	„,	34	„)
Gestorben	„	7	„	(3	„,	4	„)
Bestand 1. Januar 1898:		94	„	(48	„,	46	„)

Die Anstalt ist ältesten Systems, aus der Zeit der Zwangsbehandlung, sie hatte ursprünglich nur um enge Corridore vertheilte Zellen als Krankenräume (mit eingemauerten Betten und Aborten) und wurde allmählich, soweit das baulich anging, umgebaut und durch Angliederung benachbarter Miethwohnungen erweitert. Die Verwaltung der Anstalt ist noch getrennt vom Betriebe, den Aerzten nicht unterstellt, der Betrieb ist verpachtet.

Seit dem Jahre 1896 wird die neue „Landes-Heil-Anstalt

für Geisteskranke“ in Altmaxglän, $^1/_2$ Stunde vom Mittelpunkte der Stadt entfernt, gebaut und ist im Herbste 1898 eröffnet worden. Sie liegt auf einer Bodenerhebung, welche sich westlich der Stadt bis gegen die bayrische Grenze hinzieht, ist landschaftlich sehr schön gelegen, und ist im Blockbau mit 10 grösseren Objecten ausgeführt und für einen Belag von 200 Kranken der Normklasse und 20 Kranken der höheren Klasse berechnet. Die Baukosten betragen 600 000 fl., wovon über 100 000 fl. auf den Ankauf zweier Gutshöfe mit Fundus und Liegenschaften von 62 Joch Grund kommen.

Die Anstalt hat 2 Wachstationen für je 30 Kranke, 2 gesperrte Stationen für je 50 Kranke und 2 Colonien für je 30 Kranke. Sie hat elektrisches Licht, Wasserleitung und für die Wach- und gesperrten Stationen Centralheizung. In baulicher Beziehung schliesst sie sich den Alt-Scherbitzer Typen an. Für den colonialen Betrieb entfallen nach Abzug der verbauten und zu Anlagen benutzten Fläche: 50 Joch Acker- und Wiesengrund, $2^1/_2$ Joch Garten und ca. 4 Joch Wald.

Die Gutshöfe sind schon seit dem 1. Januar 1896 mit Kranken belegt und halten derzeit 16 Männer und 4 Frauen, welche für den landwirthschaftlichen Betrieb verwendet werden und frei verflegt sind. Für die Gutshöfe besteht eigene Regie und ärztliche Verwaltung, welche auch dem Betrieb der zu eröffnenden Anstalt zu Grunde gelegt werden wird.

Die derzeitige Anstalt ist zur Pflegeanstalt für sieche und arbeitsunfähig gewordene Kranke der Heilanstalt bestimmt und bekommt einen Belag von ungefähr 50 Kranken.

Ausser in diesen Anstalten finden Geisteskranke auch Aufnahme auf der medizinischen Abtheilung des St. Johanns-Hospitales in Salzburg und im Leprosenhause daselbst (im letzteren bis 20 Kranke im Jahre, Unruhige und Heilbare ausgeschlossen), ferner noch in der Privat-Kranken-Anstalt der barmherzigen Schwestern in Schwarzach-Schernberg bei St. Johann in Krongau (ungefähr 100 Kranke).

Sassenhof siehe Riga.

Sayn (Rheinprovinz).

1. Israelitische **Heil- und Pflege-Anstalt** für Nerven- und Gemüthskranke zu Sayn bei Coblenz a. Rhein. Station der Westerwaldbahn.

Miteigenthümer und ökonomischer Leiter: B. Jacoby.

Aerzte: Dirigirender Arzt Dr. Behrendt (seit 1. Januar 1875); II. Arzt Dr. Rosenthal (seit September 1884. Er ist Miteigenthümer der Anstalt).

Bestand 1. Januar 1897:	103 Kr.	(55 M.,	48 Fr.)
Aufgenommen . . „	33 „	(16 „ ,	17 „)
Verpflegt . . . . . „	136 „	(71 „ ,	65 „)
Entlassen . . . . . „	24 „	(12 „ ,	12 „)
Gestorben . . . . „	4 „	(3 „ ,	1 „)
Bestand 1. Januar 1898:	112 „	(59 „ ,	53 „)

Gegründet am 17. November 1870 von dem am 26. November 1890 verstorbenen Herrn Meyer Jacoby, Vater bezw. Schwiegervater der jetzigen Eigenthümer, in dessen Wohnhause. 1873 wurde ein zwischen Sayn und Bendorf gelegenes, von grossem Garten umgebenes, geräumiges Gebäude erworben, in welchem die Anstalt eingerichtet wurde. Seitdem wurde sie stetig durch innere und äussere Einrichtungen verbessert und durch Neubauten erweitert, auch der Garten durch Ankauf wesentlich vergrössert (ist jetzt 15 Morgen gross). 1881/82 Neubau eines Hauptgebäudes für 30 ruhige Kranke. 1882 Neubau für 25 unruhige Kranke; 1883 Zellenbau für unruhige Männer mit 2 neuen Stockwerken versehen; 1883 Abtheilung für geistig zurückgebliebene Kinder in einem besonderen, einige Minuten von der Anstalt entfernten Gebäude eingerichtet; 1885 Bau für halbruhige und unruhige Männer für 20 Personen vergrössert, und Errichtung eines Badehauses; 1887 Erwerbung eines Nebenhauses zu Anstaltszwecken; 1888/89 Neubau für 30 ruhige Frauen, eines Isolirhauses für Frauen mit 4 Zellen, einer gedeckten Wandelbahn, eines neuen Treibhauses und Einführung der Wasserspülung der Closetts (zum Theil

Tonnensystem). 1892 Bau einer offenen Halle (10 m lang, $4^1/_2$ m breit) für halbruhige Männer. 1892/93 neue Wasserversorgung der Anstalt durch eine Dampfmaschine. Das Maschinenhaus enthält zugleich einen Trockenraum für Matratzen und einen grossen Wäschetrockenraum (Dampf-Rippenheizröhren). 1893 Telephonverbindungen zwischen den Anstaltsgebäuden. 1884 Anlage eines Karpfenteiches. 1896 Anschluss an die städtische Wasserleitung von Bendorf. 1896 Bau einer gedeckten Halle im Hofe für unruhige Männer. 1896 Einrichtung einer Bürstenbinderei zur Beschäftigung geeigneter Kranken. 1897 Umbau des Hauses für unruhige Männer (neues Treppenhaus, neue grosse Zellenfenster mit starkem Drahtglas). Im Laufe der Zeit wurde die Oeconomie durch Ankauf von Ackergrundstücken vergrössert. Gegenwärtig 12 Milchkühe holländ. Race.

Berichte über die Anstalt sind erschienen: am 1. April 1877 über die Jahre 1875 und 1876; am 1. April 1886 über die Zeit von der Gründung bis zum 1. Januar 1886 mit lithogr. Ansichten; am 1. April 1888 über die Jahre 1886 und 1887; am 1. April 1890 über die Jahre 1888 und 1889 mit lithogr. Ansichten und einem Situationsplan; im April 1894 über die Zeit vom 1. Januar 1890 bis 1. Januar 1894 mit einem Situationsplan und einem Nekrolog für den am 26. November 1890 vorstorbenen Gründer der Anstalt.

2. **Privat-Nerven-Heil-Anstalt** für Damen, offene Anstalt, Villa Sayn bei Engers am Rhein.

Besitzer und Arzt: Dr. Brosius.

Besteht seit 1863, umgebaut und neu eingerichtet 1896/97. Platz für 10 Kranke.

Schellhorner Berg siehe Preetz.

Scheibe (Provinz Sachsen).

Privat-Irren-Heil- und Pflege-Anstalt, mit Corporationsrechten ausgestattet, zunächst für die Grafschaft Glatz, doch werden auch andere Kranke aufgenommen. Abtheilung eines Allgemeinen Krankenhauses in selbständigen Gebäuden für 170 Kranke. Station Glatz.

Vorsteher: Curatorium des Krankenstiftes.

Aerzte (in der Anstalt wohnend): Dr. Kolbe, leitender Arzt; Dr. Rauhut.

Bestand 1. Januar 1897:	164 Kr.	(68 M.,	96 Fr.)
Aufgenommen . . „	26 „	(7 „,	19 „)
Verpflegt . . . . . „	190 „	(75 „,	115 „)
Entlassen . . . . . „	12 „	(3 „,	9 „)
Gestorben. . . . . „	21 „	(9 „,	12 „)
Bestand 1. Januar 1898:	157 „	(63 „,	94 „)

1851 durch ein Comité von 7 Mitgliedern gegründet. Pflegepersonal sind barmherzige Schwestern und männliche Wärter.

Scheuern (Provinz Hessen-Nassau).

Privat-Idioten-Anstalt. — Erziehungs- und Pflege-Anstalt für Schwach- und Blödsinnige in Hessen-Nassau, selbständig mit Corporationsrechten.

Hausarzt: Dr. Stolzenbach.

Anstaltsdirector: M. D. Horny.

Bestand 1. Januar 1897:	270 Kr.	(171 M.,	99 Fr.)
Aufgenommen. . „	30 „	(18 „,	12 „)
Entlassen . . . . „	21 „	(13 „,	8 „)
Gestorben . . . . „	6 „	(2 „,	4 „)
Angestellte . . . „	63 „	(26 „,	37 „)
Bestand 1. Januar 1898:	273 „	(174 „,	99 „)

Eröffnung am 1. Mai 1870 im Schlösschen. Erweiterung 1873 (33 Kinder). 1876 Knabenhaus mit gemeinsamem Betsaal, Speisesaal, Küche, Schulen, Wohn- und Schlafsälen, Thurm, Uhr und Glocke. Trennung der Geschlechter. 1878 Mittelbau (Directorat mit Geschäftszimmer und Verwaltungsraum). 1880 Asyl für Bildungsunfähige. 1883 Asyl für Epileptiker und Krankenhaus. 1884 Anstaltsfriedhof. 1886 Erweiterung des Mädchenhauses (Schloss). 1888 Eröffnung der Filiale Langau für ältere männliche Idioten, mit Landwirthschaft, Mühle, Bäckerei und Werkstätten. 1890 Feuerwehr und Spritzenhaus. 1893 Hochdruckwasserleitung mit der Gemeinde. 1893/94 Krankenbaracke. 1894 „Neues Haus“

für ältere Mädchen, Pensionat, Directorwohnung. 1896 Neubau auf der Filiale. Umzäunung der Mutter-Anstalt.

Schlachtensee (Provinz Brandenburg).

1. **Privat-Heil- und Pflege-Anstalt** für Gemüths- und Nervenkranke „Fichtenhof" in Schlachtensee bei Berlin. Station der Wannseebahn.

Aerzte: Besitzer und dirigirender Arzt Dr. J. Boedeker, Privatdocent; II. Arzt Dr. Otto Juliusburger.

Die Anstalt ist im Jahre 1897 neu erbaut und wurde im Januar 1898 mit einem Bestande von 20 Kranken eröffnet. Die Anstalt verfügt über 40—50 Plätze.

2. **Sanatorium** Schlachtensee für Nervenleidende und Erholungsbedürftige jeder Art.

Arzt: Dr. Cramer.

3. **„Curhaus Hubertus"**. Sanatorium für Nervenkranke und Erholungsbedürftige (vormals Dr. Rudolf Gnauck'sche Nerven-Heil-Anstalt in Pankow) zu Schlachtensee bei Berlin W.

Leitende Aerzte: Dr. Maass, Dr. S. Kalischer; ein Assistenzarzt.

Die im Frühjahr 1898 eröffnete Anstalt ist keine Neugründung, sondern die Verlegung der Anfang der achtziger Jahre von Dr. Gnauck in Pankow gegründeten Heil-Anstalt für Nervenkranke, welche 1895 an Dr. Maass, bis dahin Privatdocent in Freiburg i. B., überging. In der Anstalt finden Nervenkranke aller Art, besonders solche mit Neurosen, doch auch Gehirn- und Rückenmarkskranke Aufnahme; ferner werden Patienten mit Erkrankungen des Bewegungsapparates und allgemeinen Ernährungsstörungen, sowie Reconvalescenten und Erholungsbedürftige behandelt. Gesammtes Wasserheilverfahren, Elektricität, Massage, speciell diätetische Curen. 40—50 Plätze, 10 Morgen grosser Park, Wintergärten, Wandelbahnen, Centralheizung.

Schleswig (Provinz Schleswig-Holstein).

1. **Provinzial-Irren-Heil- und Pflege-Anstalt** bei Schleswig. Station Schleswig.

Aerzte: Director und I. Arzt: Sanitätsrath Dr. P. Hansen; II. Arzt Sanitätsrath Dr. A. Henningsen: III. Arzt Dr. H. Adler; IV. Arzt Dr. P. Dabelstein: erster Hülfsarzt Dr. Repkewitz; zweiter Hülfsarzt Dr. Hinrichs.

Bestand 1. Januar 1897:	846 Kr.	(449 M.,	397 Fr.)
Aufgenommen . . „	387 „	(210 „,	177 „)
Verpflegt . . . . „	1233 „	(659 „,	574 „)
Entlassen . . . . „	306 „	(156 „,	150 „)
Gestorben . . . . „	79 „	(50 „,	29 „)
Bestand 1. Januar 1898:	848 „	(453 „,	395 „)

Die Anstalt ist am 1. October 1820 eröffnet. Ursprünglich bestand nur ein Krankenhaus nach einem von Esquirol entworfenen Plane erbaut und zur Aufnahme beider Geschlechter bestimmt. 1834 wird ein zweites Krankenhaus erbaut. 1846—47 findet die nothwendige Erweiterung der Anstalt durch Erbauung des Frauenhauses statt und damit die ausschliessliche Benutzung des älteren Anstaltsgebäudes für Männer. 1866 Beginn der Erbauung eines zweiten Frauenhauses (Frauen-Nebenhaus), 1870 Fortsetzung, 1877 Vollendung, womit Plätze für ca. 280 störende, unreine und ruhige unheilbare Kranke gewonnen werden. 1878—1880 Erweiterung der Männerseite durch Erbauung einer Filiale mit eigener Küche und Wäsche, 372 m von der alten Anstalt entfernt, Pflege-Anstalt für Männer. 1895—96 Erbauung zweier Ueberwachungsstationen mit allen modernen Einrichtungen, sowie eines Wohnhauses auf dem Ackerhof der Anstalt für die Arbeiter in dem landwirthschaftlichen Betriebe. An eigenem landwirthschaftlichem Areal besitzt die Anstalt zur Zeit 74 ha 55 a 78 qm. Die ökonomischen Einrichtungen der Anstalt sind mit allen Erfordernissen der Neuzeit versehen. Dampfküche, Dampfwäsche mit neuen Maschinen. Eigene Gasanstalt seit 1887. Die Mittel zur Einführung der elektrischen Beleuchtung sind bewilligt und wird dieselbe voraussichtlich im Jahre 1898 zur Ausführung kommen. Ebenso wird der älteste Theil der Anstalt (sogen. Rundtheil) in diesem Jahre einem umfassenden Umbau unterzogen werden.

„Summarischer Bericht über die Irren-Anstalt bei Schleswig, den Zeitraum von 1820 bis 1870 umfassend, von Sanitätsrath Dr. Rüppell, dirigirender Arzt der Anstalt." Mit 14 lithogr. Tafeln, Hamburg 1872. — „Die provinzialständische Irren-Anstalt bei Schleswig von Director Dr. Hansen", in dem Sammelwerk „Schleswig-Holstein, seine Wohlfahrtsbestrebungen und gemeinnützigen Einrichtungen". Herausgegeben von P. Chr. Hansen, Kiel 1882.

2. **Privat-Idioten-Anstalt** des Dr. Stender zu Schleswig für schwach- und blödsinnige Kinder bis zum 14. Lebensjahre.

Besitzer und leitender Arzt: Dr. Stender.

Bestand 1. Januar 1897:	63 Kr.	(45 M.,	18 Fr.)
Aufgenommen . . „	25 „	(17 „,	8 „)
Verpflegt . . . . . „	88 „	(62 „,	26 „)
Entlassen . . . . . „	16 „	(12 „,	4 „)
Gestorben . . . . „	6 „	(4 „,	2 „)
Bestand 1. Januar 1898:	72 „	(50 „,	22 „)

Die im parkartigen Garten gelegenen 3 Anstaltsgebäude sind 1872, 1875 und 1897 gebaut und bieten 75 Patienten Pflege, Erziehung und wenn möglich Ausbildung zu einem Berufe. 1895 ist die Anstalt in den Besitz des Dr. Stender übergegangen.

3. Untied'sche **Privat-Pflege-Anstalt** für unheilbare männliche Geisteskranke. Station Schleswig.

Besitzer: Wwe Anna Untiedt.

Arzt: Dr. Dabelstein, Arzt an der Provinzial-Irren-Anstalt zu Schleswig.

Bestand 1. Januar 1897:	89	männliche	Kranke.
Aufgenommen . . „	6	„	„
Verpflegt . . . . . „	95	„	„
Entlassen . . . . . „	3	„	„
Gestorben . . . . „	4	„	„
Bestand 1. Januar 1898:	88	„	„

Gegründet 1878 mit 5 Kranken.

Schmalkalden siehe Aue.

Schmiedeberg (Provinz Schlesien).

Privat-Heil- und Pflege-Anstalt für Nerven- und Gemüthskranke zu Schmiedeberg (Riesengebirge). — Station Schmiedeberg. Director und Besitzer: C. Kiersch.

Arzt: Communalarzt Dr. Nimsch.

Eröffnet 1864 von dem Gefangenenanstalts-Inspektor Jahn aus Jauer in einem früheren Leinen-Industriegebäude, 1855 an Dr. Jendritza, 1865 an Dr. Fleck, 1872 an Dr. Kiersch und 1888 an den Sohn des letzteren, den jetzigen Besitzer, verkauft. Die Anstalt besteht aus 3 Gebäuden für im Ganzen 28 Kranke, und ist von 4 Gärten (von je 3 Morgen) umgeben.

(Abdruck aus der III. Auflage, da neuere Nachrichten nicht zu erlangen waren.)

Schmiedeberg (Provinz Sachsen).

Cur-Anstalt für Nervenkranke des Dr. Schuckelt zu Schmiedeberg, Kreis Wittenberg.

Schönbrunn (Canton Zug).

Wasser-Heil-Anstalt Schönbrunn bei Zug.

Leitender Arzt: Dr. Hegglin.

Schöneberg bei Berlin (Provinz Brandenburg).

1. Maison de santé in Schöneberg bei Berlin. **Privat-Irren-Anstalt** nebst offener Station für freiwillige Pensionäre mit Einschluss von Morphiumsüchtigen, Alkoholisten u. s. w. Ausserdem besteht eine Filiale der Irren-Anstalt der Stadt Berlin zu Dalldorf.

Aerzte: Leitender Arzt: Dr. Walter Levinstein; II. Arzt Dr. Lubowski; Assistenzärzte: Dr. Drost und Dr. Winkler.

Bestand 1. Januar 1897:	76 Kr.	(44 M.,	32 Fr.)
Aufgenommen . . „	205 „	(135 „,	70 „)
Entlassen. . . . . „	171 „	(115 „,	56 „)
Gestorben . . . . „	25 „	(20 „,	5 „)
Bestand 1. Januar 1898:	85 „	(44 „,	41 „)

Filiale der Irren-Anstalt der Stadt Berlin zu Dalldorf: Bestand Ende 1897: 175 Kr. (121 M., 54 Fr.)

Die Maison de santé ist im Jahre 1863 durch weiland Geh. Sanitätsrath Dr. Eduard Levinstein († 1882) eröffnet worden. Vollständige Renovirung der Anstalt im Jahre 1895. Das Areal der Anstalt beträgt gegen 2 ha.

2. **Privat-Pflege-Anstalt** für unheilbare weibliche Geisteskranke zu Schöneberg bei Berlin, Sedanstrasse 4—7.

Besitzerinnen: Geschwister Hasselmeyer.

Arzt: Sanitätsrath Dr. Altmann in Berlin.

Bestand 1. Januar 1897:		14	Kranke
Aufgenommen . .	„	1	„
Verpflegt	„	15	„
Entlassen	„	1	„
Gestorben	„	1	„
Bestand 1. Januar 1898:		13	„

Die Anstalt besteht seit 1. April 1870 und nahe der Bahnstation Schöneberg der Ringbahn.

Schönfeld (Canton Zug).

Cur-Anstalt Schönfels. Luftcurort und Wasser-Heil-Anstalt.

Arzt: Dr. Tschlenoff.

Schreiberhau (Provinz Schlesien).

1. **Rettungshaus**, hat als Zweig-Anstalt die Privat-Idioten-Anstalt. Station Petersdorf 6 km von der Anstalt entfernt. Poststation Schreiberhau I.

Inspector: H. Uhlig.

Anstaltsarzt: Dr. Kloidt in Schreiberhau.

Bestand 1. Januar 1897:		33 Kr.	(14 M.,	19 Fr.)
Aufgenommen . .	„	30 „	(13 „,	17 „)
Verpflegt	„	63 „	(27 „,	36 „)
Entlassen	„	2 „	(— „,	2 „)
Gestorben	„	2 „	(1 „,	1 „)
Bestand 1. Januar 1898:		59 „	(26 „,	33 „)

Die Idioten-Anstalt besteht seit 1845 und liegt auf dem

östlichen Vorsprunge des Felsberges. In hygienischer Hinsicht hat dieselbe die beste Lage in Schreiberhau; da sie gegen Nord- und Ostwind durch das Gebirge vollständig geschützt ist. 620 m über dem Meere. Sie ist Bildungs- und Pflege-Anstalt. Familienartige Gruppirung und Behandlung. Grosse Oekonomie, 70 Morgen eigenes Land und herrliche Wiesen; dazu 10 Milchkühe und 2 Pferde. Die Anstalt besitzt Corporationsrechte und wird vertreten durch den aus 5 Gliedern bestehenden Vorstand.

2. **Cur- und Wasser-Heil-Anstalt.** Arzt: Dr. Assmann.

Schussenried (Königreich Württemberg).

Kgl. Heil- und Pflege-Anstalt, selbständig, für alle Formen von Geisteskrankheit mit Ausnahme Epileptischer und von Kindheit an Blödsinniger, aus ganz Württemberg. Station Schussenried (zwischen Ulm und Friedrichshafen) $1^1/_2$ km, resp. Schussenried-Ort an der Zweigbahn Schussenried-Buchau, dicht bei der Anstalt.

Aerzte: Director: Dr. H. Kreuser; Oberärzte: Sanitätsrath Dr. O. Binder (beurlaubt cfr. Pfullingen) und Dr. R. Gross; Assistenzärzte: Dr. R. Erhardt, Dr. G. Vogel und Dr. K. Visino.

Bestand 1. Januar 1897:	404 Kr.	(209 M.,	195 Fr.)
Aufgenommen . . „	141 „	(78 „,	63 „)
Verpflegt . . . . „	545 „	(287 „,	258 „)
Entlassen . . . . „	119 „	(69 „,	50 „)
Gestorben . . . . „	21 „	(8 „,	13 „)
Bestand 1. Januar 1898:	405 „	(210 „,	195 „)

In der früheren Prämonstratenser Abtei eröffnet den 9. März 1875 und in allen Theilen bezogen im Januar 1876: etwas baulich vergrössert 1885; 1892 Errichtung einer landwirthschaftlichen Colonie für erst 30, jetzt 42 männliche Pfleglinge mit einem Areal von 42 ha; erhöhte Belegbarkeit in den letzten Jahren erzielt durch kleine bauliche Veränderungen, insbesondere auch die Erweiterung der Wachabtheilungen, neuerdings grösserer Aufwand hauptsächlich für Verbesserung der Gasbeleuchtung und der Wasserversorgung.

Jahresberichte in den „Medicinalberichten für das Königreich Württemberg" veröffentlicht.

Schwarzenbach siehe Klausthal.

Schwanberg (Steiermark).

Landes-Irren-Siechen-Anstalt Schwanberg, Post-, Bahn- und Telegraphenstation Schwanberg.

Aerzte: Primararzt Dr. Adalbert Buchberger; ein im Orte Schwanberg practicirender Arzt, Franz Grassl, als Hülfsarzt.

Bestand 1. Januar 1897:	184 Kr.	(90 M.,	94 Fr.)
Aufgenommen . .	„	25 „	(20 „,	5 „)
Verpflegt	„	209 „	(110 „,	99 „)
Entlassen	„	6 „	(4 „,	2 „)
Gestorben	„	17 „	(13 „,	4 „)
Bestand 1. Januar 1898:		186 „	(93 „,	93 „)

Da die enorme Ueberfüllung der Landes-Irren-Anstalt Feldhof eine theilweise Entlastung derselben nothwendig machte, wurde im Jahre 1891 das fürstlich Liechtensteinsche Schloss Schwanberg sammt einem Grundcomplexe von rund 54 Joch vom Lande Steiermark behufs Adaptirung zu einer Irren-Siechen-Anstalt angekauft und dieselbe durch das Landes-Bauamt mit einem Kostenaufwande von rund 80000 fl. durchgeführt.

Bald stellte sich heraus, dass für den Bedarf der Anstalt, welche am 20. Februar 1892 eröffnet wurde, entschieden das vorhandene Wasser nicht ausreiche, überdies als Trinkwasser von minderer Qualität sei. Es wurde sonach zum Bau einer neuen Wasserleitung geschritten, welche mit einem Kostenaufwande von ca. 5000 fl. hergestellt wurde, so dass nunmehr die Anstalt mit gutem Trinkwasser und dem gleichen Nutzwasser reichlich versorgt ist. Die vorhandenen Grundstücke, wohl meist Wald, doch aber auch Weingarten, Gemüsegärten und Wiesen, geben den dazu geeigneten Pfleglingen reichlich Gelegenheit zur Beschäftigung. Die Anstalt leitet in medicinisch-hygienischer Beziehung der Primärarzt, während die ökonomisch-administrativen Angelegenheiten der Verwalter, zur Zeit Herr Franz Sabratzky, k. u. k. Oberlieutenant in der Reserve, selbständig leitet. Es wirken an der Anstalt 10 barmherzige Schwestern vom hl. Vincenz v. Paul: eine Schwester-Oberin, fünf auf der Frauenabtheilung, je eine in der Küche, im Magazine, in der Wäscherei, im Nähzimmer. Ausserdem sind auf der Männer-Abtheilung 8 Wärter, auf der Frauenabtheilung 4 Wärterinnen bedienstet. Die Verpflegung geschieht in eigener Regie, und ist conform der der III. Verpflegungsklasse der Landes-Irren-Anstalt Feldhof bemessen; arbeitende Kranke bekommen Zubussen an Speisen und Getränke. Als Nachtrag sei noch erwähnt, dass im 1. Stockwerke die Männerabtheilung, im 2. Stockwerke die Frauenabtheilung untergebracht ist, während sich im Erdgeschosse die Kanzleien, Schwesternwohnungen, Anstaltscapelle, Küche etc. befinden. Erwärmt werden die Räumlichkeiten durch eine Niederdruckdampfheizung; Petroleumbeleuchtung. Auf jeder Abtheilung sind 2 Zellen und ein Bad mit je 3 Cementwannen. Die Beamtenwohnungen sind in einem separaten Gebäude untergebracht, welches mit der Anstalt telephonisch verbunden ist. Das Wäschereigebäude ist ebenfalls separirt und dessen erstes Stockwerk Nachts mit ruhigen Pfleglingen belegt.

Schweicheln (Provinz Westfalen).

Privat-Pflege-Anstalt für Geisteskranke jeder Art. Station Herford, ebenso Löhne und Kirchlengern.

Vorstand und Besitzer: Carl Schmiedel.

Arzt: Dr. Schildt in Herford.

Bestand 1. Januar 1897:	94	Kr.	(57 M.,	37 Fr.)
Aufgenommen . .	„ 10	„	(9 „ ,	1 „)
Verpflegt	„ 104	„	(66 „ ,	38 „)
Entlassen	„ 6	„	(4 „ ,	2 „)
Gestorben	„ 4	„	(3 „ ,	1 „)
Bestand 1. Januar 1898:	94	„	(59 „ ,	35 „)

Eröffnet am 1. Juli 1877 auf einem ehemaligen Gutsareal. 750 Morgen. Das Schlossgebäude enthält die Räume für die Geisteskranken I. und II. Klasse, den Besitzer und das Hauspersonal, von einem Garten umgeben. Die III. Klasse ist in einigen Nebengebäuden untergebracht. In der Oekonomie sind die Kranken beschäftigt.

Asyl Schweizerhof in Zehlendorf (Kreis Teltow) bei Berlin (Provinz Brandenburg).

Privat-Heil-Anstalt für Nerven- und Gemüthskranke weiblichen Geschlechts. 1. Anstalt für Nervenkranke; 2. Anstalt für Psychisch-Kranke. Station Zehlendorf (Berlin-Potsdamer Bahn) 8 Minuten entfernt.

Aerzte: Geh. Sanitätsrath Prof. Dr. Heinrich Laehr, consultirender Arzt; Dr. Hans Laehr, dirigirender Arzt; Dr. Georg Laehr; Frl. Dr. Siglinde Stier.

Bestand 1. Januar 1897:	95 Kr.	(28 Nervenkr.,	67 Psych. Kr.)
Aufgenommen . „	56 „	(25 „	31 „ „)
Verpflegt . . . . „	151 „	(53 „	98 „ „)
Entlassen . . . . „	52 „	(27 „	25 „ „)
Gestorben . . . . „	4 „	(— „	4 „ „)
Bestand 1. Januar 1898:	99 „	(26 „	73 „ „)

Am 17. December 1853 als Neubau gegründet und im Laufe der Zeit weiter entwickelt. In den ersten 2 Jahren auch von männlichen Kranken benutzt; seitdem nur für Frauen bestimmt. In der Central-Anstalt, sich anlehnend an das Verwaltungs- und Beamtenhaus, sind 4 Abtheilungen für verschiedene Krankheitsformen der zweiten Anstalt eingerichtet, dazu gehören auch 2 nahe Pavillons (Haus Reil, Haus Jacobi) für die störendsten Kranken. Auf dem Anstalts-Terrain von 403 Morgen, von denen 200 Morgen zum Park verwendet sind, sind 4 Pavillons (Haus Damerow, Haus Ideler, Haus Nasse, Haus Gudden) für die Kranken der ersten Anstalt, 4 Pavillons (Haus Flemming, Haus Roller, Haus Horn, Haus Langermann) für die Psychisch-Kranken und 1 Pavillon (Haus Jessen) für die Verwaltung bestimmt. Am Ende des Terrains sind Einzelhäuser für die Tagarbeiter. Jede Krankenabtheilung hat ihre gebildete

Vorsteherin, welche unter den Kranken wohnt und die Pflegerinnen, Hülfspflegerinnen und Hausmädchen leitet.

Asyl Schweizerhof, Privat-Heil-Anstalt für Psychisch-Kranke weiblichen Geschlechts. Nach 25jähriger Wirksamkeit. Chronik, Gebäude, Terrain. Mit 21 Tafeln. Berlin, Reimer 1878. 4°.

Schweizerhof, Privat-Heil-Anstalt für Nerven- und Psychisch-Kranke weiblichen Geschlechts. Zweiter Bericht. Chronik, Beschreibung. Wissenschaftliche Beiträge. Mit 18 Lichtdrucktafeln. Berlin, Reimer 1893. 4°.

Schweizermühle (Königreich Sachsen).

Bad und Cur-Anstalt Schweizermühle im Bielagrund bei Königstein.

Arzt: Dr. Kraner.

Schwerin (Grossherzogthum Mecklenburg-Schwerin).

Erziehungs- und Pflege-Anstalt für geistesschwache Kinder zu Schwerin (Grossherzogthum Mecklenburg-Schwerin).

Director und erster Lehrer: J. Basedow.

Anstaltsarzt: Dr. Schwabe, Assistenzarzt der Irren-Heil-Anstalt Sachsenberg.

Bestand 1. Januar 1897:		103	Zögl.	(56	Knab.,	47	Mädchen)
Aufgenommen . .	„	17	„	(8	„ ,	9	„)
Verpflegt	„	120	„	(64	„ ,	56	„)
Entlassen	„	4	„	(3	„ ,	1	„)
Gestorben	„	2	„	(1	„ ,	1	„)
Bestand 1. Januar 1898:		114	„	(60	„ ,	54	„)

Zweck der Anstalt ist, schwachsinnigen Kindern beiderlei Geschlechts eine ihrem Zustande angemessene Pflege, Erziehung und Ausbildung angedeihen zu lassen. Kinder, welche noch nicht 5 Jahre alt sind, sollen in die Anstalt der Regel nach nicht aufgenommen werden. Sie ist Staats-Anstalt, selbständig, wird durch die für die Kinder gezahlten Verpflegungsgelder, die Erträge der eigenen Wirthschaft und die etatsmässigen Zuschüsse aus allgemeinen Landesmitteln (41 000 ℳ jährlich) erhalten und ist für Mecklenburg bestimmt. Das Kostgeld in der allgemeinen Abtheilung beträgt nach dem regelmässigen Satze jährlich 240 ℳ, nach dem Satze für Bedürftige 90 ℳ. In der Anstalt besteht ein Pensionat für Kinder wohlhabender Eltern, das auch Ausländern zugänglich ist. (Pension 900 ℳ, wenn eine besondere Pflegerin gewünscht wird oder nöthig ist 1350 bis 1500 ℳ.)

Die Anstalt, 1/4 Stunde von Schwerin in schöner Umgebung gelegen, wurde am 13. Juli 1867 auf Befehl des Grossherzogs Friedrich Franz II. eröffnet. Der gleich bei der Eröffnung projectirte Neubau wurde im Herbst 1872 begonnen und im Sommer 1874 vollendet. Das geräumige, allen hygienischen Anforderungen entsprechende Anstaltsgebäude mit Wasserleitung und Ventilation erfuhr 1885/86 durch Anbau eines Flügels eine Erweiterung. Dieses alte Anstaltsgebäude dient jetzt als Erziehungs-Anstalt. In den Jahren 1894/95 ist mit einem Kostenaufwand von 95 000 ℳ eine in Verbindung mit der Erziehungs-Anstalt stehende Pflege-Anstalt errichtet und im November 1896 bezogen worden. Die Anstalt hat Garten- und Feldwirthschaft und verschiedene Werkstätten.

Schwetz (Provinz Westpreussen).

Westpreussische **Provinzial-Irren-Anstalt**, selbständig, für alle Krankheitsformen, für die Regierungsbezirke Danzig und Marienwerder. — Station Schwetz.

Aerzte: Director Dr. Schauen; II. Arzt Dr. Braune; Assistenzarzt Dr. Frey.

Bestand 1. Januar 1897:	470	Kr.	(233 M.,	237 Fr.)
Aufgenommen . .	„ 77	„	(43 „,	34 „)
Verpflegt	„ 547	„	(276 „,	271 „)
Entlassen	„ 76	„	(43 „,	33 „)
Gestorben	„ 19	„	(11 „,	8 „)
Bestand 1. Januar 1898:	452	„	(224 „,	228 „)

Die Anstalt ist von 1848—1855 nach dem Plane der relativ verbundenen Heil- und Pflege-Anstalten im Corridor-System erbaut und am 1. April 1855 eröffnet worden. Ursprünglich für 200 Kranke bestimmt, ist sie durch allmähliche Hinzunahme des früheren auf demselben Terrain belegenen Landkrankenhauses, durch Errichtung zweier Zellengebäude für je 10 Kranke (Männer und Frauen) und durch anderweitige bauliche Veränderungen zur Aufnahme von 420 Kranken erweitert, welche in 3 Klassen verpflegt werden. Unterhalten wird die Anstalt durch die von den Kranken zu zahlenden Verpflegungsgelder, durch Zuschüsse der Provinz, Beiträge der Kreis- und Ortsarmenverbände, sowie aus eigenen Einnahmen durch die Bewirthschaftung von 9 ha Ackerland. Anstaltsberichte seit 1875. — „Grunau, Die ersten 40 Jahre der westpreussischen Provinzial-Irren-Anstalt zu Schwetz.“ Danzig 1897.

Siegmar (Königreich Sachsen).

Idioten-Pflege-Anstalt „Eben-Ezer“ für Idiotische und Gemüthskranke. Station Chemnitz.

Besitzerin und Leiterin: verwitwete Frau Johanna von Lauckner.

Aerzte: Bezirksarzt Medicinalrath Dr. Flinzer in Chemnitz, Hausarzt Dr. Dittrich aus Reichenbrand.

Gegründet 1878 mit wenigen Kindern von der jetzigen Leiterin, die sich für ihren Beruf in Stetten (Remsthal) und im Katharinenhospital in Stuttgart vorbereitet hatte. In den 12 Jahren des Bestehens sind von 50 Verpflegten nur 4 gestorben.

(Abdruck aus der III. Auflage, da neuere Nachrichten nicht zu erlangen waren.)

Sigmaringen (Hohenzollern).

Fürst-Carl-Landes-Spital, enthält eine Abtheilung als Communal-Irren-Heil- und Pflege-Anstalt für die Hohenzollerischen Lande. Station Sigmaringen der Königlich Württembergischen Bahnlinie Tuttlingen-Ulm.

Aerzte: Dirigirender Arzt Dr. Alfred Bilharz, Sanitätsrath; Assistenzarzt Dr. Günthner.

Bestand 1. Januar 1897:	93	Kr.	(48 M.,	45 Fr.)
Aufgenommen .	„ 21	„	(12 „,	9 „)
Verpflegt	„ 114	„	(60 „,	54 „)
Entlassen	„ 14	„	(6 „,	8 „)
Gestorben	„ 7	„	(2 „,	5 „)
Bestand 1. Januar 1898:	93	„	(52 „,	41 „)

Eröffnet 1847. Bis 1857 bestand für Kranke, Pfründner und Irre nur ein Gebäude; 1857 wurde ein Haus für unruhige Irre gebaut, das im Jahre 1897 zu einem Isolirgebäude für 16—20 unruhige Männer gänzlich umgebaut worden ist. Im Jahre 1890 wurde ein Isolirgebäude für 20—25 unruhige weibliche Geisteskranke, im Jahre 1897 ein eben solches für 50 ruhige männliche Kranke dem Betriebe übergeben. Diesem Bau soll noch ein Parallelbau für 50 ruhige weibliche Geisteskranke folgen, die vorläufig noch in einem bereits 1867 für diesen Zweck hergestellten Haus untergebracht sind.

Seit 1873 wird ein jährlicher Bericht über die Anstalt vom ärztlichen Director veröffentlicht. Zum 50jährigen Jubiläum (1897) wurde eine ausführliche Darstellung der Entwicklungsgeschichte der Anstalt im Auftrag der Landescommission herausgegeben.

Sobernheim (Rheinprovinz).

Zweites Rheinisches Diakonissen-Mutterhaus zu Sobernheim bei Kreuznach, **Privat-Pflege-Anstalt** für Blöde beider Geschlechter.

Bestand 1. Januar 1897:	123	Kr.	(33 M.,	90 Fr.)
Aufgenommen .	„ 73	„	(11 „,	62 „)
Verpflegt	„ 196	„	(44 „,	152 „)
Entlassen	„ 23	„	(18 „,	5 „)
Gestorben	„ 6	„	(3 „,	3 „)
Bestand 1. Januar 1898:	167	„	(23 „,	144 „)

Die Anstalt wird 1899 nach Kreuznach übersiedeln, wo eine grössere Anzahl von Anstaltsgebäuden im Werden begriffen ist.

Das in 5000 Exemplaren verbreitete Organ der Anstalt sind die monatlich erscheinenden „Palmblätter“.

Sonneberg i./Thüringen (Herzogthum Sachsen-Meiningen).

Wasser-Heil-Anstalt in erster Reihe für Krankheiten des Nervensystems, und zwar centrale, wie periphere: Hirn- und Rückenmarkleiden, Lähmungen, Neuralgien, Krampfformen, Anästhesie, Hypochondrie, Hysterie, Neurasthenie, Ueberreizungen, Ueberarbeitung, Schlaflosigkeit, Schwindel u. s. w. Ferner kommen zur Behandlung chronische Rheumatismen und Catarrhe, Neigung zur Erkältung (Abhärtungskuren). Störungen der Circulation u. s. w. Geisteskranke sind ausgeschlossen. — Station Sonneberg (400 m üb. d. M.) der Koburg-Lauschaer Bahn. 40 Minuten von Koburg.

Besitzer und Director: Dr. Bauke.

1873 neugebaut, liegt die Anstalt in dem freien Theile der Stadt und ist von einem Garten umgeben. In unmittelbarer Nähe sind noch zwei neuerbaute, gut und zweckmässig eingerichtete Häuser zur Aufnahme von Kurgästen vorhanden.

Sonnenstein (Königreich Sachsen).

Königlich Sächsische **Irren-Heil- und Pflege-Anstalt.** Post- und Bahnstation Pirna.

Aerzte: Director, Ober- und Anstaltsbezirksarzt Geh. Medicinalrath Dr. Guido Weber: Anstaltsärzte: Dr. J. T. Reichelt, Oberarzt und Stellvertreter des Directors; Dr. G. Ilberg, Dr. K. L. T. Ranniger, Dr. G. R. Freytag: Hilfsärzte: Dr. K. P. Rentsch und M. W. Sommerfeld.

Bestand 1. Januar 1897:	598 Kr.	(363 M.,	235 Fr.)
Aufgenommen . . „	176 „	(116 „,	60 „)
Verpflegt . . . . . „	774 „	(479 „,	295 „)
Entlassen . . . . . „	116 „	(73 „,	43 „)
Gestorben . . . . „	63 „	(47 „,	16 „)
Bestand 1. Januar 1898:	595 „	(359 „,	236 „)

Die Irren-Anstalt Sonnenstein besteht als solche seit 8. Juli 1811, nachdem das früher befestigte Schloss Sonnenstein von 1758—1811 als Asyl für pensionirte Offiziere und deren Familien gedient hatte. Nachdem schon früher ein „Genesungshaus“ für Reconvalescenten am Fusse des Schlossberges errichtet worden war, sind seit 1856 durch umfassende Neu- und Anbauten die alten Baulichkeiten dem Zweck der Irrenpflege mehr und mehr angepasst worden, so dass nur noch ein Theil des Schlosses in seiner ursprünglichen Gestalt erhalten geblieben ist; weiterhin aber sind auf dem Terrain der Anstalt 1873, 1883 und 1889 vier Einzelgebäude mit insgesammt etwa 120 Betten für männliche Kranke verschiedener Kategorien, 1894 zwei Einzelgebäude für Frauen (Haus für 36 Unruhige und Wachabtheilung mit 20 Betten) neuerbaut, ebenso 1885 eine Meierei für 40 männliche und 8 weibliche Kranke in dem nahe gelegenen Cunnersdorf und endlich 1888 das 5 km entfernte frühere Kammergutsvorwerk Jessen zur Unterbringung von 120 unheilbaren ruhigen Männern mit landwirthschaftlichem Betrieb eingerichtet worden. — Geschäfts- resp. statistische Berichte alljährlich an die vorgesetzte Ministerialbehörde, veröffentlicht in den Jahresberichten des Königlichen Medicinalcollegiums. — „Beschreibung der Königlich Sächsischen Heil- und Verpflegungs-Anstalt Sonnenstein mit Bemerkungen über Anstalten für Herstellung oder Verwahrung von Geisteskranken“, von G. A. C. Nostiz von Jänkendorf, 1829, Dresden bei Walther.

Sophienbad (Grossherzogthum Mecklenburg-Schwerin).

Trinker-Asyl Sophienbad bei Tessin.

Sorau (Provinz Brandenburg).

Brandenburgsche **Land-Irren-Anstalt** für die Kreise Guben (Stadt und Land), Krossen, Lübben, Luckau, Kalau, Kottbus (Stadt und Land), Sorau, Spremberg, Beeskow-Storkow. Station Sorau (Nieder-Lausitz).

Aerzte: Director Sanitätsrath Dr. Ad. Schmidt; Oberarzt Dr. Kluge; II. Arzt Dr. Wörnlein; Assistenzarzt Dr. Hans Mund.

Bestand 1. Januar 1897:	634	Kr.	(302 M.,	332 Fr.)
Aufgenommen . . „	111	„	(58 „,	53 „)
Verpflegt. . . . . „	745	„	(360 „,	385 „)
Entlassen . . . . „	47*)	„	(23 „,	24 „)
Gestorben . . . . „	57	„	(28 „,	29 „)
Bestand 1. Januar 1898:	541	„	(259 „,	282 „)

Die Anstalt wurde 1812 in dem sogenannten „Tummelhaus", einem von dem letzten Grafen von Promnitz erbauten Gebäude, eingerichtet und zwar als Armenversorgungs- und Arbeitshaus und zugleich zur Aufnahme Gemüthskranker bestimmt. 1815 wurden alle nicht an Geistesstörung Leidenden aus derselben entfernt. Die Oberleitung lag zunächst beim Inspector, wurde aber 1858 dem Arzte übertragen. 1835 wurde ein Neubau aufgeführt, in dessen unterem Stock Wirthschaftsräume vorgesehen, im oberen kranke Frauen und Männer untergebracht wurden. Ein sogenanntes Tobhaus wurde 1851 erbaut. Die mangelhafte Trennung der Geschlechter hörte erst mit der Erbauung eines grossen Männerhauses 1861 auf, indem damals die bisherigen Gebäude den Frauen überwiesen wurden. Zu allen diesen Bauten mussten grosse Landerwerbungen von den Nachbarn stattfinden; die grösste geschah 1881 in dem Ankauf eines Gutes, welches als landwirthschaftliches Vorwerk der Anstalt belegt wurde und bewirthschaftet wird. In den 80er Jahren wurde ferner das Beamtenhaus und die Kirche mit dem Festsaal erbaut, sowie die Zellenabtheilung bedeutend erweitert. Das frühere Directorhaus wurde durch Umbau in eine Abtheilung für freiere Behandlung (ohne Fenstergitter und mit unverschlossenen Thüren) verwandelt. Im Jahre 1894 wurde ein Neubau für 120 halbruhige Frauen bezogen; ein Gebäude für unruhige Männer mit 40 Plätzen ist gegenwärtig im Bau begriffen.

Allgem. Ztschr. f. Psychiatrie Bd. II S. 68, Bd. IV S. 74. — „Joh. Gottl. Worbs, Geschichte der Herrschaften Sorau

*) Ausserdem wurden 100 Kr. (50 M. und 50 Fr.) in die Land-Irren-Anstalt zu Neuruppin überführt.

und Triebel. Sorau 1826, S. 217." Vortrag auf der Versammlung ostdeutscher Irrenärzte in Sorau, gehalten von Dr. Hebold (jetzt Director in Wuhlgarten). Allg. Ztschr. f. Psychiatrie Bd. 52.

Spiez. (Canton Bern) früher Mariahalden.

Pensionat für Nerven- und Gemüthskranke der besseren Stände Sonnenfels in Spiez am Thunersee (Station der Linie Bern-Interlaken) 630 m über dem Meere.

Leitender Arzt: Dr. Mützenberg-Escher.

Bestand 1. Januar 1897:	10 Kr.	(5 M.,	5 Fr.)
Aufgenommen . .	„ 19	„ (9 „,	10 „)
Verpflegt	„ 29	„ (14 „,	15 „)
Entlassen	„ 12	„ (6 „,	6 „)
Gestorben	„ —	„ (— „,	— „)
Bestand 1. Januar 1898:	17	„ (8 „,	9 „)

Gegründet 1885, im Sommer 1897 in das neuerbaute von ausgedehnten Gärten umgebene Schloss Sonnenfels verlegt. Platz für 20 Kranke.

Stammheim (Canton Zürich).

Kranken-Asyl Stammheim, Bezirk Andelfingen, Heil- und Pflege-Anstalt für körperlich oder geistig Leidende. Station Stammheim.

Dirigirender Arzt und Besitzer: Dr. von Orelli.

Gegründet 1870. Die Anstalt besteht 1) aus dem „Kranken-Asyl" mit 16 Betten, 2) aus den in den Ortschaften des Stammheimer Thales vertheilt gelegenen Wohnungen der Pfleger, d. h. derjenigen Bauern und Handwerker, welche Kranke in ihre Familie aufnehmen. Dieselben bilden die Kranken-Colonie. Diese besteht aus circa 80 Pflegerfamilien, von denen jede je 1 Kranken zur Verpflegung erhält. Das Asyl nimmt alle Kranken zunächst zur Beobachtung vor der Vertheilung auf und behält die dazu ungeeigneten.

Steglitz bei Berlin.

1. **Privat-Heil- und Pflege-Anstalt** für Nerven- und Gemüthskranke „Berolinum".

Aerzte: Director Sanitätsrath Dr. Jastrowitz; Dr. James Fraenkel und Dr. Albert Oliven (Besitzer); 2 Assistenzärzte.

Bestand 1. Januar 1897:	249 Kr.	(192 M.,	57 Fr.)
Aufgenommen . . „	135 „	(86 „,	49 „)
Verpflegt . . . . „	384 „	(278 „,	106 „)
Entlassen . . . . „	229 „	(171 „,	58 „)
Gestorben . . . . „	39 „	(31 „,	8 „)
Bestand 1. Januar 1898:	116 „	(76 „,	40 „)

Die Anstalt wurde 1890 gegründet und allmählich durch Neuban derart erweitert, dass sie für 217 männliche und 80 weibliche Kranke Raum bietet.

2. **Privat-Irren-Anstalt** des Königl. Sanitätsrathes und Gerichtsphysicus Dr. Mittenzweig für gemüthskranke Damen.

Aerzte: Sanitätsrath Dr. Mittenzweig, Dr. Wegener.

Bestand 1. Januar 1897:	5 Frauen
Aufgenommen . . „	3 „
Verpflegt . . . . . „	8 „
Entlassen . . . . . „	3 „
Bestand 1. Januar 1898:	5 „

Stellingen (Provinz Schleswig-Holstein).

Heil-Anstalt für Nervenkranke von Dr. Fromme zu Stellingen (Poststation). Station Stellingen (Altona-Kaltenkirchen) und Eidelstedt (Altona-Kiel).

Zur Aufnahme gelangen Nervenleidende, leichte Psychosen mit Ausschluss von allen schweren Geisteskrankheiten, Neurastheniker, Epileptiker. Vorzugsweise Entziehungs-Curen von Morphium, Cocaïn, Alkohol u. s. w.

Besitzer und leitender Arzt: Dr. Arnold Fromme.

Bestand 1. Januar 1897:	10 Kr.	(5 M.,	5 Fr.)
Aufgenommen . . „	65 „	(36 „,	29 „)
Verpflegt. . . . . „	65 „	(36 „,	29 „)
Entlassen. . . . . „	52 „	(29 „,	23 „)
Gestorben . . . . „	1 „	(— „,	1 „)
Bestand 1. Januar 1898:	12 „	(7 „,	5 „)

Bau der Anstalt nach eigenen Plänen 1896.

14 Räume für Kranke, elektrische Lichtanlage, Baderäume u. s. w.

Stephansfeld - Hördt (Reichsland Elsass - Lothringen).

Die vereinigten elsässischen **Bezirks - Irren - Anstalten** zu Stephansfeld - Hördt. Stephansfeld ist Haltestelle der Bahnlinien Strassburg - Avricourt und Strassburg - Saargemünd. $2^{1}/_{2}$ km davon entfernt liegt die Bahn- und Poststation Brumath. Station Hördt und Station Vendenheim sind je 4 km von der Anstalt Hördt entfernt.

7 Aerzte: Director und Chefarzt beider Anstalten Dr. J. Vorster; Oberarzt in Stephansfeld Dr. Hess, in Hördt Billmaier; Assistenzärzte in Stephansfeld Dr. Reis, Dr. Klink und Dr. Ransohoff, in Hördt Dr. Schnabel.

Bestand 1. Januar 1897:	1405 Kr.	(698 M.,	707 Fr.)
Aufgenommen . „	289 „	(155 „,	134 „)
Verpflegt . . . . „	1694 „	(853 „,	841 „)
Entlassen . . . . „	170 „	(80 „,	90 „)
Gestorben. . . . „	95 „	(53 „,	42 „)
Bestand 1. Januar 1898:	1429 „	(720 „,	709 „)
Davon in Stephansfeld .	938 „	(461 „,	477 „)
in Hördt	491 „	(259 „,	232 „)

Stephansfeld eröffnet am 1. November 1835, nach dem Pavillonsystem erbaut, nimmt einen Flächenraum von über $4^{1}/_{2}$ ha ein. Irren - Heil- und Pflege - Anstalt für das Unter-Elsass, dessen Eigenthum sie ist. Zunächst dazu bestimmt, dem französischen Irrengesetz von 1838 gemäss die Kranken des Departements des Niederrheins aufzunehmen, verpflegt die Anstalt auf Grund eines Contractes auch die Kranken des Bezirks Ober - Elsass. Seit der 1877 erfolgten Erneuerung dieses Contractes übernahm der Bezirk Ober-Elsass die Verpflichtung, das dem Unter-Elsass gehörige, 1½ Stunden von Stephansfeld gelegene Depot de Mendicité Hördt in eine mit Stephansfeld unter gemeinsamer Direction und Verwaltung zu vereinigende Pflege-Anstalt einzurichten. Der Bezirk Ober-Elsass hat zur Zeit das Recht 500 Kranke in beiden Anstalten unterzubringen.

Die Filial-Anstalt Hördt, am 1. April 1878 eröffnet, ist ebenfalls nach dem Pavillonsystem erbaut. Sie liegt auf einem vollständig arrondirten Terrain von 17 ha, welches von den Kranken bewirthschaftet wird. Hördt ist mit Stephansfeld durch Telephonleitung verbunden.

Beide Anstalten bewirthschaften mit den gepachteten Gütern nahezu 73 ha. In den zahlreichen Werkstätten der Anstalt Stephansfeld wird fast der ganze Bedarf der beiden Anstalten fertig gestellt. Seit dem Januar 1898 ist in Stephansfeld elektrische Beleuchtung eingerichtet.

Die Verwaltungsberichte für den Bezirkstag werden jährlich gedruckt und erscheinen bei der elsässischen Druckerei und Verlagsanstalt in Strassburg (vormals G. Fischbach).

Stenz (Königreich Sachsen).

Asyl für Alkohol-Leidende zu Stenz, Station Koenigsbrück im Königreich Sachsen. Privat-Anstalt.

Anstaltsarzt: Dr. Pleissner in Koenigstein.

Eröffnet 1892. Bisher sind circa 40 Kranke verpflegt worden.

Sternberg (Oesterreich).

Mährische **Landes-Irren-Anstalt** in Sternberg (Mähren). Post- und Bahnstation. (Oeffentliche Heil- und Pflege-Anstalt für Mähren.)

7 Aerzte: Director Dr. Schubert; Primarius Dr. Narvat; Primarius Dr. Borek; 3 Secundärärzte, 1 Hülfsarzt.

Bestand 1. Januar 1897:	664 Kr.	(386 M.,	278 Fr.)
Aufgenommen . . „	278 „	(148 „,	130 „)
Verpflegt . . . . . „	942 „	(534 „,	408 „)
Entlassen . . . . . „	131 „	(69 „,	62 „)
Gestorben . . . . „	97 „	(54 „,	43 „)
Bestand 1. Januar 1898:	714 „	(411 „,	303 „)

Erbaut 1890—1892 mit einem Kostenaufwande von 1 000 000 fl. Normalbelag 450 Kranke. Eröffnet 1. Januar 1893. Pavillonsystem. 1897 Erweiterung auf 620 Plätze durch Zubau von 5 Pavillons (2 Ueberwachungs-Abtheilungen, 3 Pavillons für ruhige Pfleglinge). 1898 Vollendung der landwirthschaftlichen Station (30 ha Ackerland) und Ergänzung der Wasserversorgung.

Stetten (Königreich Württemberg).

Privat-Heil-Pflege- und Beschäftigungs-Anstalt für Schwachsinnige und Epileptische; gegründet von einem Vereine, welcher sich in eine medicinische, pädagogische und ökonomische Abtheilung gliedert. — Station Endersbach (Remsthalbahn) 3,6 km entfernt. Oberamt Cannstatt.

Collegium der 3 Vorsteher: Dr. med. Haber; Inspector Pfarrer Strebel, Oekonomieverwalter Bräuninger. Der zweite Vorsteher betheiligt sich am Unterrichte; 8 Lehrkräfte.

Bestand 1. Januar 1897:	425 Kr.	(257 M.,	168 Fr.)
Aufgenommen . „	71 „	(42 „,	29 „)
Verpflegt . . . . „	496 „	(299 „,	197 „)
Entlassen . . . . „	46 „	(21 „,	25 „)
Gestorben . . . . „	7 „	(6 „,	1 „)
Bestand 1. Januar 1898:	443 „	(272 „,	171 „)

Die Anstalt wurde im Mai 1849 gegründet in Rieth, siedelte 1851 nach Winterbach über und befindet sich seit 1864 in dem gekauften früher Herzoglichen Schlosse Stetten im Remsthale. Seit 1866 Doppel-Anstalt für Schwachsinnige und Epileptische. Im Jahre 1883 wurde die Filial-Anstalt in Rommelshausen eröffnet. Die 6 Häuser der Anstalt enthalten 1. bildungsfähige Schwachsinnige (das eigentliche Schlossgebäude (zugleich Wohnung für 40 Pensionäre,

2. ältere schwachsinnige Mädchen (sog. Frauenhaus), 3. weibliche Epileptische, die sich zu Heilversuchen eignen (Mädchenhaus), 4. schulpflichtige epileptische Knaben, 5. erwachsene bildungsfähige Schwachsinnige und Epileptische, welche in der Landwirthschaft, Gärtnerei und den 9 Werkstätten beschäftigt werden (Männerhaus mit den Oekonomiegebäuden), 6. die Pflege-Anstalt im nahen Rommelshausen, wo sich im alten Gebäude die weiblichen, im Neubau die männlichen Kranken befinden. Zur Anstalt gehören Park, Kapelle im Park, Turnhalle, Eishaus, Leichenhaus, Anstaltsfriedhof. — Alljährliche Berichte. Vergl. Sengelmann, Idiotophilus, Schmidt, Innere Mission in Württemberg, Daheim 1881.

Stralsund (Provinz Pommern).

Provinzial-Irren-Anstalt. Bewahr- und Pflege-Anstalt für unheilbare Irre aller Formen in ganz Pommern; ausnahmsweise auch für heilbare als vorübergehender Nothplatz. Station Stralsund.

Aerztlicher und Verwaltungsdirector: Sanitätsrath Dr. Robert Pütter.

Bestand 1. Januar 1897:	71 Kr.	(40 M.,	31 Fr.)
Aufgenommen . . . „	4 „	(3 „,	1 „)
Verpflegt. . . . . . „	75 „	(43 „,	32 „)
Entlassen. . . . . . „	— „	(— „,	— „)
Gestorben . . . . . „	5 „	(3 „,	2 „)
Bestand 1. Januar 1898:	70 „	(40 „,	30 „)

Besteht seit 1842. Gegründet von den Communal-Ständen Neu-Vorpommerns und Rügens ist die Anstalt Anfang 1877 von den Provinzial-Landständen der gesammten Provinz Pommern übernommen worden. Die Anstalt soll in 2 bis 3 Jahren aufgelöst und die Kranken dann in die im Bau befindliche Provinzial-Pflege-Anstalt bei Treptow a. d. Rega überführt werden.

Strassburg (Elsass-Lothringen).

Bürgerspital. Abtheilung für Geisteskranke und Epileptische. Oeffentliche Heil-Anstalt für Strassburg und Umgegend, zugleich psychiatrische Klinik. Station Strassburg.

Aerzte: Director Dr. Fürstner; I. Assistent Privatdocent Dr. Hoche; II. Assistent Dr. Passow; III. Assistent Dr. Neumann.

Bestand 1. Januar 1897:		77	Geisteskranke	(30 M.,	47 Fr.)
Aufgenommen . .	„	304	„	(147 „,	157 „)
Verpflegt	„	381	„	(177 „,	204 „)
Entlassen	„	301	„	(141 „,	160 „)
Gestorben	„	19	„	(13 „,	6 „)
Bestand 1. Januar 1898:		61	„	(23 „,	38 „)

Epileptische und Nervenkranke:

Bestand 1. Januar 1897:		33	Kr.	(15 M.,	18 Fr.)
Aufgenommen. .	„	173	„	(93 „,	80 „)
Verpflegt	„	206	„	(108 „,	98 „)
Entlassen	„	168	„	(88 „,	80 „)
Gestorben	„	10	„	(4 „,	6 „)
Bestand 1. Januar 1898:		28	„	(16 „,	12 „)

Ferner wurden poliklinisch behandelt 554 Kranke (278 M., 276 Fr.).

Bis zur Gründung der Universität Strassburg bestand nur ein sogenanntes Irrendepot nach französischem Irrengesetz zur ganz vorübergehenden Aufnahme Geisteskranker. 1872 wurde die psychiatrische Klinik gegründet und dem Director derselben das Irrendepot übergeben, welches aus einem Zimmer für 2 Männer und einem für 2 Frauen bestand mit je 2 anstossenden Zellen. Dazu kam zunächst ein Saal für ruhige geisteskranke Frauen und die Abtheilung für Epileptiker, in deren Männersaal zugleich ruhige Geisteskranke aufgenommen wurden. 1877 erfolgte eine Erweiterung der provisorischen Irren-Abtheilung, welche nun 50 Betten für Geisteskranke zählte, wozu noch 30 für Epileptiker kamen. Im Frühjahr 1886 wurde der Neubau der psychiatrischen Klinik bezogen, welcher sich in unmittelbarer

Nachbarschaft der übrigen klinischen Institute befindet. Derselbe bietet Raum für 90 Geisteskranke und für 30 Epileptiker beziehungsweise Nervenkranke. Die Verpflegung erfolgt vom Bürgerspital aus. In die Irren-Abtheilung der Klinik werden zunächst alle diejenigen Geisteskranken aufgenommen, welche von der Polizeidirection dem Spitale zugewiesen werden, ferner Kranke aus dem Bezirk Unter-Elsass unter denselben Modalitäten wie in der Bezirks-Irren-Anstalt Stephansfeld, endlich Kranke aus den andern Bezirken und aus den Nachbarländern auf Kosten des Fonds der psychiatrischen Klinik. Auch von den dem Spital zugewiesenen Fällen von Del. trem. und von körperlichen Kranken mit schwerem Del. kommt ein erheblicher Theil in die Irren-Abtheilung.

Alt-Strelitz (Grossherzogthum Mecklenburg-Schwerin).

Grossherzogliche **Irren-Anstalt** zu Alt-Strelitz. Post- und Bahnstation Alt-Strelitz.

Arzt: Dirigirender Arzt: Dr. Serger. Hilfsarzt beantragt.

Bestand 1. Januar	1897:	118	Kr.	(53 M.,	65 Fr.)
Aufgenommen . .	„	13	„	(4 „,	9 „)
Verpflegt	„	131	„	(57 „,	74 „)
Entlassen	„	7	„	(1 „,	6 „)
Gestorben	„	7	„	(4 „,	3 „)
Bestand 1. Januar	1898:	117	„	(52 „,	65 „)

An der Stelle der jetzigen Irren-Anstalt befand sich bis zum Jahre 1712 das Residenzschloss des damaligen Herzogs. Nachdem dasselbe in diesem Jahre durch Feuer theilweise zerstört worden und der Herzog seine Residenz nach Neu-Strelitz verlegt hatte, wurde an derselben Stelle, wo das Schloss gestanden, und mit Benutzung der beim Brande unversehrt gebliebenen Theile desselben, das jetzige Gebäude errichtet, welches seit 1791 als Landarbeits- und Zuchthaus, seit 1805 auch als Irren-Anstalt diente. 1886 erfolgte eine Trennung der Straf-Anstalten von der Irren-Anstalt, indem jene in ein zu diesem Zwecke neu errichtetes

Gebäude verlegt wurden, diese aber, da sich die Zahl der Insassen seit 1850 um fast 100 Procent vermehrt hatte und die vorhandenen Räume nicht mehr allen Anforderungen entsprachen, durch einen Anbau erweitert wurde. 1894 Anstellung eines eignen Anstaltsarztes. Infolge Zurückgehens der Todesfälle (um 50 %) drückende Ueberfüllung, so dass 1895 bereits 21, 1896 31, 1897 27 Aufnahmegesuche abgelehnt werden mussten. Die Missstände, welche durch die Ueberfüllung in der gänzlich veralteten, auch den geringsten hygienischen Anforderungen in keiner Weise genügenden Anstalt hervorgerufen wurden, bewogen bereits im Jahre 1896 die Landesregierung von einer Commission die Frage entscheiden zu lassen, ob der Ausbau der jetzigen Anstalt unter Zuhilfenahme der auf dem jetzigen Gelände vorhandenen Strafanstalten oder der Neubau einer Irren-Anstalt zur Beseitigung der Missstände vorzuziehen sei. Die Commission entschied sich, wie nicht anders zu erwarten war, für den Neubau einer Irren-Anstalt. Die hierzu nöthigen Kosten — 720000 ℳ — wurden auf dem Landtage 1897 bewilligt. Die neue Anstalt wird in der Nähe der Stadt Alt-Strelitz — auf einem 30 ha grossen, von der Stadt kostenlos zur Verfügung gestellten Gelände — gebaut werden. An Pflegepersonal sind an der Anstalt angestellt: 1 Oberwärter und 5 Wärter, 2 Schwestern und 5 Vertreterinnen.

Ausser den seit 1894 erscheinenden Jahresberichten ist bisher nichts über die Anstalt veröffentlicht.

Stuer (Grossherzogthum Mecklenburg-Schwerin).

Wasser-Heil-Anstalt Bad Stuer.

Arzt und Besitzer: Dr. Bardey.

Stuttgart (Königreich Württemberg).

1. Dr. Wildermuths **Klinik** für Nervenkranke „Ottilienhaus" bei Stuttgart. Aufnahme finden Nervenkranke weiblichen Geschlechtes, sowie nervenkranke Knaben und Mädchen.

Arzt: Dr. Wildermuth; Vorsteherin: Fräulein A. Wildermuth.

Bestand 1. Januar 1897:	10 Kr.	(2 M.,	8 Fr.)
Aufgenommen . . „	40 „	(8 „ ,	32 „)
Verpflegt . . . . . „	50 „	(10 „ .	40 „)
Entlassen . . . . . „	38 „	(8 „ ,	30 „)
Gestorben . . . . „	1 „	(— „ .	1 „)
Bestand 1. Januar 1898:	11 „	(2 „ .	9 „)

Gegründet 1889.

2. Leuzisches **Mineralbad** (Inselbad) in Berg bei Stuttgart. Wasser-Heil-Anstalt und Sanatorium für Nerven- und Frauenkrankheiten.

Aerzte: Dr. Wildermuth, Nervenarzt und Frauenarzt; Dr. R. Herdegen, Frauenarzt.

Frequenz im Durchschnitt der letzten 5 Jahre: 133 männliche und 151 weibliche, im Ganzen 284 Erholungs- und Curbedürftige, davon speciell in Behandlung wegen Nervenleiden 35.

Quelle: Kochsalzhaltiger mit Glaubersalz und Bittersalz gemischter Eisensäuerling. Einrichtung für das gesammte Wasser-Heilverfahren. Sommer und Winter geöffnet.

Literatur: Dr. Hürlin: Das Mineralbad Berg. Cannstatt 1854. — Das Leuzische Mineralbad Berg-Stuttgart. Berg-Stuttgart 1885. — Das Leuzische Mineralbad Berg. Allgemeiner Theil von Hauptmann a. D. Fischer, ärztlicher Theil von Dr. Wichmann. Stuttgart. Commissions-Verlag von Greiner und Pfeiffer.

Suderode a./H. (Provinz Sachsen).

Cur- und Wasser-Heil-Anstalt mit 3 Gebäuden in 5 Morgen grossem Parke für 45 Kranke. In erster Linie gegen die verschiedenen Erkrankungen des Nervensystems, Lähmungen. Neuralgien, Migräne, chronische Gehirn- und Rückenmarkserkrankungen, Neurasthenie, Hypochondrie und Hysterie. Station Suderode der Bahnlinie Quedlinburg-Frose.

Besitzer und Arzt: Sanitätsrath Dr. Fr. Pelizaeus. Ein Assistenzarzt.

Taarstedt (Provinz Schleswig-Holstein).

Privat-Heil-Anstalt für nerven- und gemüthskranke Damen zu Taarstedt bei Schleswig. Eisenbahnstationen Taarstedt und Scholverup.

Besitzer und Arzt: Dr. Metz.

Bestand 8—10 Damen.

Eröffnet 1886. Die Anstalt ist für ruhige, nicht störende Kranke bestimmt, besonders für solche, bei denen eine freie Behandlung rathsam erscheint.

Tabor siehe Kückenmühle.

Telgte (Provinz Westfalen).

St. Rochus-Hospital, Privat-Heil- und Pflege-Anstalt für weibliche Geisteskranke, Eigenthum der Genossenschaft der Krankenschwestern vom heiligen Franziskus zu St. Mauritz, Münster i. W.: in einer besonderen Abtheilung werden auch Körperlich-Kranke beiderlei Geschlechts behandelt. Station Telgte der Eisenbahn Münster-Rheda.

Vorsteher: Vicar Radhoff.

Aerzte: Dirigirender Arzt: Sanitätsrath Dr. zur Verth; Assistenzarzt Dr. Maxen.

Bestand 1. Januar 1897:		191	Frauen
Aufgenommen . .	„	64	„
Verpflegt	„	255	„
Entlassen	„	22	„
Gestorben	„	21	„
Bestand 1. Januar 1898:		212	„

Besteht als Allgemeines Krankenhaus seit 1845. Anfang 1850 wurden einige Geisteskranke in Pflege genommen; da die Zahl der letzteren immer mehr stieg, wurde die Anstalt 1859 erweitert und 1868 ein besonderes Gebäude für unruhigere Kranke errichtet, welches 1893 durch einen Anbau vergrössert wurde. 1887 wurde für die Körperlich-Kranken ein neues Gebäude mit 50 Betten erbaut und das alte Haus für Geisteskranke eingerichtet.

Thalheim siehe Landeck.

Thalkirchen (Königreich Bayern).

Wasser-Heil-Anstalt Thalkirchen bei München.

Arzt und Besitzer: Dr. Zimmermann.

Tharandt (Königreich Sachsen).

Villa Sanitas, Privat-Heil-Anstalt für Nervenkranke und Erholungsbedürftige (offene Anstalt). Geisteskranke ausgeschlossen. Tharandt bei Dresden. Post- und Bahnstation (Linie Dresden-Hof).

Leitender Arzt und Besitzer: Dr. Haupt: ein Assistenzarzt.

Aufgenommen . .	1897:	167 Kr.	(79 M.,	88 Fr.)
Abgegangen . . .	„	146 „	(71 „,	75 „)
Bestand 1. Januar	1898:	21 „	(8 „,	13 „)

Die Anstalt bietet Raum für circa 25 Kranke und ist Winter und Sommer geöffnet und besucht.

St. Thomas siehe Andernach.

Bad Tiefenau (Canton Zürich).

Asyl im Bade Tiefenau bei Elgg für ruhige Geisteskranke. Gegründet 1886. Privat-Anstalt.

Besitzer: Lehrer J. Meier.

14 Plätze.

Thonberg (Königreich Sachsen).

Heil- und Pflege-Anstalt für Privatkranke; im Besitz der Stadt Leipzig. Station Leipzig ½ Stunde entfernt.

Aerzte: Director Hofrath Dr. Jul. Lochner; Assistenzarzt Dr. Erw. Hoehl.

Bestand 1. Januar	1897:	61 Kr.	(38 M.,	23 Fr.)
Aufgenommen . .	„	31 „	(18 „,	13 „)
Verpflegt	„	92 „	(56 „,	36 „)
Entlassen	„	28 „	(17 „,	11 „)
Gestorben	„	7 „	(7 „,	— „)
Bestand 1. Januar	1898:	57 „	(32 „,	25 „)

Am 3. Mai 1836 in Möckern bei Leipzig vom damaligen Stadtbezirksarzt Dr. Eduard W. Güntz als Privat-Anstalt eröffnet, im Herbst 1839 nach dem Thonberg übersiedelt, wurde die Anstalt bis 1864 von dem Genannten, von da an bis October 1888 von Dr. Theobald Güntz geleitet; seitdem ist sie in den Besitz des Rathes der Stadt Leipzig übergegangen. Dem Director steht neben dem Assistenzarzt jetzt ein Verwaltungsinspector zur Seite.

Berichte 1861, 1872, 1877, 1886, 1891 (vid. d. Festschrift: Die Stadt Leipzig in hygienischer Beziehung, S. 317 und folgende).

Tost (Provinz Schlesien).

Provinzial-Irren-Anstalt zu Tost in Oberschlesien. Bahnstation Tost.

Aerzte: Director Sanitätsrath Dr. Simon; Oberarzt Dr. Klinke; III. Arzt Dr. Linke; IV. Arzt Dr. Lehmann.

Bestand 1. Januar 1897:	565 Kr.	(262 M.,	302 Fr.)
Aufgenommen . .	„	98 „	(37 „,	61 „)
Verpflegt	„	658 „	(295 „,	363 „)
Entlassen	„	67 „	(32 „,	35 „)
Gestorben	„	47 „	(10 „,	37 „)
Bestand 1. Januar 1898:		551 „	(259 „,	292 „)

Vgl. Allg. Zeitschr. f. Psych. Bd. 52. Klinke, Die Provinzial-Irren-Pflege-Station Tost O./S.

Traunstein (Königreich Bayern).

Luft-Curort und **Wasser-Heil-Anstalt** Traunstein in Oberbayern.

Besitzer und Arzt: Dr. Wolf.

Trélex (Canton Waadt).

Pension des blauen Kreuzes zu Trélex bei Nyon. Privat-Anstalt mit dem Zwecke, Trinkern Gelegenheit zur Entwöhnung zu geben.

Vorsteher: Pastor Müller-Sandoz.

Platz für 22 Personen.

Treptow a. Rega (Provinz Pommern).

Provinzial-Irren-Anstalt, Heil- und Pflege-Anstalt für den mittleren Theil der Provinz Pommern. Station Treptow (Rega) der Altdamm-Kolberger Eisenbahn. Anstaltsgebiet 2,5 km von der Bahnstation entfernt.

Arzt: Director Dr. A. Mercklin.

Als Eröffnungstermin ist — bei gleichzeitigem Eingehen der Provinzial-Irren-Anstalt zu Stralsund und Rügenwalde — der 1. November 1899 festgesetzt. Die Anstalt wird seit 1897 nach dem Programm des Dr. Mercklin und den Plänen des Landesbauraths Drews erbaut. Centraleinrichtungen für 600 Kranke. Bis zur Eröffnung werden 532 Krankenplätze fertig gestellt, im Jahre 1900 werden 588 Plätze vorhanden sein. Weiterer Ausbau ist vorgesehen. Pavillonsystem. 8 grössere Krankenhäuser (in welchen Corridor-Anlagen möglichst vermieden sind) mit zusammen 432 Plätzen, 2 kleinere für ansteckende Krankheiten (21 Plätze). Die für freiere Unterkunft geeigneten Kranken werden in — zunächst 3 — Landhäusern und auf dem Ackerhof wohnen (zusammen zunächst 100 Plätze). Nur eine Verpflegungsklasse. Centralisirte Kalt- und Warm-Wasserleitung. Schwemm-Canalisation. Wasserclosets mit selbstthätiger Spülung. Centralheizung (theils Dampfluft-, theils Dampfwarmwasser-Heizung). Elektrische Beleuchtung. Areal 380 Morgen (95 ha), bestehend in bereits jetzt gut cultivirten Feldern und Wiesen, Wald. Die zum Bau neu errichtete Ziegelei bleibt später im Betrieb. Baukostenanschlag für 588 Krankenplätze 2058000 ℳ = rund 3500 ℳ für jedes Bett. Areal unentgeltlich von der Stadtgemeinde überwiesen.

Treysa (Provinz Hessen-Nassau).

Privat-Pflege-Anstalt „Hephata“ für Schwachsinnige zu Treysa. Station Treysa (Cassel-Giessen).

Anstaltsleiter: Pfarrer Schuchard.

Arzt: Kgl. Kreiswundarzt Dr. Zülch in Treysa.

Bestand 1. Januar 1897:	48 Kr.	(21 M.,	27 Fr.)
Aufgenommen . . „	19 „	(15 „,	4 „)
Verpflegt . . . . . „	67 „	(36 „,	31 „)
Entlassen . . . . . „	9 „	(2 „,	7 „)
Gestorben . . . . . „	1 „	(1 „,	— „)
Bestand 1. Januar 1898:	57 „	(33 „,	24 „)

Eröffnet 1893, ursprünglich Diakonissenhaus, jetzt in einem Neubau untergebracht. Weitere Bauten stehen bevor.

Triberg (Grossherzogthum Baden).

Sanatorium für Nervenkranke des Dr. Leyser zu Triberg im Schwarzwald.

Trier (Rheinprovinz).

Privat-Irren-Pflege-Anstalt der barmherzigen Brüder zu Trier. Nur für männliche Pfleglinge. 2 Aerzte.

Bestand 1. Januar 1897:	341 Kranke
Aufgenommen . . „	67 „
Verpflegt . . . . . „	408 „
Entlassen . . . . . „	51 „
Gestorben . . . . „	15 „
Bestand 1. Januar 1898:	342 „

Nähere Mittheilungen waren nicht zu erlangen.

Triest (Oesterreichisches Küstenland).

Landes-Irren-Anstalt, öffentliche Heil- und Pflege-Anstalt für das österreichische Küstenland, zu Triest (Bahn- und Post).

Aerzte: Primararzt und Director Dr. Giulio Seunig; Adjunct Dr. Eugenio Gusina; Sekundärarzt Dr. Adolfo Nazor.

Bestand 1. Januar 1897:	110 Kr.	(61 M.,	49 Fr.)
Aufgenommen . „	28 „	(16 „,	12 „)
Verpflegt . . . . „	138 „	(77 „,	61 „)
Entlassen . . . . „	21 „	(13 „,	8 „)
Gestorben . . . . „	9 „	(5 „,	4 „)
Bestand 1. Januar 1898:	108 „	(59 „,	49 „)

Die Anstalt diente bis 1785 als bischöfliche Residenz, wurde dann als städtisches Krankenhaus eingerichtet und nach Erbauung des jetzt bestehenden (1841) zur Unterbringung Geisteskranker bestimmt.

Troppau (Oesterr.-Schlesien).

Schlesische **Landes-Irren-Anstalt.** Station Troppau.

Aerzte: Primärarzt und Director Dr. Ernst Boeck; I. Secundärarzt Dr. Stefan Felkl; II. Secundärarzt Dr. Rudolf Franz.

Bestand 1. Januar 1897:	319 Kr.	(157 M.,	162 Fr.)
Aufgenommen . .	„	208 „	(108 „,	100 „)
Verpflegt	„	527 „	(265 „,	262 „)
Entlassen	„	88 „	(38 „,	50 „)
Gestorben	„	46 „	(26 „,	20 „)
Bestand 1. Januar 1898:		393 „	(201 „,	192 „)

Die Anstalt wurde am 29. März 1889 durch Uebersiedlung der Kranken aus der Olbersdorfer Irren-Pflege-Anstalt bezogen. Auf Grund des schlesischen Landtagsbeschlusses vom 16. October 1884 wurde die Anstalt im Pavillonsystem für 200 Kranke mit einem Gesammtkostenaufwand von ca. 580000 fl. östr. in den Jahren 1886—89 erbaut. Die Anstalt steht auf einem Areale von 30 Joch und zwar das Administrationsgebäude 2 Stock hoch, 1 Gesellschaftshaus, 1 einstöckiges zweiflügeliges Wirthschaftsgebäude mit den Räumen für 1 Dampfkoch- und 1 Dampfwaschküche, 1 Maschinen-, 1 Brunnenhaus; 1 Pavillon für contagiöse Erkrankungen, je 6 Pavillons für männliche und weibliche Kranke stockhoch, 1 Leichenhaus und mehrere landwirthschaftliche Gebäude. — Eigene Wasserleitung, Centraldampfheizung und elektrische Beleuchtung durch Glühlicht hier eingeführt. Die eigene Regie wird in allen Wirthschaftszweigen gehandhabt. Die Verwaltung ist der Direction untergeordnet. Den Pflegedienst bei den Frauen sowie Küche, Wäsche besorgen barmherzige Schwestern, bei Männern weltliche Wärter. Der Raum für die grössere Zahl von Kranken wurde gewonnen durch Adaptirung früher anders verwendeter Räumlichkeiten. Der früher für Infectionskranke bestimmte Pavillon wurde verfügbar durch Errichtung einer neuen besonders eingerichteten Infections-Baracke für 12 Kranke (Bau- und Einrichtungskosten 10200 fl). Im Laufe des Jahres 1898 wird ein lokal und administrativ mit der Irren-Anstalt vereinigtes Irren-Siechen-Haus für 70 Kranke eröffnet (Bau- und Einrichtungskosten ca. 60000 fl.).

Hellwig: Die historische Entwicklung der Irren-Fürsorge und der neuen Landes-Irren Anstalt in Oestr.-Schlesien. Kronstadt, Buchdruckerei Schlaudt.

Tschugg (Conton Bern).

Privat-Anstalt Bethesda für Epileptische in Tschugg, Bezirk Erlach, Canton Bern, gegründet 1886 durch einen Verein.

Präsident: Pfarrer Langhaus in Bern.

Hausvater: Rud. Hegi in Bern.

3 Anstaltsgebäude, eins für Knaben, eins für Männer und eins für Mädchen und Frauen. 80 Plätze.

Tübingen (Königreich Württemberg).

Psychiatrische Klinik der Königlich Württembergischen Universität Tübingen.

Aerzte: Director Professor Dr. med. E. Siemerling; I. Assistenzarzt Dr. med. von Rad; II. Assistenzarzt Dr. med. Wickel; III. Assistenzarzt Dr. med. Heiligenthal; I. Assistent cand. med. van der Briele; II. Assistent cand. med. Preisendanz.

Bestand 1. Januar 1897:	110	Kr.	(57 M.,	53 Fr.)
Aufgenommen . .	„	385 „	(199 „,	186 „)
Verpflegt	„	495 „	(256 „,	239 „)
Entlassen	„	367 „	(196 „.	171 „)
Gestorben	„	14 „	(13 „,	1 „)
Bestand 1. Januar 1898:		114 „	(47 „.	67 „)

Eröffnet 1. November 1894. Areal ca. 4 ha. Die Klinik liegt in der nächsten Nachbarschaft der andern Kliniken

und ist bestimmt für 120 Kranke III. Klasse und 20 Kranke I. und II. Klasse, Näheres ergiebt ein Aufsatz des Directors der Klinik im October-Heft 1895 der Akademischen Revue. Baukosten: a) für Erwerb von Grund und Boden ca. 80000 M, b) Gebäude pp. ca. 1¼ Million, c) innere Einrichtung ca. 110000 M.

Uchtspringe (Provinz Sachsen).

Landes-Heil- und Pflege-Anstalt Uchtspringe (Altmark), Post Uchtspringe, Station Uchtspringe der Bahnstrecke Lehrte-Berlin.

Aerzte: Director und I. Arzt Dr. Alt; II. Arzt Oberarzt Dr. Schmidt; III. Arzt Dr. Bockhorn; I. Assistenzarzt Dr. Weber; II. Assistenzarzt Dr. Lange; III. Assistenzarzt Dr. Bünger; I. Volontärarzt Dr. Friedrich; II. Volontärarzt Dr. Hoppe.

Bestand 1. Januar 1897:	588 Kr.	(316 M.,	272 Fr.)
Aufgenommen . . „	336 „	(186 „ ,	150 „)
Verpflegt. . . . . „	924 „	(502 „ ,	422 „)
Entlassen. . . . . „	84 „	(48 „ ,	36 „)
Gestorben . . . . „	67 „	(39 „ ,	28 „)
Bestand 1. Januar 1898:	773 „	(415 „ ,	358 „)

Die Anstalt wurde am 1. September 1894 mit 40 Plätzen eröffnet. Am 1. October wurden weitere 160 Plätze fertig. Alle übrigen Mittheilungen über Bau, Baukosten u. s. w. befinden sich im I. und II. Verwaltungsbericht.

Ueckermünde (Provinz Pommern).

Provinzial-Irren-Anstalt für Pommern für alle Formen von Geistesstörung. Station Ueckermünde (Zweigbahn Jatznick-Ueckermünde der Linie Berlin-Pasewalk-Stralsund).

Aerzte: Director Sanitätsrath Dr. Knecht; Oberarzt Dr. Max Schröder; I. Assistenzarzt Dr. Heinke; II. Assistenzarzt Dr. Albrecht; Volontärarzt Dr. Borgotte.

Bestand 1. Januar 1897:	410 Kr.	(200 M.,	210 Fr.)
Aufgenommen . .	„	167 „	(95 „,	72 „)
Verpflegt	„	577 „	(295 „,	282 „)
Entlassen	„	71 „	(39 „,	32 „)
Gestorben	„	26 „	(16 „,	10 „)
Bestand 1. Januar 1898:		480 „	(240 „,	240 „)

Die Anstalt wurde in ihrem früheren Umfange in den Jahren 1871 bis 1878 zunächst für 240 Kranke erbaut und am 1. October 1875 eröffnet. Die Baukosten betrugen ohne Grunderwerb rund 959000 ℳ. Das dringende Bedürfniss nach Unterbringung der zahlreichen bis dahin in der Provinz zerstreuten Kranken nöthigte bald dazu, die Anstalt weit über die ursprünglich bestimmte Zahl hinaus zu belegen. Selbst die Errichtung einer neuen grossen Anstalt in Lauenburg verminderte den Bestand nur vorübergehend. Es wurde daher ein erheblicher Erweiterungsbau beschlossen und von 1895 bis Ostern 1897 ausgeführt, der die Anstalt mit neuen Räumen für der Beobachtung bedürftige und für unruhige Kranke auf der Männer- und Frauen-Seite ausrüstete, zugleich auch neue der grösseren Krankenzahl entsprechende Wirthschaftsgebäude, einen Betsaal und Gesellschaftsräume schuf und die Anstalt mit einem ausgedehnteren landwirthschaftlichen Betrieb ausstattete, für den ein besonderer, von der Kranken-Anstalt getrennter Wirthschaftshof errichtet wurde. Dieser Bau erforderte rund 750000 ℳ, sodass sich die gesammten Baukosten nunmehr auf etwa 1709000 ℳ belaufen. Die Anstalt bietet gegenwärtig für 515 Kranke, davon 30 Kranke I. Klasse Raum, das Bett kostet somit rund 3320 ℳ. Das Gebiet der Anstalt umfasst jetzt 77 ha 77 a, von denen etwa 4 ha 60 a von Gebäuden, Höfen und Spaziergärten der Kranken eingenommen, 31 ha 20 a als Wald und Parkanlagen benutzt und 41 ha 97 a als Feld, Wiese und Gemüsegärten bewirthschaftet werden. Der Viehbestand umfasst 5 Pferde, 18 Kühe und 50 Schweine. — Drei Anstaltsberichte sind bisher erschienen: über 1875—87 von Medicinalrath Dr. Siemens, über 1887—90 und 1890—95 von Dr. Knecht.

Untergöltsch (Königreich Sachsen).

Königlich sächsische **Landes-Heil- und Pflege-Anstalt** für Geisteskranke Untergöltsch. Post- und Bahnstation Rodewisch im Vogtland.

Aerzte: Medicinalrath Dr. Lehmann, Director: Oberarzt Dr. Schulze, stellvertretender Director: Anstaltsarzt Dr. Nerlich; Hilfsärzte Dr. Schlegel und Dr. Meltzer.

Bestand 1. Januar 1897:	435 Kr.	(196 M.,	239 Fr.)
Aufgenommen . .	„	147 „	(80 „,	67 „)
Verpflegt	„	582 „	(276 „,	306 „)
Entlassen	„	94 „	(43 „,	51 „)
Gestorben	„	26 „	(16 „,	10 „)
Bestand 1. Januar 1898:		462 „	(217 „,	245 „)

Der Bau der Anstalt wurde 1889 begonnen, die Eröffnung des Betriebs fand am 25. Juli 1893 statt. Die Kosten betrugen für die Errichtung der Gebäude und den Ankauf des Rittergutes Untergöltsch 2585000 ℳ, für die Ausstattung 143009 ℳ, für die Gartenanlagen 81000 ℳ. — Näheres über die Anlage und Einrichtung in Allg. Zeitschrift für Psychiatrie 1895. 51. Band 1. Heft Seite 163. In den letzten Jahren sind Wachabtheilungen für laute und störende Kranke (in den beiden Gebäuden für Unruhige) sowie für Patienten der oberen Verpflegklassen (in den Gebäuden für Ruhige zweiter Verpflegklasse) eingerichtet und in den Gebäuden für Halbruhige Tageräume zum Zwecke der Bettbehandlung mit Betten ausgestattet worden.

Urach (Königreich Württemberg).

Sanatorium für Nervenkranke des Dr. Klüpfel.

St. Urban (Canton Luzern).

Oeffentliche **Heil- und Pflege-Anstalt** für den Canton Luzern. Station Langenthal bei Bern (zwischen Olten und Bern) 5 km, Roggwyl 4 km (ohne Schnellzüge).

Aerzte: Director und I. Arzt J. Lisibach: Secundärarzt und stellvertretender Director J. Elmiger: Volontärarzt cand. med. Fr. Scherer.

Bestand 1. Januar 1897:	375 Kr.	(177 M.,	198 Fr.)
Aufgenommen . .	„ 158 „	(87 „,	71 „)
Verpflegt	„ 533 „	(264 „,	269 „)
Entlassen	„ 102 „	(55 „,	47 „)
Gestorben	„ 24 „	(12 „,	12 „)
Bestand 1. Januar 1898:	407 „	(197 „,	210 „)

Die Anstalt wurde aus einem 1848 aufgehobenen Cisterzienserkloster in den Jahren 1871—73 zum Zwecke der Irrenpflege umgebaut, und November 1873 die ersten Kranken unter Director Dr. Wille aufgenommen. Ihm folgte als Director am 30. September 1875 Dr. Fetscherin (bis 31. October 1889). Allmählich vergrösserte sich die Anstalt. Der Weiherhof, 70,56 ha umfassend, wurde seit der Eröffnung von der Anstalt bewirthschaftet. Auf der bis Frühjahr 1881 gepachteten, dann in Selbstbetrieb übernommenen Staatsdomäne Sonnhaldenhof mit 66,44 ha — 2 km von der Anstalt entfernt — befinden sich 20 männliche Kranke mit 2 Wärtern und 2 weibliche Kranke mit 2 Schwestern. 1896/97 Aufführung eines Hochparterre-Baues für aufgeregte Frauen mit 32 Plätzen. — Jahresberichte. Berichte des „Hülfsvereins für arme Irre des Cantons Luzern".

Valduna (Kronland Vorarlberg).

Landes-Irren-Anstalt für Vorarlberg. Station Rankweil. Aerzte: Director Dr. Pfauster; Secundärarzt Dr. Frick.

Bestand 1. Januar 1897:	125 Kr.	(66 M.,	59 Fr.)
Aufgenommen . .	„ 71 „	(25 „,	46 „)
Verpflegt	„ 196 „	(91 „,	105 „)
Entlassen	„ 44 „	(14 „,	30 „)
Gestorben	„ 15 „	(9 „,	6 „)
Bestand 1. Januar 1898:	136 „	(68 „,	68 „)

Die Anstalt ist nach Plänen des Architekten Wolff in Zürich erbaut: 1870 wurden die Männerabtheilungen, 1871 die Frauenabtheilungen eröffnet. Die Irren-Anstalt wurde neben der seit 1862 bestehenden Wohlthätigkeits-Anstalt Valduna errichtet, einem Privatinstitute zur Verpflegung und

Versorgung alter, schwacher und verwahrloster Personen. welches auch unheilbare ruhige Geisteskranke aufnimmt. Belegraum für ca. 180 Betten. — Jahresberichte.

Vernets (Canton Genf).

Oeffentliche **Heil- und Pflege-Anstalt** für den Canton Genf und psychiatrische Klinik der Universität. Gemeinde Plainpalais: eine halbe Stunde vom Hauptbahnhofe Genf entfernt.

Aerzte: Director Professor Dr. Johannes Martin; Assistenzarzt Dr. Karl Müller.

Bestand 1. Januar 1897:	182 Kr.	(88 M.,	94 Fr.)
Aufgenommen . . „	115 „	(63 „ ,	52 „)
Verpflegt . . . . . „	297 „	(151 „ ,	146 „)
Entlassen . . . . . „	88 „	(48 „ ,	40 „)
Gestorben. . . . . „	23 „	(11 „ ,	12 „)
Bestand 1. Januar 1898:	186 „	(92 „ ,	94 „)

Eröffnet den 1. Juli 1838 mit 61 Kranken (30 M. und 31 Fr.). Klinischer Unterricht seit Gründung der medicinischen Fakultät. 1876. — Der jährliche Bericht ist zu erhalten bei der Direction der Anstalt.

Eine neue Anstalt für ca. 300 Kranke ist im Bau begriffen und wird wahrscheinlich um 1900 bezogen werden als Heil- und Pflege-Anstalt Bel-Air, bei Chêne-Bourg, Station der Eisenbahnlinie Genf-Annemasse und ausserdem mit der Stadt Genf durch eine Trambahn verbunden. Eine kleine Colonie für etwa 10 ruhige Kranke besteht bereits seit ein paar Jahren auf dem dortigen Landgute.

Die jetzige Anstalt „Les Vernets“ wird nach dem Umzuge zu anderen Zwecken verwendet werden.

Volmerdingsen (Provinz Westfalen).

Blödenheim Wittekindshof zu Volmerdingsen bei Bad Oeynhausen: Privat-Anstalt für evangelische Blöde (Idioten) der Provinz Westfalen. Anderweitige Geisteskranke und Epileptiker sind von der Aufnahme ausgeschlossen. Station Oeynhausen.

Vorstand: Pastor H. Krekeler.

Arzt: Dr. Wellmer in Bergkirchen.

Bestand 1. Januar 1897:	274 Kr.	(156 M.,	118 Fr.)
Aufgenommen . . „	43 „	(21 „,	22 „)
Verpflegt . . . . „	317 „	(177 „,	140 „)
Entlassen . . . . „	25 „	(12 „,	13 „)
Gestorben . . . . „	4 „	(3 „,	1 „)
Bestand 1. Januar 1898:	288 „	(162 „,	126 „)

Die Anstalt wurde durch Pastor Krekeler 1887 gegründet und steht unter einem Patronat und einer Generalversammlung.

Klein Wachau (Königreich Sachsen).

Pflege-Anstalt für Schwachsinnige zu Klein Wachau bei Radeberg, errichtet vom Landes-Kreis für innere Mission im Königreich Sachsen. 12 Betten für jedes Geschlecht. Filiale der Diakonissenanstalt zu Dresden.

Wädensweyl (Canton Zürich).

Privat-Kinder-Anstalt Bühl für schwachbegabte und geisteskranke Kinder im Alter von 3—15 Jahren. 1870 gegründete Privat-Anstalt. Besitzer und Leiter: Karl Melchert. Platz für 50 Kinder.

Waldau (Canton Bern).

Cantonale Irren-Anstalt für den Canton Bern. Nächste Station Ostermundigen (Linien Bern-Thun und Bern-Luzern, 20 Minuten entfernt), besser Bern (50 Minuten entfernt). Dient als psychiatrische Klinik der Universität Bern.

Aerzte: Director Prof. Dr. W. v. Speyr; II. Arzt Dr. U. Brauchli; III. Arzt Dr. R. Walker; Assistenzarzt Dr. M. Gelis.

Bestand 1. Januar 1897:	440 Kr.	(216 M.,	224 Fr.)
Aufgenommen . . „	160 „	(96 „,	64 „)
Verpflegt . . . . . „	600 „	(312 „,	288 „)
Entlassen . . . . . „	110 „	(63 „,	47 „)
Gestorben . . . . . „	24 „	(12 „,	12 „)
Bestand 1. Januar 1898:	466 „	(237 „,	229 „)

Eröffnet am 19. November 1855 für 230 Kranke. Im Canton Bern waren die unbemittelten Irren hauptsächlich in einem Lokal vereinigt, das nur zur Pflege diente, das „Taubhus“ hiess und dunkle, der Luft beraubte und vergitterte Zellen enthielt, wo die Kranken wie wilde Thiere lebten. Der Ochsenziemer spielte bei ihrer Behandlung noch eine Hauptrolle (Tribolet). Von 1835 an beschäftigte man sich ernster mit dieser Angelegenheit, und die Inseldirection beschloss am 17. März 1845, eine neue Irren-Anstalt zu bauen. Am 9. Februar 1850 verfügte der Grosse Rath durch ein Decret, dass eine Heil- und Pflege-Anstalt für wenigstens 200 Irre gebaut würde. Die Kranken der alten Anstalt wurden 1855 darin aufgenommen, ebenso die „Unheilbaren“, die bis dahin in Thorberg, 12 km von Bern entfernt, waren. Thorberg ist jetzt Zuchthaus. Am 18. December 1861 wurde, da alle Plätze besetzt waren, die bisher leer gestandene, nebenan liegende alte Irren-Anstalt wieder bezogen. Diese enthält heute noch, kaum verändert, 53 Kranke, wird aber hoffentlich in der allernächsten Zeit umgebaut. Am 23. October 1861 wurde die Klinik für Psychiatrie errichtet. Im December 1868 Ankauf des alten Wirthshauses „Neuhaus“, eigentlich behufs Errichtung einer Ackerbaufiliale oder Colonie (zur Zeit über 30 Plätze für harmlose Blödsinnige). 1873 sollte nun auch im „Möösli“ eine Colonie eingerichtet werden, doch wurden nur Werkstätten und Knechtewohnungen dahin verlegt (zur Zeit ist die Einrichtung zu einer offenen Frauencolonie fast vollendet). Im December 1886 Bezug der Männercolonie „Kreuzweg“ (zur Zeit 11 Kranke). Am 31. December 1883 Uebergang der Waldau-Korporation an den Staat „Canton Bern“. 1887 Ankauf des „äussern Krankenhauses“ durch den Staat. Im April 1894 Bezug des dazu gehörenden Pfründnerhauses (zur Zeit 54 Männer). — Tribolet, Bericht über die neue Irren-, Heil- und Pflege-Anstalt Waldau im Canton Bern, 1855. — Organisationsreglement für die neue Cantons-Irren-, Heil- und Pflege-Anstalt Waldau, Bern 1855, revidirt 1866. — Decret betreffend Ablösung der Irren-Anstalt Waldau von der Insel- und Ausserkrankenhauskorporation und

Organisationsreglement der Anstalt Waldau, Bern 1884. — Decret über die Organisation der cantonalen Irren-Anstalten Waldau und Münsingen vom 9. October 1894. — Dr. R. F. Fetscherin, Bericht an die Direction des Innern des Cantons Bern über die Zählung und Statistik der Geisteskranken und Idioten im Canton Bern vom Jahre 1871, Bern 1872. — Regelmässige Jahresberichte seit 1873. Im Juli 1871 Pachtung der Domäne des äussern Krankenhauses.

Waldbreitbach siehe Marienhaus.

Waldbroel (Rheinprovinz).

Privat-Irren-Pflege-Anstalt, „Evangelisches Krankenhaus" zu Waldbroel, Regierungsbezirk Köln. Post- und Bahnstation Waldbroel.

Aerzte: Dirigirender Arzt: Dr. Ludwig Scholz; Assistenzärzte Dr. Schröder und Dr. Siegesmund.

Eröffnet am 11. Juni 1897 mit einem Bestand von 30 weiblichen Kranken. Männer-Abtheilung eröffnet am 17. September mit 4 Kranken.

Aufgenommen . .	1897:	234 Kr.	(74 M.,	160 Fr.)
Verpflegt	„	234 „	(74 „,	160 „)
Entlassen	„	6 „	(2 „,	4 „)
Gestorben	„	5 „	(1 „,	4 „)
Bestand 1. Januar	1898:	223 „	(71 „,	152 „)

Die Anstalt ist Eigenthum der G. m. b. H. „Evangelisches Krankenkaus zu Waldbroel" und mit einem Aufwand von etwa 1 150000 ℳ erbaut, die von der rheinischen Landesbank durch Vermittlung des rheinischen Landarmenverbandes vorgestreckt worden sind. Sie dient in erster Linie der Pflege unheilbarer Geisteskranker evangelischer Konfession, die grösstentheils aus den rheinischen Provinzial-Heil- und Pflege-Anstalten überwiesen werden. Doch nimmt sie auch Selbstzahler auf, zunächst in beschränkter Anzahl. 1 Hauptgebäude im Blockstil für 310 Kranke. 1 Pavillon für 20 männliche arbeitende Pfleglinge. Mit der Anstalt verbunden ist ein Krankenhaus für 30 körperlich Kranke und eine Infektionsbaracke. Ausgedehnter landwirthschaftlicher Betrieb. Beabsichtigt wird der Bau von 4 Pavillons zu je 50 Betten, zum Theil für Pensionäre und frisch Erkrankte.

Das Pflegepersonal auf der Frauenseite stellt der Evangelische Diakonie-Verein zu Herborn. Aerztliche und administrative Leitung liegen in der Hand des dirigirenden Arztes, der dem Vorstand der Gesellschaft unterstellt ist.

Waldhaus (Canton Graubünden).

Graubündnerische **Irren- und Kranken-Anstalt** Waldhaus bei Chur. Poststation Masans. Bahnstation der Normalspurbahn: Chur. Bahnstation der Schmalspurbahn: Haldenstein.

Aerzte: Director Dr. J. Jörger; Assistenzarzt Dr. D. Bezzola.

Bestand 1. Januar 1897:	213 Kr.	(106 M.,	107 Fr.)
Aufgenommen . . „	120 „	(59 „ ,	61 „)
Verpflegt . . . . „	333 „	(165 „ ,	168 „)
Entlassen . . . . „	106 „	(51 „ ,	55 „)
Gestorben . . . . „	17 „	(10 „ ,	7 „)
Bestand 1. Januar 1898:	227 „	(114 „ ,	113 „)

Nachdem schon seit vielen Jahren der cantonale Hilfsverein für Geisteskranke unter Leitung des Sanitätspräsidenten Dr. med. Fr. Kaiser in Chur, an der Gründung einer cantonalen Irren-Anstalt unermüdlich gearbeitet und einen grossen Baufonds gesammelt hatte, beschloss der grosse Rath des Cantons 1888 den Bau. Am 7. April 1889 sanctionirte eine Volksabstimmung den Beschluss des Rathes und gewährte den nöthigen Credit für den Bau. — Als Bauplatz wurde das 20 Minuten von der Hauptstadt Chur gelegene Gut Waldhaus gewählt Der Bau begann im Herbst 1889 und wurde am 20. Juni 1892 mit den ersten Kranken bezogen. Die Anstalt fasst bequem 200 Kranke; die Baukosten betrugen 1500000 Frcs. Mit der Irrenabtheilung unter gleicher Direction und Verwaltung steht eine Krankenabtheilung von 20 Betten (10 M., 10 Fr.), eine Stiftung des Freiherrn Cl. von Loë.

Waldheim (Königreich Sachsen).

Landes-Anstalt für Geisteskranke (für männliche irre Verbrecher und verbrecherische Irre). Oberarzt Dr. H. Brackmann ärztlicher Leiter der Anstalt, welche als Adnex der Straf-Anstalt mit unter der Direction der letzteren (Geheimer Regierungsrath Böhmer) steht.

Post- und Bahnstation Waldheim.

Bestand 1. Januar 1897:		93	männliche	Kranke.
Aufgenommen . .	„	72	„	„
Verpflegt	„	165	„	„
Entlassen	„	11	„	„
Gestorben	„	2	„	„
Bestand 1. Januar 1898:		152	„	„

Besteht seit November 1876. 1. Februar 1898 Erweiterung auf 200 Betten.

„Dr. Knecht: Die Irrenstation, Zeitschr. für Psych. Bd. 37." — „R. Günther: Ueber die Behandlung und Unterbringung der irren Verbrecher." – „Die Jahresberichte des Königlich Sächsischen Medicinalcollegiums."

Wartenberg (Königreich Böhmen).

Bad Wartenberg bei Turnau in Böhmen, Wasser-Heil-Anstalt und Luftcurort.

Leitender Arzt: Dr. Plachetsky.

Wehnen (Grossherzogthum Oldenburg).

Irren-Anstalt für das Herzogthum Oldenburg, [nicht Grossherzogthum, Eutin und Birkenfeld umfassend], selbständig. Post- und Eisenbahnstation Bloh, 6 km von Oldenburg.

Aerzte: Director Ober-Medicinalrath Dr. med. Hemkes; II. Arzt Dr. med. Brümmer; Assistenzarzt Dr. med. Steusloff.

Bestand 1. Januar 1897:		214	Kr.	(105 M.,	109 Fr.)
Aufgenommen . .	„	79	„	(39 „,	40 „)
Verpflegt	„	293	„	(144 „,	149 „)
Entlassen	„	66	„	(42 „,	24 „)
Gestorben	„	15	„	(8 „,	7 „)
Bestand 1. Januar 1898:		212	„	(94 „,	118 „)

Eröffnet April 1858 und für 80 Kranke bestimmt. 1882—83 um 34 Plätze vergrössert. Der 23. und 24. Oldenburgische Landtag bewilligte für 1888 92 zu Erweiterungsbauten im Ganzen 568000 ℳ, zur Instandsetzung der Wege und Anlagen 6000 ℳ und für die Beschaffung des Inventars 79500 ℳ. Die Neubauten sind im Pavillonsystem ausgeführt und hat die Anstalt jetzt (1898) Platz für 228 Kranke. Der 25. Oldenburgische Landtag bewilligte ferner für 1898/99 zum Bau eines Hauses für 24 Kranke 54700 ℳ und für die Beschaffung des erforderlichen Inventars 10000 ℳ. Der landwirthschaftliche Betrieb hat eine wesentliche Erweiterung erfahren; es sind im Ganzen 18,62 ha Land für 58213 ℳ 99 ₰ zugekauft und beträgt das gesammte Anstaltsterrain jetzt 31,88 ha. Der Etat für 1897 betrug 182390 ℳ.

„Ueber die neue Irren-Anstalt für das Herzogthum Oldenburg" von Dr. Kelp, 1851. — „Die herzogliche Oldenburgische Irren-Anstalt zu Wehnen in ihrer ganzen Einrichtung", dargestellt von Dr. Kelp, 1861. — Bericht in Erlenmeyers Archiv, statistischer in Allg. Zeitschr. f. Psych. 1847. — „Med. statistischer Bericht über die Heil-Anstalt zu Wehnen, umfassend den 6jährigen Zeitraum von 1861 bis 1866", von Dr. Kelp. — „Statistische Mittheilungen über die Wirksamkeit der Heil-Anstalt während der ersten 25 Jahre ihres Bestehens" von Dr. Hemkes. — Gedruckte Jahresberichte.

Weilmünster (Hessen-Nassau).

Heil- und Pflege-Anstalt, Weilmünster in Nassau, Post Weilmünster, Station der Staatsbahn Weilburg-Laubuseschbach.

Aerzte: Dr. G. Langreuter, Director; Dr. E. Lantzius-Beninga, zweiter Arzt; Dr. E. Bibon, Volontärarzt. Die Anstellung eines Assistenzarzt ist beantragt.

Bestand 1. Januar 1897:

Aufgenommen .	„	127	Kr. (64 M., 63 Fr.)
Verpflegt	„	127	„ (— „, — „)
Entlassen	„	1	Mann beurlaubt,
Gestorben	„	1	Mann.

Bestand 1. Januar 1898: 125 Kr. (62 M. 63 Fr.)

Beschluss des Baues einer zweiten Anstalt für den Regierungsbezirk Wiesbaden durch den Communallandtag am 28. April 1894. Billigung der Baupläne durch den Ausschuss am 23. August 1895. Kostenanschlag 2 787 000 ℳ, davon Grunderwerb 85 000 ℳ, Gebäude 1 800 000 ℳ, allgemeine Kosten (Vorarbeiten, Erdbewegung, Wasserversorgung, Centralanlagen, Oekonomie, Bauleitung etc. 602 000 ℳ, Inventar 300 000 ℳ. Nach dem jetzigen Stande des Baues scheint der Voranschlag annähernd die thatsächlichen Kosten zu decken. Die Anstalt ist bestimmt für 600 Kranke (wird aber nach ihren reichlichen Grössendimensionen wahrscheinlich 800 aufnehmen können). — Heil- und Pflege - Anstalt für den Regierungsbezirk Wiesbaden incl. Stadt Frankfurt a. Main. — Einstweilen nur eine Verpflegungsklasse. — Hauptsächlich landwirthschaftliche Entwicklung. — Bis jetzt etwa 150 Morgen Terrain: Gebäudeterrain, Gärten, Feld, Wald und Wiesen. Weitere Ausdehnung geplant. — Beginn der Bau-Vorarbeiten Juni 1895, Beginn des ersten Hochbaues November 1895. Disposition: 8 Krankenhäuser für je 40—65 Patienten (Eintheilung Ruhige, Aufnahmen und Epileptische, Halbruhige und Sieche, Unruhige). Verwaltungsgebäude, Wirthschaftsgebäude, Werkstättengebäude, Kapelle, Leichenhaus und etwa 7 Oekonomiegebäude. Anfang März 1898 sind vier Krankenhäuser vollendet und bezogen. Erste Aufnahme am 25. October 1897. In den nächsten Monaten werden in rascher Aufeinanderfolge etwa 150 Aufnahmen als Evacuation der Frankfurter Anstalt, resp. ihren Pflegestellen und der Anstalt Eichberg erwartet. Die Anstalt Weilmünster liegt 20 Minuten von dem gleichnamigen Ort im Weilthale am rechten Ufer des Baches auf einem nach Südwesten abfallenden Abhang. — Sie hat Quellwasserleitung aus dem waldreichen Lichterthal und ein Abfuhrsystem auf tragbaren Tonnen beruhend, welch' letzteres wahrscheinlich in Kanalisation mit Klärbeckenanlage umgewandelt werden soll. —

Weinfelden (Canton Thurgau).

Privat-Anstalt „Friedheim" für geistig zurückgebliebene Kinder.

Besitzer und Leiter: E. Hasenfratz. Gegründet 1892; eigenes Haus mit Raum für 22 Kinder.

Weissenau (Königreich Württemberg).

Königliche Würtembergische **Pflege-Anstalt** Weissenau, 1/2 Stunde von der Oberamtsstadt Ravensburg entfernt, Haltestelle der Linie Um-Friedrichshafen.

Aerzte: Director Dr. Carl Rank; Oberarzt Dr. Emil Krimmel; erster Assistenzarzt Dr. Carl Renz; zweiter Assistenzarzt Carl Braun.

Bestand 1. Januar 1897:		442	Kr.	(220 M.,	222 Fr.)
Aufgenommen . .	„	105	„	(53 „,	52 „)
Verpflegt	„	547	„	(273 „,	274 „)
Entlassen	„	68	„	(37 „,	31 „)
Gestorben	„	24	„	(12 „,	12 „)
Bestand 1. Januar 1898:		455	„	(224 „,	231 „)

Eröffnet 1. April 1892. Seither besonders durch Einrichtung verschiedener Werkstätten baulich verändert und vergrössert. 1895 Eröffnung der 20 Minuten von der Hauptanstalt entfernten Kolonie Rahlen mit 220 Morgen Feld. Die Anstalt bietet, einschliesslich der auf der Colonie vorhandenen 35 Plätze für Männer, Platz für 485 Kranke, 250 Männer und 235 Frauen. 1898 Einführung der familialen Verpflegungsform. Regelmässige Anstalts-Berichte erscheinen im „Medizinalbericht von Württemberg".

Weissenheim (Canton Bern).

Privat-Anstalt für schwachsinnige Kinder unter Leitung des Pfarrers J. C. Appenzeller.

Anstaltsarzt: Dr. E. König.

Bestand 33 Kr. (13 Knab., 20 Mädch.).

Durch einen Verein gestiftet und am 4. Mai 1868 eröffnet. — Anstaltsberichte.

Weissensee bei Berlin.

1. **St. Joseph's-Anstalt.** Privat-Heil- und Pflege-Anstalt der Alexianer-Genossenschaft für geisteskranke Männer zu Weissensee bei Berlin, Gartenstrasse 1. Bahnstation Weissensee der Berliner Ringbahn.

Leitender Arzt: Dr. Cl. Röper.

Bestand 1. Januar 1897:	40	Männer
Aufgenommen . . „	35	„
Verpflegt . . . . . „	75	„
Entlassen . . . . . „	10	„
Gestorben . . . . „	7	„
Bestand 1. Januar 1898:	58	„

Die Anstalt wurde im Jahre 1891 als Heil- und Pflege-Anstalt für Gemüths- und Nervenleidende männlichen Geschlechts jeden Standes und jeder Confession vollständig neuerbaut und nach staatlich ertheilter Concession im Juni 1893 eröffnet. Dieselbe ist in Corridorsystem ausgeführt und vorläufig für 69 Kranke eingerichtet. Dieselbe hat centrale Warmwasserheizung, Gasbeleuchtung und ausreichende Leitung für kaltes und warmes Wasser. Die Verpflegung, welche von den Alexianer-Brüdern, deren Mutterhaus sich in Neuss a./Rh. befindet, geleitet wird, geschieht in 3 getrennten Klassen. Zur zweckentsprechenden Beschäftigung der Kranken werden verschiedene Werkstätten, sowie eine ausgedehnte Oekonomiewirthschaft unterhalten und geben weite Gartenanlagen Gelegenheit zur Bewegung und Erholung im Freien.

2. **Privat-Irren-Anstalt** der Frau Reich, Falkenbergerstrasse, für geisteskranke Frauen.

Arzt: Dr. Goldberg.

Bestand 1. Januar 1898: 18 Kranke.

3. **Heil-Anstalt** für Geistes- und Nervenkranke.

Besitzer und leitender Arzt: Dr. Goldberg; Assistenzarzt Dr. Hirschfeld.

Bestimmt für eine geringe Zahl besser situirter Patienten.

4. **Pensionat** von Frl. Roelcke für 8 Nervenkranke, Falkenbergerstrasse 31. Arzt: Dr. Goldberg.

Werneck (Königreich Bayern).

Kreis-Irren-Anstalt für Unterfranken und Aschaffenburg. Heil- und Pflege-Anstalt. Post Werneck. Station Weigolshausen 25 Minuten entfernt (32 km von Würzburg).

Aerzte: Director Dr. S. Kaufmann; Oberarzt Dr. Herfeldt; Assistenzärzte Dr. Lehmann, Dr. Blachian, Dr. Schum.

Bestand 1. Januar 1897:	653 Kr.	(347 M.,	306 Fr.)
Aufgenommen . .	„	125 „	(80 „,	45 „)
Verpflegt	„	778 „	(427 „,	351 „)
Entlassen	„	76 „	(50 „,	26 „)
Gestorben	„	48 „	(34 „,	14 „)
Bestand 1. Januar 1898:		654 „	(343 „,	311 „)

Seit 1855. Altes fürstbischöfliches Schloss adaptirt, mit einem Terrain von 270 bayr. Morgen, von einer Mauer umgeben, die $^{3}/_{4}$ Stunde im Umfange misst, einen weiten Park und im Hintergrunde eine Meierei einschliesst. Waschhaus und Nebenhäuser neu aufgeführt. Kleinere Colonien in der Gärtnerei und Meierei. Neubauten für je 70 Kranke 1886 und 1890. 2 Pavillons für je 50 Kranke genehmigt. (Bau- und Einrichtungskosten 280 000 ℳ.) 232 bayr. Morgen landwirthschaftlicher Betrieb, der 70—80 Kranke beschäftigt.

Dr. Fries: „Ueber das Latrinensystem der Kreis-Irren-Anstalt Werneck.“ Würzburg, Stahel.

Wesel (Rheinprovinz).

Hohe-Haus-Stiftung zu Wesel; Post- und Bahnstation. Eigenthum des Magistrats zu Wesel.

Arzt: Sanitätsrath Dr. Eichelberg, städtischer Krankenhausarzt.

Bestand 1. Januar 1897:		48 Kr.	(21 M.,	27 Fr.)
Aufgenommen . .	„	5 „	(2 „,	3 „)
Verpflegt	„	53 „	(23 „,	30 „)
Entlassen	„	1 „	(— „,	1 „)
Gestorben	„	2 „	(1 „,	1 „)
Bestand 1. Januar 1898:		50 „	(22 „,	28 „)

Das Hohe-Haus dient zur Aufnahme von armen und

alten Leuten und Geisteskranken. Nur ruhige und unheilbare Geisteskranke finden Aufnahme; die anderer Art, für welche die Gemeinde-Verwaltung zu sorgen hat, werden anderen Anstalten überwiesen (Grafenberg etc.).

Am 24. Juli 1625 kaufte der Magistrat von der Frau Sybilla von Lohe, damaligen Wittwe des Diedrich von Reck, das sog. Hohe-Haus, welches bis auf den heutigen Tag dem obengedachten Zwecke dient.

Wien (Oesterreich).

1. Niederösterreichische **Landes-Irren-Anstalt** Wien.

Director k. k. Sanitätsrath Dr. Adalbert Tilkowsky; Primarärzte Dr. Josef Bubenik, Dr. Joseph Starlinger; Vorstand der klinischen Abtheilung, k. k. o. ö. Universitäts-Professor Dr. Julius Wagner, Ritter von Jauregg; 2 k. klinische Assistenten: Dr. Adolf Elzholz, Dr. Emil Redlich; Assistenzärzte: Dr. Franz Sickinger, Dr. Alexander Pilcz, Dr. Adolf Bayer, Dr. Ernst Bischoff, Dr. Moritz Probst. Filiale Langenlois. Anstaltsleiter: Primararzt Dr. Theophil. Bogdan; Assistenzarzt Dr. Karl Richter.

1. Anstalt Wien.

Bestand 31. December 1896:	894	Kr.	(452 M.,	442 Fr.)
Aufgenommen . 1897:	955	„	(613 „,	342 „)
Verpflegt. . . . . „	1849	„	(1065 „,	784 „)
Entlassen. . . . . „	888	„	(531 „,	357 „)
Gestorben . . . . „	200	„	(130 „,	70 „)
Bestand 1. Januar 1898:	761	„	(404 „,	357 „)

2. Filiale Langenlois.

Bestand 31. December 1896:	219	Kr.	(116 M.,	103 Fr.)
Aufgenommen . . 1897:	38	„	(26 „,	12 „)
Verpflegt . . . . . „	257	„	(142 „,	115 „)
Entlassen . . . . . „	20	„	(11 „,	9 „)
Gestorben . . . . „	21	„	(14 „,	7 „)
Bestand 1. Januar 1898:	216	„	(117 „,	99 „)

1. Anstalt Wien.

Als die erste Irren-Anstalt Oesterreichs ward von Kaiser Josef II. der „Narrenthurm“ erbaut und 1784 eröffnet. Er enthielt 139 Zellen und war für 200—250 Irre bestimmt. Seit 1803 wurde das sogenannte Lazareth, ein ehemaliges Siechenhaus der Stadt Wien, als Filiale des Irrenthurmes für 100—120 ruhige, heilbare Irre verwendet. 1820 wurde die ursprünglich für Wien allein bestimmte Anstalt als Staats-Anstalt erklärt, 1851 wurde sie vom Krankenhause getrennt, und ein selbstständiger Director für sie bestellt. Die neue Irren-Anstalt wurde 1848—1852 erbaut und 1853 eröffnet. Die Baukosten beliefen sich auf 1 200 000 fl. Conv. Münze. — Das Anstaltsgebiet umfasst 60 000 Quadrat-Klafter, der anfängliche Belagraum war mit 450 Plätzen bemessen. Das Lazareth stand bis 1855, der Irrenthurm bis 1869, beide als „Pflege-Anstalt" neben der neuen „Heil-Anstalt", in Verwendung; nach Auflassung beider wurde die neue Heil-Anstalt als „Heil- und Pflege-Anstalt" erklärt. 1865 ging die Irren-Anstalt aus der Verwaltung des Staates in die des Landes Niederösterreich über. Nach grösseren Zubauten im Jahre 1878 wurde der Bettenstand allmählich auf 700 erhöht.

2. Nieder-Oesterreichische Landes-Irren-Zweig-Anstalt Langenlois (Bezirk Krems), eröffnet am 10. September 1891 mit einem Normal-Belagraum für 184 Pfleglinge. Die Anstalt ist bestimmt zur Aufnahme von mit infectiösen Augenkrankheiten behafteten oder behaftet gewesenen Pfleglingen der niederösterreichischen Landes-Irren-Anstalten.

Literatur: Knolz, J. J., Darstellung der Humanitäts- und Heil-Anstalten im Erzherzogthum Nieder-Oesterreich, Wien 1840. — Viszanik, Michael, Leistungen und Statistik der k. k. Irren-Heil-Anstalt Wien. Wien 1845. — Wittelshöfer L., Wiens Heil- und Humanitäts-Anstalten, Wien 1856. — Aerztliche Berichte über die k. k. Irren-Heil- und Pflege-Anstalt zu Wien 1853—1856. Wien 1858 — Berichte des niederösterreichischen Landes-Ausschusses über seine Wirksamkeit. Jahrgänge 1864—1897.

2. **K. k. Beobachtungsabtheilung** im k. k. Allgemeinen Krankenhause zu Wien und k. k. II. psychiatrische Klinik. (In Verbindung mit einer Nervenabtheilung und einem Klinischen Ambulatorium für Nervenkranke.)

Aerzte: Vorstand: Hofrath Dr. Freiherr von Krafft-Ebing, k. k. o. ö. Professor; Assistenten: Dr. Friedrich von Sölder, Dr. Josef Adolf Hirschl, Dr. Johann Paul Karplus, Dr. Moritz Infeld; Secundarärzte: Dr. Michael Knödl, Dr. James Neumann, Dr. Stefan Weidenfeld. 8 Aspiranten und 5 Hospitanten. Gesammtzahl der Aerzte 21.

Bestand 1. Januar 1897:	133 Kr.	(75 M.,	58 Fr.)
Aufgenommen . . „	1693 „	(1106 „,	587 „)
Verpflegt. . . . . „	1826 „	(1181 „,	645 „)
Entlassen . . . . „	1557 „	(1005 „,	548 „)
Gestorben . . . . „	148 „	(109 „,	39 „)
Bestand 1. Januar 1898:	121 „	(63 „,	58 „)

Die psychiatrische Klinik besteht seit 1875 für die Aufnahme aller Geisteskranken und als solcher Erscheinenden, bis die Zuständigkeit derselben nach Wien, in die Provinzial-Anstalten oder das Ausland festgestellt ist, und sie in die betreffenden Anstalten überführt werden können. Die mit 24 Betten belegte Nervenabtheilung behält die Kranken nach allgemeinen Spitalsgrundsätzen, die psychiatrische Klinik wegen schwerer Constatirung der Zuständigkeit eine grosse Zahl durch Monate, Jahre und bleibend. Indem die Zahl der Aufnahmen bis zu 2000 in einem Jahre stieg, und Stauungen entstanden, sind die Aufnahmen seit 12 Jahren auf die ersten 10 Bezirke Wiens beschränkt. — Aerztliche Berichte des k. k. allgemeinen Krankenhauses in Wien.

3. **Privat-Heil-Anstalt** für Nerven- und Gemüthskranke zu Wien XIX Oberdöbling. Post- und Bahnstation Wien.

Aerzte: Inhaber und Director Dr. Heinrich Obersteiner o. Professor an der Universität; Primararzt Dr. J. Krueg, Assistenzarzt Dr. Fr. Hahn.

Bestand 1. Januar 1897:	55 Kr.	(29 M.,	26 Fr.)
Aufgenommen . . „	47 „	(27 „,	20 „)
Verpflegt . . . . „	102 „	(56 „,	46 „)
Entlassen . . . . „	36 „	(18 „,	18 „)
Gestorben . . . . „	10 „	(8 „,	2 „)
Bestand 1. Januar 1898:	56 „	(30 „,	26 „)

Gegründet 1819 vom Primararzt Dr. Bruno Görgen,

seit 1831 an der gegenwärtigen Stelle und durch fortwährende zahlreiche Neu- und Umbauten den Anforderungen der Neuzeit angepasst. 1860—1872 unter Leitung von Professor Dr. Max Leidesdorf und Dr. Obersteiner sen., 1872 bis 1889 unter Professor Leidesdorf und Professor Obersteiner jun. Vergl. 15jähriger Bericht vom 1. Juli 1860 bis 1. Juli 1875. Wien 1876. Die Privat-Anstalt zu Oberdöbling. Zweiter Bericht über die Leistungen der Anstalt vom 1. Juli 1875 bis 30. Juni 1891. Leipzig und Wien. Fr. Deuticke 1891.

4. Dr. Svetlin's **Privat-Heil-Anstalt** für Gemüthskranke beiderlei Geschlechts (nicht für Epileptiker) zu Wien III, Leonhardgasse 3 und 5.

Aerzte: Chefarzt und Director Dr. W. Svetlin, emer. Assistent der psychiatrischen Klinik zu Wien; I. Assistenzarzt Dr. Godfried Hueber seit Mai 1892; II. Assistenzarzt Dr. Gustav Halter seit März 1893.

Bestand 1. Januar 1897:	70	Kr.	(32 M.,	38	Fr.)
Aufgenommen . .	„ 86	„	(54 „ ,	32	„)
Verpflegt	„ 156	„	(86 „ ,	70	„)
Entlassen	„ 74	„	(43 „ ,	31	„)
Gestorben	„ 12	„	(11 „ ,	1	„)
Bestand 1. Januar 1898:	70	„	(32 „ ,	38	„)

Die Anstalt wurde von Dr. Pabst als Irren-Pflege-Anstalt in Wien III, Erdbergstrasse 7, 1832 gegründet und von Dr. Svetlin 1878 zur Irren-Heil-Anstalt eingerichtet. 1883 erbaute Dr. Svetlin in Wien, Leonhardsgasse 1, 3 und 5 eine neue, allen Anforderungen entsprechende Anstalt, die am 1. September 1884 bezogen wurde. Das Anstaltsgebäude, auf der Kuppe des Erdberges vollkommen frei gelegen, hatte ein Areal von 6700 qm, hiervon 1100 qm bebaut, das übrige wohlgepflegter Garten. Im Jahre 1885 wurden 1200 qm dazu erworben, 1887 durch Aufsetzung eines zweiten Stockwerkes auf einen Theil des Anstaltsgebäudes eine Vergrösserung der Belegräume von 6 Krankenzimmern geschaffen. 1889 wurde der Garten um 2900 qm vergrössert, 1890 durch Um- und Anbau ein neuer Belegraum für

20 Patienten geschaffen, sodass seitdem ein Belegraum von 70 Patienten normirt ist. Durch neue Grunderwerbungen wurde seither das Anstaltsareal auf 13900 qm (1400 qm bebaute Fläche) vergrössert.

„Die Privat-Heil-Anstalt für Gemüthskranke auf dem Erdberge zu Wien III, Leonhardsgasse 3 und 5", Bericht etc. von Dr. Wilh. Svetlin, Wien bei Braumüller, 1884. — 2. Bericht über die Privat-Heil-Anstalt für Gemüthskranke etc. von Dr. W. Svetlin. — 3. Bericht erscheint demnächst.

5. **Privat-Heil-Anstalt** für Nerven- und Gemüthskranke zu Inzersdorf bei Wien. Station Inzersdorf der Wien-Pottendorfer Linie, mit Wagen ½ Stunde von Wien.

Aerzte: Director Dr. Emil Fries; 2 Assistenzärzte.

Bestand 1. Januar 1897:		25 Kr.	(12 M.,	13 Fr.)	
Aufgenommen . .	„	39 „	(22 „,	17 „)	
Verpflegt	„	64 „	(34 „,	30 „)	
Entlassen	„	32 „	(18 „,	14 „)	
Gestorben	„	6 „	(3 „,	3 „)	
Bestand 1. Januar 1898:		26 „	(13 „,	13 „)	

Die Anstalt wurde im April 1872 von dem jetzigen Inhaber gegründet und befindet sich in der früher fürstlich Lobkowitz'schen Sommerresidenz, die durch zweckmässige Zubauten 1873, 1875, 1881, 1885 und 1888 für Kranke, Erweiterungen der Parkanlagen, Gesellschafts- und Wirthschaftsräume, 1890 durch Zubau eines grossen Wintergartens Erweiterungen erfahren hat.

6. **Privat-Heil-Anstalt** für Nerven- und Gemüthskranke, Wien, XIII. Bez. Lainz, Jagdschlossgasse 25.

Aerzte: Director Dr. M. Pokorny; Assistenten Dr. Gleim, Dr. Agostini.

Bestand 1. Januar 1897:		78 Kr.	(57 M.,	21 Fr.)
Aufgenommen . .	„	20 „	(15 „,	5 „)
Verpflegt	„	98 „	(72 „,	26 „)
Entlassen	„	13 „	(7 „,	6 „)
Gestorben	„	11 „	(10 „,	1 „)
Bestand 1. Januar 1898:		74 „	(55 „,	19 „)

Wiesbaden (Provinz Hessen-Nassau).

1. **Cur-Anstalt** für Nervenleidende von Dr. Ewald Hecker Gartenstrasse 4; 1881 in Johannisberg gegründet, 1891 nach Wiesbaden verlegt.

Besonders bestimmt für Neurastheniker, Hysterische und Reconvalescenten von Psychosen und zwar finden nur solche Patienten Aufnahme, die 1. vollständiges Krankheitsbewusstsein und Krankheitseinsicht besitzen, 2. völlig freiwillig, mit dem Wunsche, sich ärztlich behandeln zu lassen, die Anstalt aufsuchen, 3. Herr ihrer Handlungen, auch im Stande sind, den ärztlichen Rathschlägen Folge zu leisten, 4. keiner besonderen Aufsicht und Ueberwachung bedürfen und 5. ihrer Umgebung in keiner Weise durch ihre Krankheit unangenehm auffällig oder lästig werden.*)

Besitzer und Director: Dr. Ewald Hecker.

Verpflegt 1897 56 Kranke.

2. **Privat-Cur-Anstalt Dietenmühle.** Insbesondere gegen allgemeine Nervosität und Nervenschwäche, melancholische Verstimmung, Hypochondrie, Hysterie, Schlaflosigkeit, Herzdruck, Lähmungen, Basedow'sche Krankheit, Morphiumsucht. Das ganze Jahr geöffnet.

Aerzte: Sanitätsrath Dr. W. Müller und Dr. A. Berberich.

3. Dr. Fedor Plessner's **Curhaus** für Nervenkranke zu Wiesbaden, Sonnenbergerstrasse 30, für Nervenkranke, Reconvalescenten und Erholungsbedürftige. Entziehungs-Curen. Geisteskranke ausgeschlossen. 10 Zimmer für Kranke. Centralheizung. Elektrisches Licht.

4. **Sanatorium Lindenhof.** Curhaus für Nervenkranke und Erholungsbedürftige aller Art (Wasser-Heil-Anstalt). Gegründet 1887.

Arzt: Dr. Paul Nonnig.

---

*) Vergl. Dr. E. Hecker: „Ueber das Verhältniss zwischen Nerven- und Geisteskrankheiten mit besonderer Rücksicht auf ihre Behandlung in getrennten Anstalten. Kassel, Verlag von Th. Fischer 1881.

5. Dr. Gierlich's **Curhaus** für Nervenkranke und Wasser-Heil-Anstalt.

Arzt: Dr. Gierlich.

6. **Augusta-Victoria-Bad.** Sanatorium zur Anwendung sämmtlicher physikalischer Heilmethoden.

Aerztlicher Leiter: Sanitätsrath Dr. Emil Pfeiffer.

7. **Cur- und Wasser-Heil-Anstalt** Bad Nerothal.

Aerztlicher Leiter und Besitzer: Dr. Schubert.

Wil (Canton St. Gallen).

Cantonales Asyl in Wil im Bezirkshauptort des gleichnamigen Bezirkes mit Post- und Bahnstation.

3 Aerzte: Director Dr. med. H. Schiller; Assistenzarzt: med. pract. J. J. Honegger und 1 Volontärarzt.

Bestand 1. Januar 1897:	390 Kr.	(198 M.,	192 Fr.)
Aufgenommen. .	„ 66 „	(35 „,	31 „)
Verpflegt.	„ 456 „	(233 „,	223 „)
Entlassen	„ 32 „	(14 „,	18 „)
Gestorben	„ 34 „	(17 „,	17 „)
Bestand 1. Januar 1898:	390 „	(202 „,	188 „)

Gründung in Folge langjähriger starker Ueberfüllung der St. Gallischen Heil- und Pflege-Anstalt St. Pinniusberg durch Beschluss des grossen Rathes vom 20. November 1884 als Anstalt für vorläufig 300 Kranke mit nachheriger Erweiterung auf die Zahl von 600 Kranken.

Bau Frühjahr 1890 bis Mitte 1892: 4 Krankenhäuser zu je 75 Betten nach dem Corridorsystem, Directorial- und Verwaltungsbau mit dem ärztlichen und Verwaltungsbüreau, Laboratorium. Magazin, Wohnungen für die Aerzte und den Verwalter, Festsaal und Sitzungssaal für die Aufsichtscommission. Küche, Wäscherei und Maschinenhaus sind schon für 600 Kranke berechnet.

2 der Krankenhäuser — 1 für Männer und 1 für Frauen — sind als offene Häuser behandelt und für körperlich Kranke und Altersschwache bestimmt, die andern 2 für Geisteskranke und bilden geschlossene Abtheilungen.

Bauliches: Weitgehende Anwendung von Terrazzofussböden, die sich gut bewähren und z. B. in den Isolirzimmern mit Fussbodenheizung combinirt sind. Centralheizung für jedes Haus, theils Niederdruckdampf-, theils Warmwassereinrichtung. Gasbeleuchtung durch eigene Oelgasanlage. Hochdruckwasserversorgung mit 100 Minutenliter Wasser = 144 cbm per Tag. Aborte mit Spülvorrichtung und Schwemmcanalisation.

Oeconomiegebäude für 40 Kühe, 2 Pferde, Schweinestall für 60 Schweine, Hühnerhof für 150 Hennen.

Der Landcomplex, auf dem das Asyl steht, ist vollständig zusammenhängend und umfasst 32,7 ha, wovon 6,5 überbaut sind. Kosten des Bodens 205 000 Frcs.; Baukosten 2 085 509 Frcs. 37 Rp.; Mobiliar 143 159 Frcs. 70 Rp.

Eröffnung am 28. Juni 1892: 60 chronisch Geisteskranke, meist unruhige Frauen werden mittelst Eisenbahnextrazug von St. Pinniusberg übergeführt, am 30. Juni 1892 folgen 60 Männer nach. Transferirung dank der getroffenen Vorsichtsmassregeln ohne Unfall. Ueberfüllung schon nach zweijährigem Betriebe: die Krankenzahl stieg zu den geschlossenen Abtheilungen bis 110 statt 75.

Der Betrieb bewahrheitet auch bald die alte Erfahrungsthatsache, dass in Anstalten, die zugleich für Körperlich- und Geistes-Kranke bestimmt sind, die Geisteskranken die Körperlichkranken schnell mehr und mehr verdrängen. So befanden sich unter den 93 Kranken, die das offene Haus für Körperlichkranke und Altersschwache beherbergt, Ende des Jahres 1897 49 Körperlichkranke und der Rest waren ruhige harmlose Geisteskranke; bei den Frauen gestaltete sich das Verhältniss noch ungünstiger, von 88 Frauen gehörten noch 39 zu den Körperlichkranken.

Unter den Geisteskranken der geschlossenen Abtheilungen machten sich bald einige verbrecherische Elemente unangenehm fühlbar, was den Gedanken nahelegte, bei der projectirten Erweiterung, die vom grossen Rath im November 1897 principiell schon beschlossen worden ist, nach dem Beispiele anderer Anstalten eine besondere Abtheilung für diese Krankenkategorie zu bestimmen oder sie der Straf-

Anstalt St. Jakob zu überweisen, wo sie gesondert von den Sträflingen ähnlich wie im Zellengefängniss zu Moabit oder in der Straf-Anstalt in Waldheim zu halten wären.

Wilhelmshöhe (Hessen-Nassau).

Sanatorium für Nervenkranke
1. des Dr. Wiederhold
2. des Sanitätsraths Dr. Greveler
zu Wilhelmshöhe bei Cassel.

Wilhelmsstift siehe Potsdam.

Winnenthal (Königreich Württemberg).

Oeffentliche Königliche **Heil- und Pflege-Anstalt** für alle Formen von Geisteskrankheit mit Ausnahme der von Kindheit an Blödsinnigen und Epileptischen. Post- und Bahnstation Winnenden (Stuttgart-Haller Linie).

Aerzte: Director Obermedicinalrath Dr. E. Zeller; Oberarzt Dr. Th. Gessler; Assistenzarzt Dr. G. Weinland und ein Volontärarzt.

Bestand 1. Januar 1897:	260 Kr.	(125 M.,	135 Fr.)
Aufgenommen . . „	123 „	(64 „,	59 „)
Verpflegt . . . . . „	383 „	(189 „,	194 „)
Entlassen . . . . . „	110 „	(52 „,	58 „)
Gestorben . . . . „	16 „	(7 „,	9 „)
Bestand 1. Januar 1898:	257 „	(130 „,	127 „)

Adaptirte Anstalt eröffnet 1834. 1834—1875 ausschliesslich Heil-Anstalt, seitdem verbundene Heil- und Pflege-Anstalt. 1834—1877 unter der Leitung von Obermedicinalrath Dr. Albert Zeller, seit 1878 unter derjenigen von Obermedicinalrath Dr. Ernst Zeller. Umbau der Männerabtheilung 1876, der Frauenabtheilung 1879.

Durch weitere theils vollendete theils bevorstehende Um- und Neubauten wird die Anstalt in den nächsten Jahren eine wesentliche Erweiterung erfahren.

50jähriger Bericht von Dr. Kreuser Tübingen 1885. Periodische Berichte im „Medicinalbericht für das Königreich Württemberg“.

Wittstock (Provinz Brandenburg).

Landarmen- und Siechen-Anstalt. Station Wittstock, Priegnitz-Bahn.

Vorsteher: Oberinspector Schubert.

Arzt: Sanitätsrath Dr. Reuter in Wittstock.

A. Hospitaliten.

Bestand 1. Januar 1897:	150	(91	M.	59 Fr.)
Aufgenommen . .	67	(47	„	20 „)
Verpflegt.	217	(138	„	79 „)
Entlassen	22	(13	„	9 „)
Gestorben	21	(10	„	11 „)
Bestand 1. Januar 1898:	174	(115	„	59 „)

B. Geisteskranke.

Bestand 1. Januar 1897:	304	Kr.	(156 M.,	148 Fr.)
Aufgenommen . .	17	„	(5 „ ,	12 „)
Verpflegt	321	„	(161 „ ,	160 „)
Entlassen	42	„	(20 „ ,	62 „)
Gestorben	16	„	(6 „ ,	10 „)
Bestand 1. Januar 1898:	263	„	(135 „ ,	128 „)

Die Anstalt wurde in den Jahren 1790—1792 auf dem vom Königlichen-Domainen-Fiscus hergegebenen Terrain als Invalidenhaus erbaut, um Militär-Invaliden und deren Familien Unterkunft zu gewähren.

Wahrscheinlich wegen Mangels an Insassen stand die Anstalt von 1818 bis zum 31. März 1832 leer. Am 1. April 1832 übernahm sie die Ständische Landarmen-Direction der Kurmark und belegte sie durch Evacuirung aus der Landarmen-Anstalt in Strausberg und der damaligen Land-Irren-Anstalt in Neu-Ruppin mit 55 Armen und 52 Blödsinnigen. Seitdem wird die Anstalt als Siechen-Anstalt und Irren-Pflege-Anstalt benutzt.

Ueber Grunderwerb, Baukosten pp. siehe „Verfassung und Verwaltung des Provinzialverbandes von Brandenburg“ von Gerhardt, Geh. Regierungsrath, Landessyndicus der Provinz Brandenburg, Band 1 und 2.

Witzenhausen (Provinz Hessen-Nassau).

Nerven-Heil-Anstalt des Dr. Colmaut zu Witzenhausen bei Cassel.

Wuhlgarten siehe Berlin.

Würzburg (Bayern).

Psychiatrische Klinik der Universität Würzburg.

Vorstand: Professor Dr. Conrad Rieger; I. Assistenzarzt: Privatdocent Dr. med. et. phil. Gustav Wolff; II. Dr. W. Oppermann. Ein oder zwei Coassistenten.

Bestand 1. Januar 1897:	48	(26 M.,	22 Fr.)
Aufgenommen . . „	220	(98 „,	122 „)
Entlassen . . . . „	217	(105 „,	112 „)
Gestorben . . . . „	9	(5 „,	4 „)
Bestand 1. Januar 1898:	51	(19 „,	32 „)

Die Klinik hat sich entwickelt aus der früheren Irren-Abtheilung des Julius-Spitals. Sie ist, seit 1888, ein selbständiges Universitäts-Institut. Im Julius-Spital waren psychiatrische Fälle, genau unter den gleichen Bedingungen und Verhältnissen wie medizinische und chirurgische, seit der Gründung des Spitals (1576) immer verpflegt worden. — Seit 1888 befinden sich im Julius-Spital nur noch unheilbare Geisteskranke (40) und epileptische (50) Pfründner, welche vertragsmässig der Universitäts-Klinik als wissenschaftliches und Lehr-Material zur Verfügung stehen. Der Director der psychiatrischen Universitäts-Klinik ist, im Nebenamt, zugleich Oberarzt des Julius-Spitals für sämmtliche, auch die nicht Geisteskranken, Pfründner (251) und für das erkrankte Dienst- und Haus-Personal des Spitals.

Die Kosten des Neubaus der psychiatrischen Klinik haben betragen: Den Bauplatz (2 ha) musste die Stadt Würzburg schenken, weil sie an der Klinik zugleich ihr Stadt-Asyl besitzt. Die Universität stellte Bau und Einrichtung her für 310000 ℳ. C. Rieger, die Psychiatrie in Würzburg seit drei Jahrhunderten. Würzburg. Stahel. Frühere Veröffentlichungen: 1) Dr. Anton Müller, die Irren-Anstalt in dem Julius-Spital (Würzburg 1824). 2) Dr. Joseph Oegg, die Behandlung der Irren in dem Julius-Spital (Sulzbach 1829. 3) Dr. Ernst Schmidt, zum Schutze der Irren (Würzburg 1856). 4) Jolly, Bericht über die Irren-Abtheilung für 1870 bis 72 (Würzburg 1873). 5) Rieger. Ueber die Irren-Abtheilung etc. (Allgemeine Zeitschrift für Psychiatrie Band 39, Seite 577, 1883). 6) Link, Statistisch-casuistischer Bericht für 1873—82. (Allgemeine Zeitschrift für Psychiatrie Band 40, Seite 705, 1884).

Der seither ununterbrochene, fortgeführte klinische Unterricht wurde eröffnet durch den jüngeren Marcus im Jahre 1833.

Woltorf siehe Fürstenau.

Ybbs (Kronland Nieder-Oesterreich).

Nieder-Oesterreichische **Landes-Irren-Anstalt.** Station Kemmelbach-Ybbs der Westbahn.

Aerzte: Dirigirender Primärarzt Dr. Heinrich Schlöss; ordinirender Arzt Dr. Wilh. Ritter von Griendl; Assistenzarzt Dr. Wilh. Lorenz.

Bestand 1. Januar 1897:	495	Kr.	(244 M.,	251	Fr.)
Aufgenommen . . „	104	„	(57 „,	47	„)
Verpflegt . . . . . „	599	„	(301 „,	298	„)
Entlassen . . . . „	67	„	(40 „,	27	„)
Gestorben . . . . „	36	„	(18 „,	18	„)
Bestand 1. Januar 1898:	496	„	(243 „,	253	„)

Die Anstalt wurde gebaut 1720—1722 als Reiterkaserne. Seit 1778 fand die Kaserne als k. k. Armenversorgungs-Anstalt Verwendung. 1817 wurde der rückwärtige Theil dieser Versorgungs-Anstalt zur Aufnahme von Geisteskranken bestimmt. 1842 ging die Versorgungs-Anstalt in die Verwaltung der Stadt Wien über, die Irrenabtheilung wurde auch weiterhin vom Staate erhalten. Das Gebäude wurde 1859—1861 umgebaut und erhielt seine heutige Gestalt; seit 1860 findet das ganze Gebäude als Irren-Anstalt Verwendung, die 1865 in die Verwaltung des Nieder-Oesterreichischen Landes-Ausschusses überging.

Zehlendorf siehe Schweizerhof.

Ziegenhals (Provinz Schlesien).

Wasser-Heil-Anstalt Ferdinandsbad-Ziegenhals.
Arzt: Dr. Florian.

Zuckmantel (Oesterreichisch-Schlesien).

Sanatorium und Wasser-Heil-Anstalt, 2 Kilometer von Zuckmantel, Eisenbahnstation Ziegenhals (Oberschlesische Bahn). Mit 70 Wohnzimmer. Auch für chronische Krankheiten des Nervensystems, Neurosen, Melancholie, Hysterie, Epilepsie, Hypochondrie, psychischen Erregungs- und Depressionszuständen, Morb. Based., Neurasthenie, Chorea, Hemicranie. 1879 von Dr. Carl Anjel gegründet. Nachfolger und Besitzer Dr. L. Schweinburg.

Zschadrass (Königreich Sachsen).

Heil- und Pflege-Anstalt für geisteskranke Männer und Frauen aus den Königlich Sächsischen Amtshauptmannschaften Chemnitz (nebst Stadt Chemnitz), Glauchau, Flöha, Annaberg, Marienberg. Bahnstationen Colditz der Muldenbahn und Tanndorf der Linie Leipzig-Döbeln.

Aerzte: Director Medicinalrath Dr. Günther; Oberarzt Dr. Hösel; Anstaltsarzt Dr. Arnemann; Hülfsarzt Dr. Geist.

Bestand 1. Januar 1897:	422 Kr.	(213 M.,	209 Fr.)
Aufgenommen. . „	104 „	(56 „,	48 „)
Verpflegt. . . . . „	526 „	(269 „,	257 „)
Entlassen. . . . . „	78 „	(33 „,	45 „)
Gestorben . . . . „	27 „	(21 „,	6 „)
Bestand 1. Januar 1898:	421 „	(215 „,	206 „)

Zschadrass besteht seit 1868 als Aussenabtheilung (Colonie) der Anstalt Colditz. 1894 wurde die Anstalt Zschadrass selbständig gemacht und 1895 nach Fertigstellung der im Pavillonstil errichteten Neubauten, von denen 10 als Krankenhäuser, 8 Verwaltungszwecken dienen, als Heil- und Pflege-Anstalt für die bestimmten Aufnahmebezirke eröffnet. Seither sind noch 5 neue Krankenwohnhäuser entstanden und weitere Um- und Neubauten sind im Werke, während von den alten Häusern und Baracken der früheren Colonie der grösste Theil eingezogen bezw. abgebrochen ist. — Irrenwesen im Königreich Sachsen, Jahresbericht des Königlich Sächsischen Landesmedicinalcollegiums 1894, 1895, 1896.

Zürich (Canton Zürich).

1. **Cantonale Irren-Heil-Anstalt Burghölzli** in Riesbach-Zürich für den Canton Zürich. Alle Krankheitsformen finden Aufnahme, mit Ausnahme der von Geburt an Blödsinnigen. Die unheilbaren Kranken werden monatlich, je nach den Platzverhältnissen, nach der Pflege-Anstalt Rheinau verlegt. Bahnhof Zürich 1/2 Stunde entfernt.

Aerzte: Prof. Dr. Eugen Bleuler, Director; Dr. Hans Bertschinger, Assistenzarzt; Dr. Max Naef, Volontärarzt; ein cand. med. als klinischer Unterassistent.

Bestand 1. Januar 1897:	379 Kr.	(185 M.,	194 Fr.)
Aufgenommen . . . „	258 „	(161 „,	97 „)
Verpflegt. . . . . . „	637 „	(346 „,	211 „)
Entlassen. . . . . . „	228 „	(139 „,	89 „)
Gestorben . . . . . „	32 „	(25 „,	7 „)
Bestand 1. Januar 1898:	377 „	(182 „,	195 „)

Die Anstalt wurde am 1. Juli 1870 als Neubau bezogen. Directoren derselben und zugleich der psychiatrischen Klinik als ordentlicher Professor der Universität waren: Gudden 1868—72 (1868 bis 1870 noch im alten Spital, wo früher die Geisteskranken waren), Huguenin 1872—74, Hitzig 1875—79, Forel 1879 bis Ende 1898. Burghölzli, für 260 Kranke gebaut, hat gegenwärtig 372 Patienten; davon sind 25 Frauen in der als Colonie für leichtere Fälle und Reconvalescenten seit 1883 dienenden Stephansburg (offenes kleines Haus) untergebracht. Die psychiatrische Klinik der Universität Zürich wird in der Anstalt abgehalten. — Jahresberichte. — „Statistische Mittheilungen aus dem Canton Zürich, herausgegeben vom cantonalen statistischen Bureau“ 1888, 2. Heft: Die Ergebnisse der Irrenzählung vom 1. December 1888.

Zürich, Orell Füssli, 1890. — „Chronik der Kirchgemeinde Neumünster, herausgegeben von der Gemeinnützigen Gesellschaft von Neumünster" Zürich 1889, p. 218.

2. **Schweizerische Anstalt** für Epileptische in Zürich.

Director: F. Kölle. Anstaltsarzt: Dr. von Schulthess-Rechberg.

Bestand 1. Januar 1897:	146 Kr.	(47 M.,	99 Fr.)
Aufgenommen. . „	32 „	(11 „,	21 „)
Verpflegt . . . . „	178 „	(58 „,	120 „)
Entlassen . . . . „	27 „	(10 „,	17 „)
Gestorben . . . . „	2 „	(— „,	2 „)
Bestand 1. Januar 1898:	149 „	(48 „,	101 „)

Bau I eröffnet 1886 für 55 epileptische Kinder. Bau II eröffnet 1889 für 75 erwachsene Weibliche. Provisorisches Bauernhaus eingerichtet für 20 männliche Erwachsene. 1898 soll auf dem zu ca. 10 ha angewachsenen Grundstück ein Bau für 70—80 männliche Erwachsene, incl. Koch- und Waschküche, Einzäunung des gesammten Areals u. a. mit einem Kosten-Aufwand von ca. 1 Million Francs ausgeführt werden.

Die Anstalt ist öffentliche Wohlthätigkeits-Anstalt und hat seit ihrer Gründung bis 31. December 1897 etwa 1160000 Frcs. Liebesgaben erhalten. — Bisher sind 11 Berichte erschienen.

Angaben in der Literatur über die Anstalt finden sich in Laehr, psych. Gedenktage. — W. Rein, Encycl. Handbuch der Pädagogik. Langensalza. Hermann Beyer & Söhne, 1897. Artikel „Epilepsie" von F. Kölle, 1897. — Dr. Jos. Krayatsch, Reisebericht 1895. — Dr. Niedermann und Dr. Chyzer-Hornel-Budapest, Bericht an das Königl. Ministerium des Innern. 1897. — Schweizerisches und Württembergisches ärztliches Correspondenz-Blatt. — Zeitschrift für Behandlung Schwachsinniger und Epileptischer. Dresden.

Zwiefalten (Königreich Württemberg).

Königlich Württembergische **Staats-Irren-Anstalt** (vorzugsweise Pflege-Anstalt). Poststation Zwiefalten, Eisenbahnstation 5 km von der Anstalt entfernt, zwischen Ulm und Sigmaringen.

Aerzte: Director Dr. Binder; 2 Oberärzte: Dr. Paul Kemmler und Dr. Rud. Camerer; 2 Assistenzärzte: Dr. Wilh. Staiger und Dr. Jul. Daiber.

Bestand 1. Januar 1897:	467 Kr.	(257 M.,	210 Fr.)
Aufgenommen . „	93 „	(60 „,	33 „)
Verpflegt . . . . „	560 „	(317 „,	243 „)
Entlassen . . . . „	48 „	(35 „,	13 „)
Gestorben. . . . „	27 „	(15 „,	12 „)
Bestand 1. Januar 1898:	485 „	(267 „,	218 „)

Das älteste öffentliche Institut zur Aufnahme von Irren in Württemberg war das 1749 eröffnete, mit dem Zucht- und Arbeitshaus zu Ludwigsburg combinirte „Tollhaus". Ende des vorigen Jahrhunderts wurde in Ludwigsburg statt des alten Irrenhauses ein Neubau aufgeführt, der aber noch im Zusammenhang mit dem Zuchthause blieb. 1812 hat man die Anstalt in die zu solchem Zwecke neu eingerichteten Bauten des alten Benedictinerklosters Zwiefalten verlegt. Dieselbe blieb selbständige Heil- und Pflege-Anstalt bis 1834, wo Winnenthal als Heil-Anstalt eröffnet, und Zwiefalten ausschliesslich Pflege-Anstalt wurde. Der erste „Irrenarzt" in Zwiefalten war Dr. Narziss Ulrich Schreiber (1812 bis 1817), ihm folgten als „Irrenhausarzt" Dr. Andreas Elser (1817—1838), als „Director" Dr. Karl von Schäffer (1838 bis 1874). 1874—1897 war Dr. J. L. A. Koch Director. Um die Zeit seiner Amtsübernahme begannen umfassende bauliche Veränderungen und auch einige Erweiterungen der Anstalt und waren Ende 1889 im Wesentlichen vollendet. Die Normalbelegziffer der Anstalt hatte sich in dieser Zeit von 160 auf 550 erhöht (in Wahrheit waren 563 Kranke in der Anstalt). In den letzten Jahren Reduction der Anstaltsplätze auf 480, Einführung von colonialer Pflege (Hofgut

Loretto, ½ Stunde entfernt, bis jetzt 12 Plätze) und familialer Fürsorge (bis jetzt 30 Kranke in Pflegfamilien in den benachbarten Dörfern); in der Anstalt bauliche Adaption an neuere Behandlungsmethoden, Gründung von 4 Wachabtheilungen, Vermehrung der Bäder, Verbesserung der inneren Einrichtung, Abtrennung der geisteskranken Strafgefangenen etc.

Ein Bericht über die Anstalt von Landenberger wurde 1864 gedruckt. Weitere ausführliche Mittheilungen über dieselbe giebt J. L. A. Koch in „Zur Statistik der Geisteskrankheiten" und „Zur Geschichte des Irrenwesens in Württemberg". Die Jahresberichte der württembergischen Irren-Anstalten werden vereinigt vom Königlich Württembergischen Medicinalcollegium herausgegeben.

B.

Verzeichniss

der einzelnen Länder des deutschen Sprachgebietes (Deutschland's, Luxemburg's, der Schweiz, der deutschen Länder Oesterreichs und Russlands) nach der in ihnen vorhandenen Anstalts-Fürsorge für die Psychisch-Kranken, von Geburt an Psychisch-Schwachen und Epileptischen

in geographischer Ordnung.

In den nachfolgenden Staaten des Deutschen Sprachgebietes (Deutschland, Deutsch-Oesterreich, Schweiz, russische Ostseeprovinzen, Luxemburg) mit 73 911 550 Einwohnern befinden sich 341 Anstalten mit 862 Aerzten und 94 105 Kranken und zwar 193 öffentliche mit 643 Aerzten und 74 255 Kranken und 148 private mit 219 Aerzten und 19 850 Kranken.

Das Deutsche Reich

mit 52 279 901 E. hat 142 öffentliche Anstalten mit 559 Aerzten und 55877 Kr. (30 358 m., 25 519 w.) und 120 private mit 182 Aerzten und 18210 Kr. (11483 m., 6 727 w.), zusammen 262 Anstalten mit 741 Aerzten und 74087 Kr. (41841 m., 32 248 w.).

Es kommen somit auf 100 000 E. 154 Kr. in Anstalten und auf 105 von diesen 1 Anstaltsarzt. Trinker-Asyle und offene Cur-Anstalten sind nicht mitgerechnet. Psychiatrische Kliniken bestehen an allen deutschen Universitäten ausser Kiel.

Für geisteskranke Verbrecher bestehen zu Bruchsal, Waldheim, Berlin-Moabit und Breslau besondere Abtheilungen an den Straf-Anstalten.

Vereine für entlassene Geisteskranke bestehen in Wiesbaden (1829), Elsass (1842), Niedarbayern (1871), Westphalen (1872), Baden (1872), Berlin (1872), Provinz Brandenburg (1873), München (1873), Grossherzogthum Hessen (1874), Schlesien (1875), Klingenmünster (1880), Düsseldorf (1884), Eichberg (1884.).

Als Zeitschriften wirken:

1. **Allgemeine Zeitschrift für Psychiatrie** und psychiatrisch gerichtliche Medicin, herausgegeben von Deutschlands Irrenärzten unter der Mit-Redaction von Grashey, v. Krafft-Ebing, Pelman, Schuchardt, Schüle durch H. Lähr. Berlin, Reimer. 6 Hefte. Gegründet 1844.
2. **Der Irrenfreund.** Psychiatrische Monatsschrift für praktische Aerzte. Redaction von Brosius, herausgegeben von Fr. Betz. Heilbronn, A. Scheurlen. Gegründet 1859.
3. **Archiv für Psychiatrie** und Nervenkrankheiten, herausgegeben von L. Meyer, C. Fürstner, Jolly, Hitzig, Siemerling. Redigirt von Jolly. Berlin, Hirschwald. In zwanglosen Heften. Gegründet 1868.
4. **Neurologisches Centralblatt.** Uebersicht der Leistungen auf dem Gebiete der Anatomie, Physiologie, Pathologie und Therapie des Nervensystems, einschliesslich der Geisteskrankheiten, herausgegeben von E. Mendel. Leipzig, Veit. Seit 1882.
5. **Centralblatt für Nervenheilkunde und Psychiatrie.** Internationale Monatsschrift für die gesammte Neurologie in Wissenschaft und Praxis mit besonderer Berücksichtigung der Degenerations-Anthropologie. Herausgeber: Erlenmeyer, Charcot, Ireland, Kowalewski, Lange, Lembroso, Obersteiner, Séguin. Redaction Dr. Hans Kurella. Coblenz, W. Grimm. Monatlich ein Heft. Seit 1890.
6. **Monatsschrift für Psychiatrie und Neurologie.** Herausgegeben von Wernicke und Ziehen. Berlin, Kargers Verlag. Seit 1897.
7. **Jahresbericht** über die Leistungen und Fortschritte auf dem Gebiete der Neurologie und Psychiatrie, herausgegeben von E. Flatan und L. Jacobsohn, redigirt von Mendel. Berlin, Kargers Verlag. Seit 1898.
8. **Zeitschrift für Psychologie und Physiologie der Sinnesorgane.** In Gemeinschaft mit H. Aubert, S. Exner, H. v. Helmholtz, E. Hering, J. v. Kries, Th. Lipps, Ed. Müller, W. Preyer, C. Stumpf, herausgegeben von H. Ebbing-

haus und Arthur Koenig. Hamburg und Leipzig, Voss. Jährlich 6 Hefte. Seit 1890.

Psychiatrische Vereine: Allgemeiner Verein der deutschen Irrenärzte (1860), Gesellschaft zur Förderung der Schwach- und Blödsinnigen-Bildung in Deutschland (1865), Psychiatrischer Verein in Berlin (1867), Berliner Gesellschaft für Psychiatrie und Nervenkrankheiten (1867), Südwestdeutsche Versammlung von Irrenärzten (1867), Psychiatrischer Verein der Rheinprovinz (1867), Verein der Irrenärzte von Sachsen und Westphalen (1868), Verein der Ostdeutschen Irrenärzte (1872), Wanderversammlung der Süddeutschen Neurologen und Irrenärzte (1875), Verein der Irrenanstaltsdirectoren in Deutschland zum Austausch der Anstaltsberichte (1875), Nordostdeutscher psychiatrischer Verein (1889).

Königreich **Preussen**

mit 31855470 E. hat 77 öffentliche Anstalten mit 308 Aerzten und 30026 Kr. (17376 m., 12650 w.) und 79 private Anstalten mit 132 Aerzten und 12743 Kr. (6970 m., 5773 w.). Insgesammt 156 Anstalten mit 440 Aerzten und 42769 Kr. 24346 m., 18423 w.).

Psychiatrische Kliniken bestehen an allen Universitäten mit Ausnahme von Kiel.

Die Stadt **Berlin** mit 1667304 E. hat 4 öffentliche Anstalten, die psychiatrische Klinik der Charité, Dalldorf, Herzberge und Wuhlgarten (für Epileptische) mit 43 Aerzten, 2 Apothekern und 3254 Kr. (1825 m., 1429 w., 96 Kinder). Ausserdem besteht eine Irrenstation bei dem Zuchthause zu Moabit mit 1 Arzt und 40 männlichen Kranken.

Die Provinz **Brandenburg** mit 2821695 E. hat 6 öffentliche Anstalten zu Eberswalde, Landsberg, Neuruppin, Wittstock, Sorau und Potsdam (für Epileptische) mit 24 Aerzten und 3211 Kr. (1668 m., 1543 w.), ferner 10 Privat-Anstalten: Schweizerhof, Charlottenburg, Westend, Niederschönhausen, Pankow, Schlachtensee, Schöneberg, Steglitz, Weissensee und Bernau mit 29 Aerzten und 844 Kr. (445 m., 399 w.), zusammen also 16 Anstalten mit 53 Aerzten und 4055 Kr. (2113 m.. 1942 w.). Eine Reihe von kleineren Pflege-Anstalten um Berlin herum mit Kranken der Stadt Berlin zur Entlastung von Dalldorf und Herzberge ist hier nicht mit aufgeführt, findet sich aber — soweit Nachrichten von den Besitzern zu erlangen waren — im Texte. Offene Cur-Anstalten bestehen in Gross-Lichterfelde, Pankow, Schlachtensee, Schweizerhof und Grunewald mit 10 Aerzten.

Die Provinz **Hannover** mit 2 422 020 E. hat 5 öffentliche Anstalten in Hildesheim, Göttingen (zugleich Klinik) Osnabrück, Hannover und Langenhagen (für Idioten und Epileptische) mit 21 Aerzten und 2225 Kr. (1207 m., 1018 w.), ausserdem 6 Privat-Anstalten zu Ilten, Königshof, Liebenburg, Rotenburg (für Epileptische) und Neusandhorst (2) mit 8 Aerzten und 1374 Kr. (773 m., 601 w.), insgesammt 11 Anstalten mit 29 Aerzten und 3599 Kr. (1980 m., 1619 w.). Offene Cur-Anstalten bestehen in Goslar (2), Lauterberg und Klausthal mit 5 Aerzten.

Die Provinz **Hessen-Nassau** mit 1 756 802 E. hat 6 öffentliche Anstalten zu Eichberg, Frankfurt, Haina (Pflege-Anstalt), Marburg (Klinik), Merxhausen und Weilmünster mit 25 Aerzten und 2878 Kr. (1469 m., 1409 w.) und 7 Privat-Anstalten zu Neuemühle, Idstein (Idioten und Epileptiker), Kiedrich (für Epileptiker), Aue, Scheuern und Treysa für Idioten mit 7 Aerzten und 668 Kr. (311 m., 357 w.), zusammen 12 Anstalten mit 32 Aerzten und 3546 Kr. (1780 m., 1766 w.). Ausserdem bestehen offene Cur-Anstalten zu Johannisberg, Nassau, Idstein, Saalmünster, Wilhelmshöhe (2), Witzenhausen, Wiesbaden (6) mit 17 Aerzten.

Die **Hohenzollernschen Lande** mit 65 752 E. haben eine öffentliche Anstalt zu Sigmaringen mit 2 Aerzten und 93 Kr. (52 m., 41 w.).

Die Provinz **Pommern** mit 1 574 147 E. hat 5 öffentliche Anstalten zu Greifswald (zugleich Klinik), Rügenwalde, Uckermünde, Lauenburg und die Pflege-Anstalt Stralsund mit 16 Aerzten und 1293 Kr. (657 m., 636 w.) und 2 Privat-Anstalten zu Bergquell-Frauendorf und Kückenmühle-Tabor (für Idioten und Epileptische) mit 6 Aerzten und 894 Kr. (481 m., 413 w.), insgesammt 7 Anstalten mit 22 Aerzten und 2187 Kr. (1138 m., 1049 w.). Offene Heil-Anstalten bestehen in Eckerberg (2) und Finkenwalde mit 3 Aerzten, ein Trinker-Asyl in Pollnow. Eine Provinzial-Irren-Anstalt zu Treptow a. R. ist im Bau.

Die Provinz **Westfalen** mit 2 701 420 E. hat 5 öffentliche Anstalten zu Marsberg, Lengerich, Münster, Aplerbeck und die Pflege-Anstalt Eickelborn mit 17 Aerzten und 2242 Kr. (1114 m., 1128 w.), sowie 7 private Anstalten in Telgte, Lüttringhausen, Schweicheln und Amelsbüren, für Idioten in Marsberg und Volmerdingen, für Epileptische in Bielefeld mit 18 Aerzten und 2870 Kr. (1556 m., 1322 w.), zusammen also 12 Anstalten mit 35 Aerzten und 5220 Kr. (2670 m., 2550 w.).

Die Provinz **Posen** mit 1 828 658 E. hat 4 öffentliche Anstalten in Owinsk, Posen, Kosten und Dziekanka mit 13 Aerzten und 1483 Kr. (716 m., 767 w.), ausserdem eine Privat-Anstalt zu Kowanowko mit 2 Aerzten und 18 Kr. (9 m., 9 w.), insgesammt 5 Anstalten mit 15 Aerzten und 1501 Kr. (725 m., 776 w.).

Die Provinz **Ostpreussen** mit 2 006 689 E. hat 3 öffentliche Anstalten in Allenberg, Königsberg (zugleich Klinik) und Kortau mit 15 Aerzten und 1882 Kr. (946 m., 936 w.) und 2 Privat-Anstalten zu Carlshof (für Epileptische) und Rastenburg (für Idioten) mit 3 Aerzten und 860 Kr. (433 m., 427 w.), insgesammt 5 Anstalten mit 18 Aerzten und 2742 Kr. (1379 m., 1363 w.).

Die Provinz **Westpreussen** mit 1 494 360 E. hat 4 öffentliche Anstalten in Schwetz, Danzig, Neustadt und

Conradstein mit 13 Aerzten und 1396 Kr. (704 m., 692 w.). Eine Trinker-Heilstätte besteht in Sagorsch.

Die **Rheinprovinz** mit 5 106 002 E. hat 12 öffentliche Anstalten, 5 Heil- und Pflege-Anstalten zu Köln, Andernach, Grafenberg, Merzig, Düren und Bonn (zugleich Klinik) und 6 Pflege-Anstalten zu Wesel, Düsseldorf, Andernach, Eupen, Bonn und Aachen mit 37 Aerzten und 4229 Kr. (2311 m., 2018 w.). Die Anstalt zu Galkhausen wird voraussichtlich 1899 eröffnet werden. Ausserdem bestehen 24 Privat-Anstalten in Aachen, Endenich, Bendorf (2), Bonn, Kaiserswerth, Neuss (2), M.-Gladbach (2), Kessenich, Linz, Sayn, Pützschen, Saffig, Crefeld, Ahrweiler, Ebernach, Trier, Waldbroel, Essen, Sobernheim (letztere beide für Idioten), Rath (für Epileptiker) und Marienhaus mit 38 Aerzten und 3033 Kr. (1776 m., 1257 w.), insgesammt also 36 Anstalten mit 75 Aerzten und 7262 Kr. (3987 m., 3275 w.). Es bestehen offene Cur-Anstalten in Bonn, Bendorf (Rheinau), Boppard, Burtscheid, Eitorf, Godesberg (2), Niederlahnstein und Sayn.

Die Provinz **Sachsen** mit 2698549 E. hat 5 öffentliche Anstalten in Nietleben, Altscherbitz, Halle (Klinik), Hasserode (für schwachsinnige Mädchen) und Uchtspringe mit 28 Aerzten und 2699 Kr. (1473 m., 1226 w.), sowie 3 private zu Karlsfeld, Neinstedt (Idioten und Epileptische) und Gardelegen mit 5 Aerzten mit 566 Kr. (296 m., 270 w.), insgesammt 8 Anstalten mit 33 Aerzten und 3265 Kr. (1769 m., 1496 w.). Offene Cur-Anstalten bestehen in Suderode und Schmiedeberg mit 3 Aerzten.

Die Provinz **Schlesien** mit 4415309 E. hat 13 öffentliche Anstalten zn Breslau (Klinik und Wenzel Hanke'sches Krankenhaus), Brieg, Bunzlau, Freiburg, Görlitz, Kreuzburg, Leubus, Liegnitz (Idioten-Anstalt), Lublinitz, Plagwitz, Rybnik und Tost mit 42 Aerzten und 4923 Kr. (2512 m., 2411 w.), sowie 11 private Anstalten zu Breslau, Breslau-Pöpelwitz, Lissa, Obernigk (2), Scheibe, Schmiedeberg, Kraschnitz,

Leschnitz und Schreiberhau (die 3 letzten für Epileptiker und Idioten) mit 19 Aerzten und 1319 Kr. (686 m., 633 w.), zusammen 24 Anstalten mit 61 Aerzten und 6242 Kr. (3198 m., 3044 w.). Ausserdem eine Trinker-Heilstätte zu Leipe und eine offene Cur-Anstalt zu Obernigk mit 2 Aerzten.

Die Provinz **Schleswig-Holstein** mit 1286416 E. hat 4 öffentliche Anstalten zu Schleswig, Altona, Neustadt und die Idioten-Anstalt zu Kiel mit 11 Aerzten und 1468 Kr. (781 m., 687 w.), ausserdem 7 Privat-Anstalten in Schleswig (2, davon eine Idioten-Anstalt), Taarstedt, Hohenwestedt, Preetz, Rellingen und Kropp mit 8 Aerzten und 297 Kr. (204 m., 93 w.), insgesammt 11 Anstalten mit 19 Aerzten und 1765 Kr. (985 m., 780 w.). Offene Anstalten bestehen in Reinbeck und Stellingen mit 3 Aerzten, eine Trinker-Heil-Anstalt bei Ricklingen.

Das Königreich **Bayern**

mit 5818544 E. hat 13 öffentliche Anstalten und zwar 10 Heil- und Pflege-Anstalten in Würzburg, Bamberg, Erlangen, Karthaus-Prüll, Werneck, Klingenmünster, München, Deggendorf, Bayreuth und Gabersee, eine Heil-Anstalt in Kaufbeuren und 2 Pflege-Anstalten in Frankenthal und Irrsee mit 53 Aerzten und 5973 Kr. (3055 m., 2918 w.). Daneben bestehen 8 Privat-Anstalten zu Bayreuth, Gilgenberg, Neufriedheim und für Schwachsinnige zu Attl, Ecksberg, Gemünden, Holnstein und Neudettelsau mit 12 Aerzten und 1264 Kr. (560 m., 704 w.), im Ganzen also 21 Anstalten mit 65 Aerzten und 7237 Kr. (3615 m., 3622 w.). Psychiatrische Kliniken zu Erlangen, München, Würzburg. Offene Heil-Anstalten sind in Thalkirchen und Alexandersbad mit 3 Aerzten.

Das Königreich **Sachsen**

mit 3787688 E. hat 12 öffentliche Anstalten in Sonnenstein, Colditz, Dresden, Hubertusburg, Leipzig

(Georgenhaus), Untergöltsch, Zschadrass, eine Abtheilung für geisteskranke Verbrecher zu Waldheim, eine Anstalt für Epileptische in Hochweitzschen, zwei Anstalten für Idioten in Grosshennersdorf und Nossen und eine psychiatrische Klinik in Leipzig mit 54 Aerzten und 5913 Kr. (3023 m., 2890 w.). Es bestehen ausserdem 9 Privat-Anstalten in Lindenhof, Hartheck, Thonberg, Naundorf, Blasewitz, Leipzig-Anger, Möckern, Klein-Wachau und Dresden (die 5 letzten für Schwachsinnige) mit 8 Aerzten und 263 Kr. (126 m., 137 w.), zusammen also 21 Anstalten mit 62 Aerzten und 6176 Kr. (3149 m., 3027 w.). Offene Cur-Anstalten bestehen in Elsterberg, Königsbrunn, Kreischa und Tharandt mit 8 Aerzten.

Das Königreich **Württemberg**

mit 2081151 E. hat 5 öffentliche Anstalten zu Winnenthal, Schussenried, Zwiefalten, Weissenau und eine Klinik in Tübingen mit 25 Aerzten und 1703 Kr. (874 m., 829 w.). Ausserdem bestehen 10 Privat-Anstalten zu Pfullingen, Kennenburg, Göppingen, Gmünd, Ludwigsburg, zu Heggbach, Stetten und Mariaberg für Idioten und zu Friedrichshafen und Liebenau für Epileptische mit 16 Aerzten und 2133 Kr. (1070 m., 1063 w.). Insgesammt also 15 Anstalten mit 41 Aerzten und 3836 Kr. (1944 m., 1892 w.). Offene Heil-Anstalten existiren in Cannstatt, Herrenalb, Laichingen, Ludwigsburg, Stuttgart, Urach und Wildbad.

Das Grossherzogthum **Baden**

mit 1725464 E. hat 7 öffentliche Anstalten zu Pforzheim, Illenau, Bruchsal (für geisteskranke Sträflinge), Emmendingen, Hub und die beiden Kliniken zu Heidelberg und Freiburg mit 31 Aerzten und 2769 Kr. (1390 m., 1379 w.); es bestehen 3 Privat-Anstalten: eine Heil-Anstalt zu Neckargemünd und 2 Pflege-Anstalten für Idioten und Epileptische zu Herthen und Mosbach mit 4 Aerzten und 508 Kr. (360 m., 148 w.). Zusammen also 10 Anstalten mit 35 Aerzten und 3277 Kr. (1750 m., 1527 w.). Offene Anstalten bestehen in Baden-Baden (3), Eberbach, Konstanz (2), Triberg, Marbach mit 11 Aerzten.

Das Grossherzogthum **Hessen**

mit 1039020 E. hat 4 öffentliche Anstalten zu Hofheim, Heppenheim, Darmstadt (für Idioten) und die psychiatrische Klinik zu Giessen mit 19 Aerzten und 1497 Kr. (762 m., 735 w.). Eine Wasser-Heil-Anstalt besteht in Michelstadt.

Das Grossherzogthum **Mecklenburg-Schwerin**

mit 597436 E. hat 4 öffentliche Anstalten zu Rostock, Sachsenberg, Schwerin (Idioten) und die psychiatrische Klinik zu Gehlsheim bei Rostock mit 9 Aerzten und 910 Kr. (462 m., 448 w.). Zu Bad Stuer und Kleinen befinden sich Wasser-Heil-Anstalten, in Sophienbad bei Tessin ein Trinker-Asyl, in Rostock eine Klinik für Nervenkranke des Dr. Dornblüth.

Das Grossherzogthum **Mecklenburg-Strelitz**

mit 101540 E. hat eine öffentliche Anstalt zu Strelitz mit 1 Arzt und 117 Kr. (52 m., 65 w.).

Das Grossherzogthum **Oldenburg**

mit 373739 E. hat 2 öffentliche Anstalten zu Wehnen und Blankenburg mit 3 Aerzten und 422 Kr. (206 m., 216 w.) und eine Privat-Idioten-Anstalt zu Oldenburg mit 73 Kr. 44 m., 29 w.), zusammen also 3 Anstalten mit 4 Aerzten und 495 Kr. (250 m., 245 w.).

Das Grossherzogthum **Sachsen-Weimar** und das Fürstenthum **Schwarzburg-Sondershausen**,

ersteres mit 339217 E. und letzteres mit 78074 E. haben März 1856 einen Vertrag abgeschlossen (October 1879 erneuert), wonach letzteres seine Psychisch-Kranken in die beiden Anstalten Sachsen-Weimars mit unterbringt. Dies sind die Pflege-Anstalt in Blankenhain (1840) und die Heil-Anstalt in Jena (1804), neuerbaut 1879, zugleich Irrenklinik, mit zusammen 7 Aerzten und 524 Kr. (275 m., 249 w.); es bestehen ausserdem Privat-Anstalten zu Buttelstedt und Jena (für Schwachsinnige) mit 2 Aerzten und 37 Kr. (25 m., 12 w.), zusammen 4 Anstalten mit 9 Aerzten und 561 Kr. (300 m., 261 w.). Offene Cur-Anstalten existiren in Blankenhain, Ilmenau (2), und Eisenach mit 5 Aerzten.

Das Herzogthum **Sachsen-Meiningen**, das Herzogthum **Sachsen-Coburg-Gotha** und das Fürstenthum **Schwarzburg-Rudolstadt**,

das erste mit 234005 E., das zweite mit 216603 E., das dritte mit 88685 E., haben zusammen eine öffentliche Heil- und Pflege-Anstalt zu Hildburghausen mit 4 Aerzten und 538 Kr. (279 m., 259 w.). Offene Anstalten bestehen in Blankenburg in Thüringen, Friedrichroda, Elgersburg (3) und Sonneberg mit 9 Aerzten.

Das Herzogthum **Sachsen-Altenburg** und die Fürstenthümer **Reuss jüng. und ält. Linie**,

das erste mit 180313 E., das zweite mit 132130 E., das dritte mit 67468 E., haben zusammen eine öffentliche Heil- und Pflege-Anstalt in Roda mit 3 Aerzten und 309 Kr. (154 m., 155 w.)

Das Herzogthum **Anhalt**

mit 293298 E. hat 2 öffentliche Anstalten zu Bernburg und Hoym (Pflege-Anstalt) mit 4 Aerzten und 389 Kr. (198 m., 191 w.). Zwei offene Cur-Anstalten befinden sich in Ballenstedt mit 2 Aerzten.

Das Herzogthum **Braunschweig**

mit 434213 E. hat eine öffentliche Anstalt zu Königslutter mit 4 Aerzten und 471 Kr. (229 m., 242 w.), eine

Privat-Irren-Anstalt zu Fürstenau und eine Privat-Idioten-Anstalt zu Neuerkerode mit 2 Aerzten und 278 Kr. (150 m., 128 w.), zusammen also 3 Anstalten mit 6 Aerzten und 749 Kr. (379 m., 370 w.). Offene Cur-Anstalten in Blankenburg (3) und in Harzburg (2) mit 7 Aerzten.

Das Fürstenthum **Lippe**

mit 134 854 E. hat eine öffentliche Anstalt in Brake mit 2 Aerzten und 162 Kr. (80 m., 82 w.) und eine Privat-Idioten-Anstalt zu Lemgo mit 1 Arzt und 99 Kr. (47 m., 52 w.), zusammen also 2 Anstalten mit 3 Aerzten und 261 Kr. (127 m., 134 w.).

Die Fürstenthümer **Schaumburg-Lippe** und **Waldeck** mit 41 224, resp. 57 766 E. haben keine eigne Anstalten.

Die freie Stadt **Hamburg**

mit 681 632 E. hat 2 öffentliche Anstalten zu Friedrichsberg und Horn mit 8 Aerzten und 1550 Kr. (813 m., 737 w.) und 2 private Pflege-Anstalten zu Hamburg-Eimsbüttel und Alsterdorf (Idioten) mit 2 Aerzten und 587 Kr. (333 m., 254 w.), zusammen also 4 Anstalten mit 10 Aerzten und 2137 Kr. (1146 m., 991 w.).

Die freie Stadt **Bremen**

mit 196 404 E. hat eine öffentliche Anstalt mit 2 Aerzten und 230 Kr. (111 m., 119 w.) und zwei Privat-Anstalten zu Rockwinkel und Bremen (letztere für Schwachsinnige) mit 2 Aerzten und 60 Kr., zusammen also 4 Aerzte und 290 Kr.

Die freie Stadt **Lübeck**

mit 83 324 E. hat eine öffentliche Anstalt mit 2 Aerzten und 138 Kr. (74 m., 64 w.).

Elass-Lothringen

mit 1 640 986 E. hat 5 öffentliche Anstalten zu Stephansfeld-Hördt, Saargemünd und Strassburg (Klinik) und die Pflege-Anstalten zu Metz und Gorze mit 20 Aerzten und 2446 Kr. (1199 m., 1247 w.). ausserdem eine Privat-Idioten-Anstalt zu Bischweiler mit 1 Arzt und 165 Kr. (96 m., 69 w.), zusammen also 6 Anstalten mit 21 Aerzten und 2611 Kr. (1295 m., 1316 w.).

Kaiserthum Oesterreich.

Die deutschen Kronländer Oesterreichs, Böhmen, Kärnthen, Oesterreichisches Küstenland, Mähren, Nieder-Oesterreich, Ober-Oesterreich. Salzburg, Schlesien, Steyermark, Tyrol und Vorarlberg mit 16109650 E. hat 23 öffentliche Anstalten mit 116 Aerzten und 10865 Kr. (6012 m., 4853 w.), sowie 6 private Anstalten mit 14 Aerzten und 458 Kr. (264 m., 194 w.), insgesammt 29 Anstalten mit 122 Aerzten und 11323 Kr. (6266 m., 5057 w.). Psychiatrische Kliniken bestehen in Wien (2), Prag, Graz. Innsbruck.

Es besteht in Wien ein Verein für Psychiatrie und forensische Psychologie, und von demselben werden herausgegeben die „Jahrbücher für Psychiatrie", redigirt von J. Fritsch, M. Gauster, von Krafft-Ebing, A. Pick unter Verantwortung von J. Fritsch. Wien, Fr. Deuticke.

Königreich **Böhmen** mit 6021639 E. hat 4 öffentliche Anstalten in Prag, dort auch eine Klinik, Dobřan und Kosmanos mit 26 Aerzten und 3571 Kr. (2149 m., 1422 w.) und eine Privat-Idioten-Anstalt zu Prag mit 1 Arzt und 72 Kr. (48 m., 24 w.), zusammen 5 Anstalten mit 27 Aerzten und 3643 Kr. (2197 m., 1446 w.).

Kronland **Kärnthen** mit 368255 hat eine öffentliche Anstalt in Klagenfurt mit 2 Aerzten und 247 Kr. (133 m., 114 w.).

Oesterreichisches Küstenland mit 719073 E. hat eine öffentliche Anstalt in Triest mit 3 Aerzten und 108 Kr. (59 m., 49 w.).

Kronland **Nieder-Oesterreich** mit 2860889 E. hat 6 öffentliche Anstalten in Wien (zugleich I. Klinik), II. Klinik in Wien, Ybbs, Klosterneuburg, Kierling-Gugging und Langenlois mit 44 Aerzten und 2666 Kr. (1435 m.,

1231 w.), ausserdem 4 Privat-Anstalten zu Wien (Dr. Svetlin und Dr. Pokorny), Oberdöblingen und Inzersdorf mit 12 Aerzten und 226 Kr. (130 m., 96 w.), insgesammt 10 Anstalten mit 56 Aerzten und 2892 Kr. (1565 m., 1327 w.).

Kronland **Mähren** mit 2352470 E. hat 2 öffentliche Anstalten zu Brünn und Sternberg mit 14 Aerzten und 1303 Kr. (714 m., 589 w.).

Kronland **Ober-Oesterreich** mit 810601 E. hat eine öffentliche Anstalt in Niedernhart mit 3 Aerzten und 529 Kr. (257 m., 272 w.).

Kronland **Salzburg** mit 179713 E. hat eine öffentliche Anstalt in Salzburg mit 2 Aerzten und 94 Kr. (48 m., 46 w.).

Kronland **Schlesien** mit 634324 E. hat eine öffentliche Anstalt in Troppau mit 3 Aerzten und 393 Kr. (201 m., 192 w.).

Kronland **Steiermark** mit 1324009 E. hat 3 öffentliche Anstalten in Feldhof (mit Filiale), die Klinik in Graz und die Pflege-Anstalt Schwanberg mit 11 Aerzten und 1303 Kr. (674 m., 629 w.), ferner eine Privat-Idioten-Anstalt zu Bruck a. M. mit 1 Arzt und 160 Kr. (86 m., 74 w.), im Ganzen also 4 Anstalten mit 12 Aerzten und 1465 Kr. (762 m., 703 w.).

Kronland **Tyrol** und **Vorarlberg** mit 938677 E. hat 3 öffentliche Anstalten in Hall, Valduna und Brgine mit 8 Aerzten und 651 Kr. (332 m., 319 w.). Die Anstalt in Hall wird als psychiatrische Klinik der Universität Innsbruck benutzt.

Schweiz

mit 2917754 E. (letzte Zählung 1. December 1888) hat 22 öffentliche Anstalten mit 52 Aerzten und 6364 Kr. (3006 m., 3358 w.) und 20 Privat-Anstalten mit 20 Aerzten und 1124 Kr. (495 m., 629 w.), zusammen 42 Anstalten mit 72 Aerzten und 7488 Kranken, sodass auf 100000 E. 201 in Anstalten untergebrachte Kranke und in den Anstalten auf 1 Arzt durchschnittlich 103 Kranke kommen.

An den Universitäten Bern, Zürich, Basel, Genf und

Lausanne wird unter Benutzung der nahen Anstalten psychiatrische Klinik abgehalten.

Vereine zur Fürsorge für entlassene Geisteskranke bestehen in den Cantonen Aargau, Appenzell, Basel, Bern, Graubünden, St. Gallen, Luzern. Thurgau und Zürich.

Canton **Aargau** mit 193580 E. hat eine öffentliche Anstalt in Königsfelden mit 4 Aerzten und 617 Kr. (260 m., 357 w.) und 2 private Anstalten für Schwachsinnige, Schloss Biberstein und Bremgarten mit 2 Aerzten und 209 Kr., zusammen 3 Anstalten mit 5 Aerzten und 826 Kr.

Canton **Appenzell** (A.-Rh. u. J.-Rh.) mit 66997 E. hat keine Anstalt.

Canton **Basel-Land** mit 61941 E. hat eine öffentliche Anstalt zu Liestal mit 2 Aerzten und 140 Kr. (66 m., 74 w.).

Canton **Basel-Stadt** mit 73749 E. hat eine öffentliche Anstalt zu Basel mit 4 Aerzten und 248 Kr. (114 m., 134 w.) und eine private Anstalt für schwachsinnige Kinder in Basel mit 22 Plätzen.

Canton **Bern** mit 536679 E. hat 2 öffentliche Anstalten zu Waldau (Klinik) und Münsingen mit 8 Aerzten und 906 Kr. (380 m., 526 w.), 2 Privat-Anstalten zu Münchenbuchsee und Spiez mit 2 Aerzten und 64 Kr. (27 m., 37 w.), eine Privat-Anstalt für Epileptische Bethesda in Tschugg mit 80 Plätzen und 2 Trinker-Anstalten zu Nüchtern bei Kirchlindach und Herzogenbuchsee mit 35 Plätzen. — Eine dritte öffentliche Anstalt zu Bellelay ist im Bau begriffen.

Canton **Freiburg** mit 119155 E. hat eine öffentliche Anstalt in Marsens mit 2 Aerzten und 173 Kr. (89 m., 84 w.).

Canton **St. Gallen** mit 228174 E. hat 2 öffentliche Anstalten in St. Pirminsberg und Wil mit 5 Aerzten und 620 Kr. (318 m., 302 w.)

Canton **Genf** mit 105500 E. hat eine öffentliche Anstalt zu Vernets mit 2 Aerzten und 186 Kr. (92 m., 94 w.) und eine Privat-Anstalt für Epileptische zu Petit-Lancy mit 20 Plätzen.

Canton **Graubünden** mit 94810 E. hat 2 öffentliche Anstalten Waldhaus und Realta mit 2 Aerzten und 253 Kr. (135 m., 118 w.).

Canton **Luzern** mit 135360 E. hat eine öffentliche Anstalt St. Urban mit 2 Aerzten und 407 Kr. (197 m., 210 w.).

Canton **Neuchâtel** mit 108153 E. hat 2 öffentliche Anstalten zu Préfargier und Perreux mit 5 Aerzten und 270 Kr. (158 m., 112 w.) und eine Privat-Anstalt Bellevue bei Neuveville mit 1 Arzt und 16 Kr. (2 m., 14 w.), zusammen 3 Anstalten mit 6 Aerzten und 286 Kr. (160 m., 126 w.).

Canton **Schaffhausen** mit 37783 E. hat eine öffentliche Anstalt zu Breitenau mit 2 Aerzten und 155 Kr. (77 m., 77 w.).

Canton **Solothurn** mit 85621 E. hat eine öffentliche Anstalt zu Rosegg mit 2 Aerzten und 285 Kr. (152 m., 133 w.) und eine Privat-Anstalt für Schwachsinnige in Kriegstetten mit 50 Plätzen.

Canton **Tessin** mit 126751 E.: Anstalt Mendrisio im Bau befindlich.

Canton **Thurgau** mit 104678 E. hat 2 öffentliche Anstalten zu Münsterlingen und Katharinenthal mit 3 Aerzten und 433 Kr. (172 m., 261 w.), ausserdem 2 Privat-Anstalten zu Littenheid und Mauren (für Schwachsinnige) mit 2 Aerzten und 133 Kr. (73 m., 60 w.), zusammen 4 Anstalten mit 5 Aerzten und 566 Kr. (245 m., 321 w.). 2 offene Cur-Anstalten zu Bellevue bei Kreuzlingen und Mammern mit zusammen 5 Aerzten.

Canton **Waadt** mit 247655 E. hat eine öffentliche Anstalt Bois de Céry mit 3 Aerzten und 467 Kr. (224 m., 243 w.), eine Privat-Anstalt La Métairie mit 2 Aerzten und 21 Kr. (10 m., 11 w.), ein Asyl für schwachsinnige Kinder zu Étry mit 40 Plätzen und ein Trinker-Asyl zu Trélex mit 22 Plätzen.

Canton **Zürich** mit 337183 E. hat 2 öffentliche Anstalten Burghölzli (Klinik der Universität Zürich) und Rheinau mit 6 Aerzten und 1103 Kr. (602 m., 501 w.), ausserdem 2 Privat-Anstalten zu Stammheim und Kilchberg mit

2 Aerzten und 274 Kr. (99 m., 173 w.), ferner eine öffentliche Anstalt für Epileptische auf dem Rüti mit 1 Arzt und 149 Kr. (48 m., 101 w.), 3 Privat-Anstalten für Schwachsinnige zu Regensberg, Hottingen, Wädenswyl mit ca. 180 Plätzen und ein Trinker-Asyl Ellikon mit Platz für 35 Männer.

Die Cantone **Glarus** mit 33825 E., **Obwalden** mit 15043 E., **Niedwalden** mit 12538 E., **Uri** mit 17249 E., **Schwyz** mit 50307 E., **Wallis** mit 105509 E. und **Zug** mit 23029 E. haben bisher keine Irren-Anstalten.

Russland.

In den Ostseeprovinzen Russlands mit 2386662 E. bestehen 5 öffentliche Heil- und Pflege-Anstalten. die Irrenabtheilung in Reval für Esthland, die Anstalten in Alexandershöhe für Livland, in Rothenberg für die Stadt Riga, die Irrenabtheilung in Mitau für Kurland und die psychiatrische Klinik an der Universität Dorpat mit zusammen 14 Aerzten und 760 Kr. (428 m., 332 w.). Ferner 2 Privat-Anstalten: Abtheilung im Hospital der Diakonissen-Anstalt zu Reval und die Anstalt Sassenhof bei Riga mit 3 Aerzten und 58 Kr. (29 m., 29 w.). Insgesammt 7 Anstalten mit 17 Aerzten und 818 Kr. (457 m., 361 w.).

Grossherzogthum Luxemburg

mit 217583 E. hat eine Irren-Anstalt in Ettelbrück mit 2 Aerzten und 389 Kr. (193 m., 196 w.).

C.

Tabellarische Uebersicht

über Zahl, Kranken- und Aerztestand der öffentlichen und privaten Anstalten und über das Verhältniss von Kranken- und Einwohnerzahl, sowie von Kranken- und Aerztezahl der Anstalten in den einzelnen Ländern des Deutschen Sprachgebietes.

I. D

Land	Einwohner-zahl	Oeffentliche Anstalten			Priva
		Zahl	Aerzte	Kranken-bestand	Zahl
Kgr. Preussen	31 855 470	77	308	30 026	79
Stadt Berlin	1 667 304	4	43	3 254	—
Prov. Brandenburg	2 821 695	6	24	3 211	10
„ Hannover	2 422 020	5	21	2 225	6
„ Hessen-Nassau	1 756 802	6	25	2 878	6
„ Hohenzollern	65 752	1	2	93	—
„ Pommern	1 574 147	5	16	1 293	2
„ Westfalen	2 701 420	5	17	2 242	7
„ Posen	1 828 658	4	13	1 483	1
„ Ostpreussen	2 006 689	3	15	1 882	2
„ Westpreussen	1 494 360	4	13	1 396	—
Rheinprovinz	5 106 002	12	37	4 229	24
Prov. Sachsen	2 698 549	5	28	2 699	3
„ Schlesien	4 415 309	13	42	4 923	11
„ Schleswig-Holstein	1 286 416	4	11	1 468	7
Kgr. Bayern	5 818 544	13	53	5 973	8
„ Sachsen	3 787 688	12	54	5 913	9
„ Württemberg	2 081 151	5	25	1 703	10
Grossh. Baden	1 725 464	7	31	2 769	3
„ Hessen	1 039 020	4	19	1 497	—
„ Mecklenburg-Schwerin	597 436	4	9	910	—
„ „ Strelitz	101 540	1	1	117	-
„ Oldenburg	373 739	2	3	422	1
„ Sachsen-Weimar	339 217	2	7	524	2
Fürst. Schwarzb.-Sondershausen	78 074				
Herz. Sachsen-Meiningen	234 005				
„ „ -Coburg-Gotha	216 603	1	4	538	-
Fürst. Schwarzburg-Rudolstadt	88 685				
Herz. Sachsen-Altenburg	180 313				
Fürst. Reuss ältere Linie	132 130	1	3	309	...
„ „ jüngere	67 468				
Herz. Anhalt	293 298	2	4	389	—
„ Braunschweig	434 213	1	4	471	2
Fürst. Lippe	134 854	1	2	162	1
Hamburg	681 632	2	8	1 550	2
Bremen	196 404	1	2	230	2
Lübeck	83 324	1	2	138	—
Elsass-Lothringen	1 640 986	5	20	2 446	1
Deutsches Reich	52 279 901	142	559	55 877	120

II. Die Deutschen Kronländer

Land	Einwohnerzahl	Oeffentliche Anstalten			Private An-	
		Zahl	Aerzte	Krankenbestand	Zahl	Aerzte
Böhmen	6 021 639	4	26	3 571	1	1
Kärnthen	368 255	1	2	247	—	—
Küstenland	719 073	1	3	108	—	—
Niederösterreich	2 860 889	6	44	2 666	4	12
Mähren	2 352 470	2	14	1 303	—	—
Oberösterreich	810 601	1	3	529	—	—
Salzburg	179 713	1	2	94	—	—
Schlesien	634 324	1	3	393	—	—
Steiermark	1 324 009	3	11	1 303	1	1
Tirol u. Vorarlberg	938 677	3	8	651	—	—
Zusammen	16 109 650	23	116	10 865	6	14

III. Die

Aargau	193 580	1	4	617	2	2
Appenzell	66 997	—	—	—	—	—
Baselland	61 941	1	2	140	—	—
Baselstadt	73 749	1	4	248	1	1
Bern	536 679	2	8	906	5	5
Freiburg	119 155	1	2	173	—	—
St. Gallen	228 174	2	5	620	—	—
Genf	105 509	1	2	186	1	1
Glarus	33 825	—	—	—	—	—
Graubünden	94 810	2	2	253	—	—
Luzern	135 360	1	2	407	—	—
Neuchâtel	108 153	2	5	270	1	1
Schaffhausen	37 783	1	2	155	—	—
Schwyz	50 307	—	—	—	—	—
Solothurn	85 621	1	2	285	1	1
Tessin	126 751	—	—	—	—	—
Thurgau	104 678	2	3	433	2	2
Uri	17 249	—	—	—	—	—
Oberwalden	15 043	—	—	—	—	—
Niederwalden	12 538	—	—	—	—	—
Waadt	247 655	1	3	467	2	2
Wallis	105 509	—	—	—	—	—
Zürich	337 183	3	7	1 252	5	5
Zug	23 029	—	—	—	—	—
Die ganze Schweiz	2 917 754	22	52	6 364	20	20

IV. Die Ostsee-

	2 386 662	5	14	760	2	3

V. Grossherzogthum

	217 583	1	2	389	—	—

Oesterreich-Ungarns.

stalten Krankenbestand	Oeffentliche und private Anstalten Zahl	Aerzte	Krankenbestand	Auf 100000 E. kommen Kranke in Anstalten	In diesen Anstalten kommt 1 Arzt auf Kranke	1 Kranker in der Anstalt kommt auf Seelen der Bevölkerung	
72	5	27	3 643	60	134	1 653	Böhmen
—	1	2	247	67	123	1 328	Kärnthen
—	1	3	108	15	36	6 658	Küstenland
226	10	56	2 892	101	51	989	Niederösterreich
—	2	14	1 303	55	43	1 809	Mähren
—	1	3	529	64	176	1 721	Oberösterreich
—	1	2	94	52	47	1 911	Salzburg
—	1	3	393	62	131	1 614	Schlesien
160	4	12	1 463	110	122	905	Steiermark
—	3	8	651	61	81	1 440	Tirol u. Vorarlberg
458	29	122	11 323	64	94	2002	Zusammen

Schweiz.

209	3	5	826	422	165	234	Aargau
—	—	—	—	—	—	—	Appenzell
—	1	2	140	227	70	442	Baselland
22	2	5	270	366	54	273	Baselstadt
159	7	13	1 065	200	82	503	Bern
—	1	2	173	145	86	687	Freiburg
—	2	5	620	271	104	367	St. Gallen
20	2	3	206	196	(68)	512	Genf (512)
—	—	—	—	—	—	—	Glarus
—	2	2	253	268	126	374	Graubünden
—	1	2	407	301	203	330	Luzern
16	3	6	286	250	44	378	Neuchâtel
—	1	2	155	418	77	243	Schaffhausen
—	—	—	—	—	—	—	Schwyz
50	2	3	335	394	111	226	Solothurn
—	—	—	—	—	—	—	Tessin
133	4	5	566	544	113	186	Thurgau
—	—	—	—	—	—	—	Uri
—	—	—	—	—	—	—	Oberwalden
—	—	—	—	—	—	—	Niederwalden
61	3	5	528	213	105	468	Waadt
—	—	—	—	—	—	—	Walis
454	8	12	1 708	507	142	192	Zürich
—	—	—	—	—	—	—	Zug
1 124	42	72	7 488	201	103	361	Schweiz

provinzen Russlands.

58	7	17	818	343	48	2 917

Luxemburg.

—	1	2	389	178	194	558

D.

Verhältniss der Kranken in den Anstalten für Psychisch-Kranke und Psychisch-Schwache zu der Einwohnerzahl der einzelnen Länder und Vergleich desselben mit den in den Jahren 1852[1]), 1864[2]), 1874[3]), 1881[4]) und 1890[5]) aufgestellten entsprechenden Verhältnissen[6]).

1 Kranker in der Anstalt kommt auf Seelen der Bevölkerung:

	1852	1864	1874	1881	1890	1898
A. Deutsches Reich.						
Kgr. Preussen	5 350	2 419	1 803	1 406	905	744
Prov. Brandenburg	3 245	1 758	1 218	1 070	600	695[7])
„ Hannover	3 185	1 542	1 201	1 029	718	672
„ Hessen-Nassau	2 829	1 374	1 330	994	683	496
„ Hohenzollern	6 000	1 219	1 219	1 185	940	707
„ Pommern	10 235	6 396	4 589	1 846	1 188	719
„ Posen	12 182	9 791	7 843	4 263	2 437	1 218
„ Ost-Preussen	16 021	4 403	4 152	3 316	1 775	731
„ West-Preussen				3 813	1 461	1 076
„ Rheinland	3 216	2 713	1 245	1 104	754	701
„ Sachsen	5 365	3 462	2 596	1 754	1 220	823
„ Schlesien	6 593	3 298	2 605	1 887	1 121	707
„ Schleswig-Holstein	1 895	1 373	1 039	1 051	876	729
„ Westphalen	5 385	2 152	1 894	1 072	737	517
Kgr. Bayern	6 019	1 855	1 663	1 285	966	817
„ Sachsen	2 519	1 053	983	883	740	613
„ Württemberg	6 527	2 427	1 393	946	719	538
Grossh. Baden	2 316	1 540	1 540	1 407	663	526
„ Hesssen	2 361	1 280	1 211	1 064	920	693
„ Mecklenb.-Schwerin	2 017	1 074	1 075	876	704	656
„ „ -Strelitz	10 480	1 253	1 267	1 453	974	883
„ Oldenburg	3 375	1 146	1 146	1 429	1 064	757
„ Sachsen-Weimar	4 266	1 682	1 536	1 373	887	743
Fürst. Schwarzb.-Sondersh.	4 833					

1) H. Laehr. Ueber Irrsinn und Irrenanstalten. Halle, Pfeffer. 1852. S. 239.

2) —, Die Irrenanstalten Deutschlands am 1. Januar 1865. Berlin. Hirschwald. S. 109.

3) —, Die Heil- und Pflege-Anstalten für Psychisch-Kranke in Deutschland, der Schweiz und den benachbarten Ländern. Berlin, Reimer 1875. S. 173.

4) —, Die Heil- und Pflege-Anstalten für Psychisch-Kranke des deutschen Sprachgebietes. Berlin, Reimer 1882. S. 231.

5) —, Dasselbe. 1890.

6) Für 1852 und 1864 ist die Zahl der öffentlichen Kranken berechnet. für 1874, 1881, 1889 die der öffentlichen und privaten. — Vergl. noch: H. Laehr, Die Irrenanstalten Deutschlands im Beginne des Jahres 1858. Allg. Ztschr. f. Psych. Bd. 15. —, Die Irrenanstalten Deutschlands im Jahre 1861. Mit 61 Holzschnitten. Allg. Ztschr. f. Psych. Bd. 19, Suppl.

7) (Berlin 543).

	1852	1864	1874	1881	1890	1898
Herz. Sachsen-Meiningen	5 104					
„ „ -Coburg-Gotha	7 764	2 363	2 198	1 579	1 126	1 000
Fürst. Schwarzb.-Rudolstadt	2 413					
Herz. Sachsen-Altenburg						
Fürst. Reuss jüngere Linie	1 828	1 309	1 308	1 077	1 038	1 228
„ „ ältere „						
Herz. Anhalt	3 083	1 407	1 407	965	501	754
„ Braunschweig	4 427	1 857	1 187	801	622	579
Fürst. Lippe	1 472	915	910	1 045	578	517
Hamburg	339	511	427	348	310	318
Bremen	2 576	1 110	930	1 291	546	677
Lübeck	1 376	532	532	662	525	596
Elsass-Lothringen	—	1 825	1 299	850	683	628
Deutsches Reich	—	1 934	1 561	1 308	843	688
B. Die deutschen Länder Oesterreichs.						
Böhmen	9 311	4 356	4 183	3 597	2 137	1 653
Kärnthen	10 625	8 786	8 786	2 117	1 469	1 328
Oesterr. Küstenland	4 166	4 166	4 166	6 785	6 360	6 658
Mähren	19 584	4 748	4 748	4 612	2 963	1 809
Nieder-Oesterreich	2 163	1 492	1 304	1 244	1 191	989
Ober-Oesterreich	6 316	2 750	2 750	2 211	1 665	1 721
Salzburg	9 500	3 291	3 291	3 591	4 306	1 911
Schlesien	—	9 682	9 682	9 016	4 773	1 614
Steiermark	5 815	4 198	4 198	2 113	1 241	905
Tyrol und Vorarlberg	6 250	3 104	3 103	2 432	1 423	1 440
Die deutschen Länder Oesterreichs	6 855	3 500	3 315	2 687	1 853	2 002
C. Die Schweiz.						
Canton Aargau	—	795	795	464	349	234
„ Baselland	—	567	568	516	545	442
„ Baselstadt	—	604	472	623	295	273
„ Bern	—	1 354	1 019	1 172	977	503
„ Freiburg	—	—	—	1 030	781	687
„ St. Gallen	—	798	750	704	679	367
„ Genf	—	678	686	949	667	512
„ Graubünden	6 315	2 803	2 834	2 878	2 092	374
„ Luzern	—	—	—	474	353	330
„ Neuchâtel	—	788	789	810	886	378
„ Solothurn	—	374	374	434	389	226
„ Thurgau	—	341	294	275	272	186
„ Waad	—	906	804	643	556	468
„ Zürich	—	476	465	344	270	192
Schweiz	—	985	901	719	585	361
D. Ostseeprovinzen	—	8 103	7 433	7 664	3 406	2 917
E. Luxemburg	9 723	—	—	—	681	558

Personen-Register.

Nachtrag.

Seite 47. Aerzte der städtischen Irren-Anstalt zu Breslau sind: Primärarzt Dr. Hahn; Oberarzt Dr. Kahlbaum; Assistenzärzte Dr. Liepmann und Dr. Storch.

Seite 48. Am Centralgefängniss in Breslau besteht eine Abtheilung für geisteskranke Strafgefangene unter Privatdocent Dr. Bonhoeffer.

Seite 85. Ermatingen am Bodensee (Schweiz). Abstinenz-Sanatorium.
Leitender Arzt: Dr. Liebetanz.

Seite 152. Kraschnitz (Provinz Schlesien). Deutsches Samariter-Ordensstift. Anstaltsarzt ist jetzt Dr. Fengler.

Seite 196. Nesse bei Loxstedt (Provinz Hannover). Cur-Pension für Alkoholkranke. Arzt: Dr. Arens.

Weimar. — Hof-Buchdruckerei.

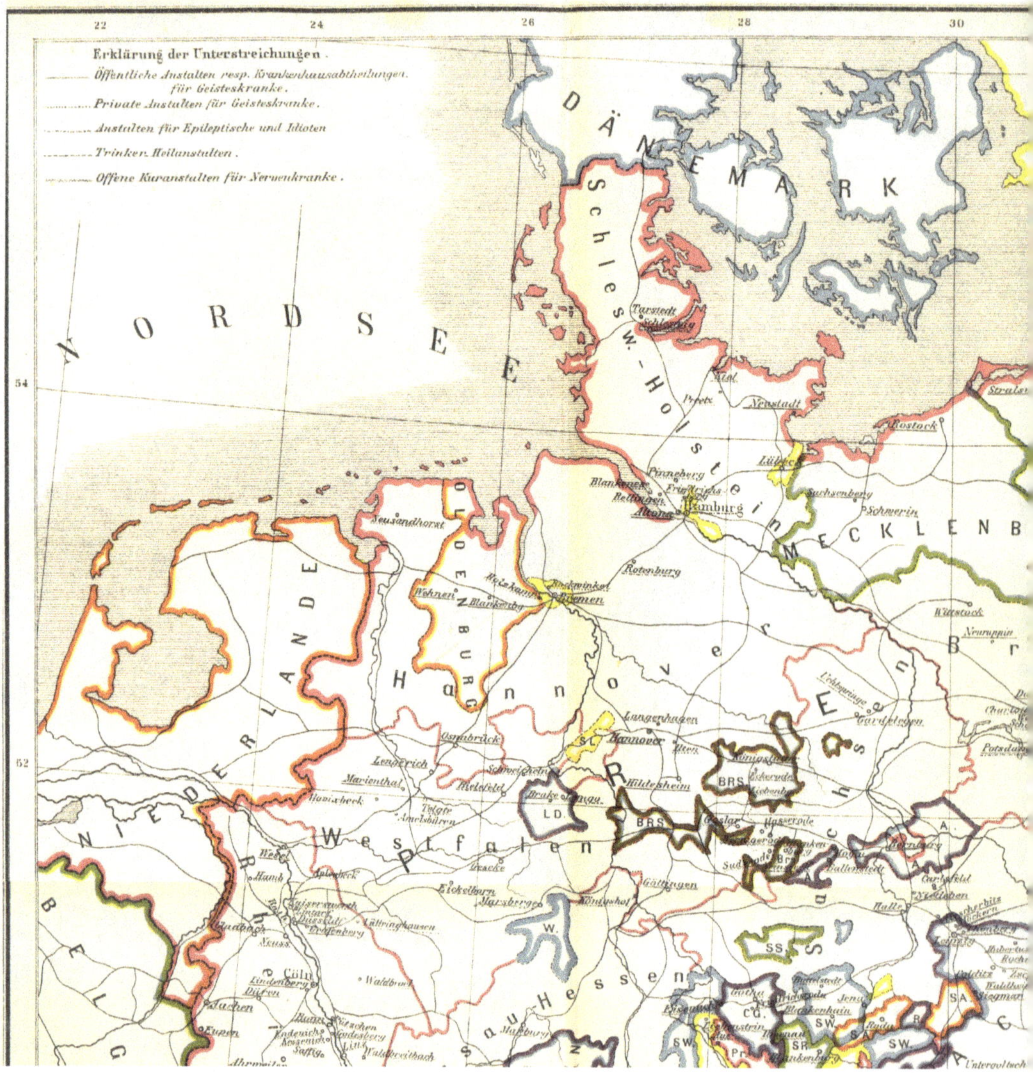

22
24
26
28
30
Erklärung der Unterstreichungen.
Öffentliche Anstalten resp. Krankenhausabtheilungen für Geisteskranke.
Private Anstalten für Geisteskranke.
Anstalten für Epileptische und Idioten
Trinker-Heilanstalten.
Offene Kuranstalten für Nervenkranke.
NORDSEE
DÄNEMARK
Schlesw.-Holstein
MECKLENB
NIEDERLANDE
OLDENBURG
Hannover
Westfalen
Hessen
Hamburg
Altona
Bremen
Rostock
Lübeck
Schwerin
Osnabrück
Hannover
Hildesheim
Göttingen
Bielefeld
Lengerich
Marienthal
Langenhagen
Rotenburg
Neustadt
Wittstock
Neuruppin
Potsdam
Halle
Leipzig
Gotha
Jena
Cöln
Aachen
Düren
Eupen
Marburg
Goslar
Bernburg
54
52

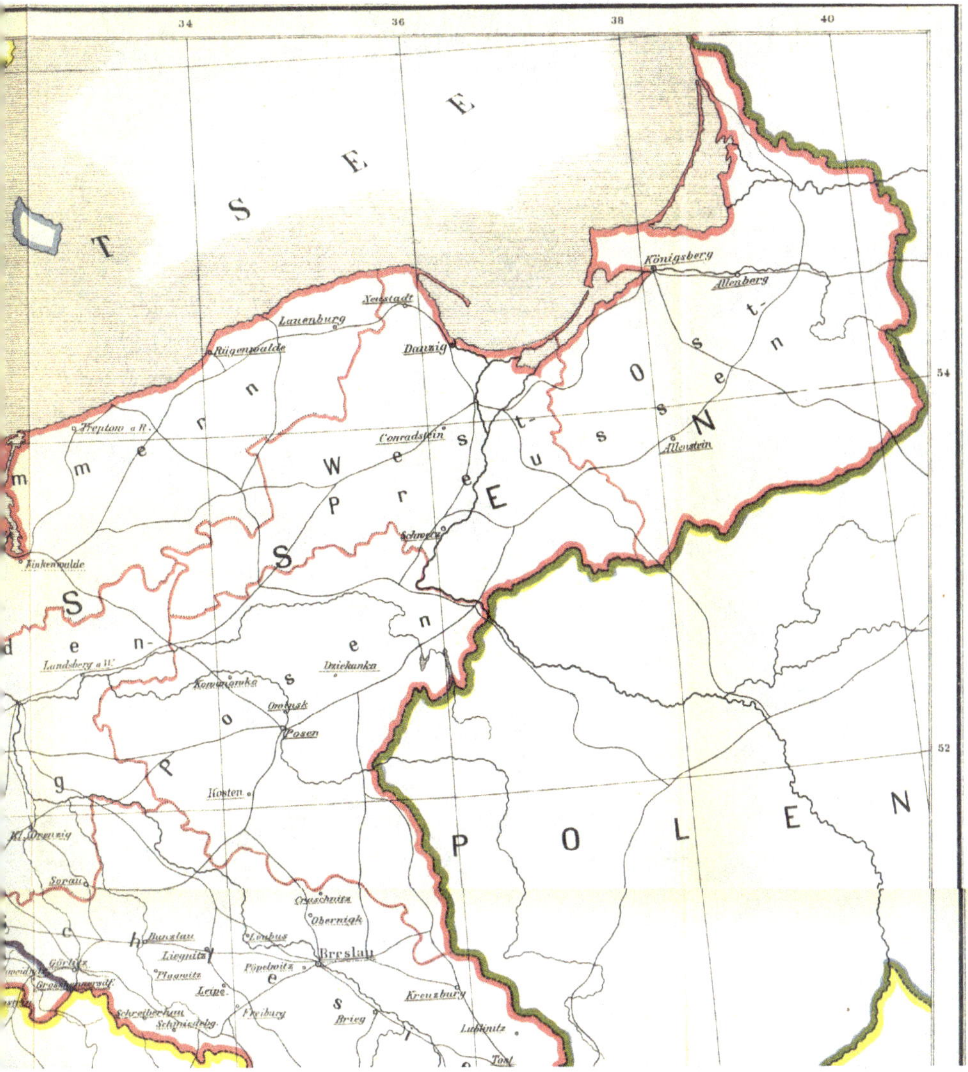
34
36
38
40
54
52
Königsberg
Allenberg
Neustadt
Lauenburg
Rügenwalde
Danzig
Treptow a. R.
Conradstein
Allenstein
Schwetz
Landsberg a. W.
Dziekanka
Posen
Kosten
Sorau
Obernigk
Bunzlau
Liegnitz
Leubus
Breslau
Kreuzburg
Brieg
Lublinitz
POLEN

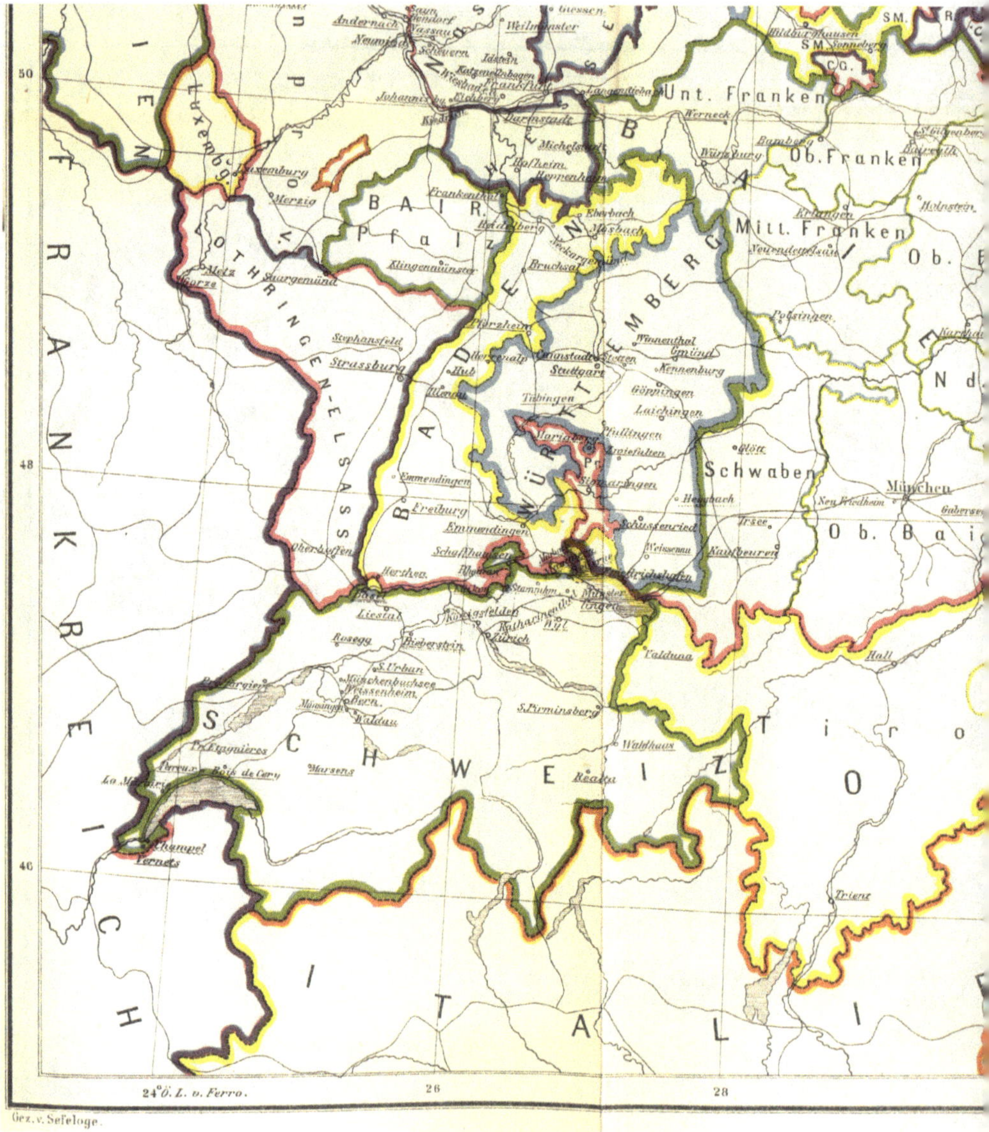

Gez. v. Sefeloge.

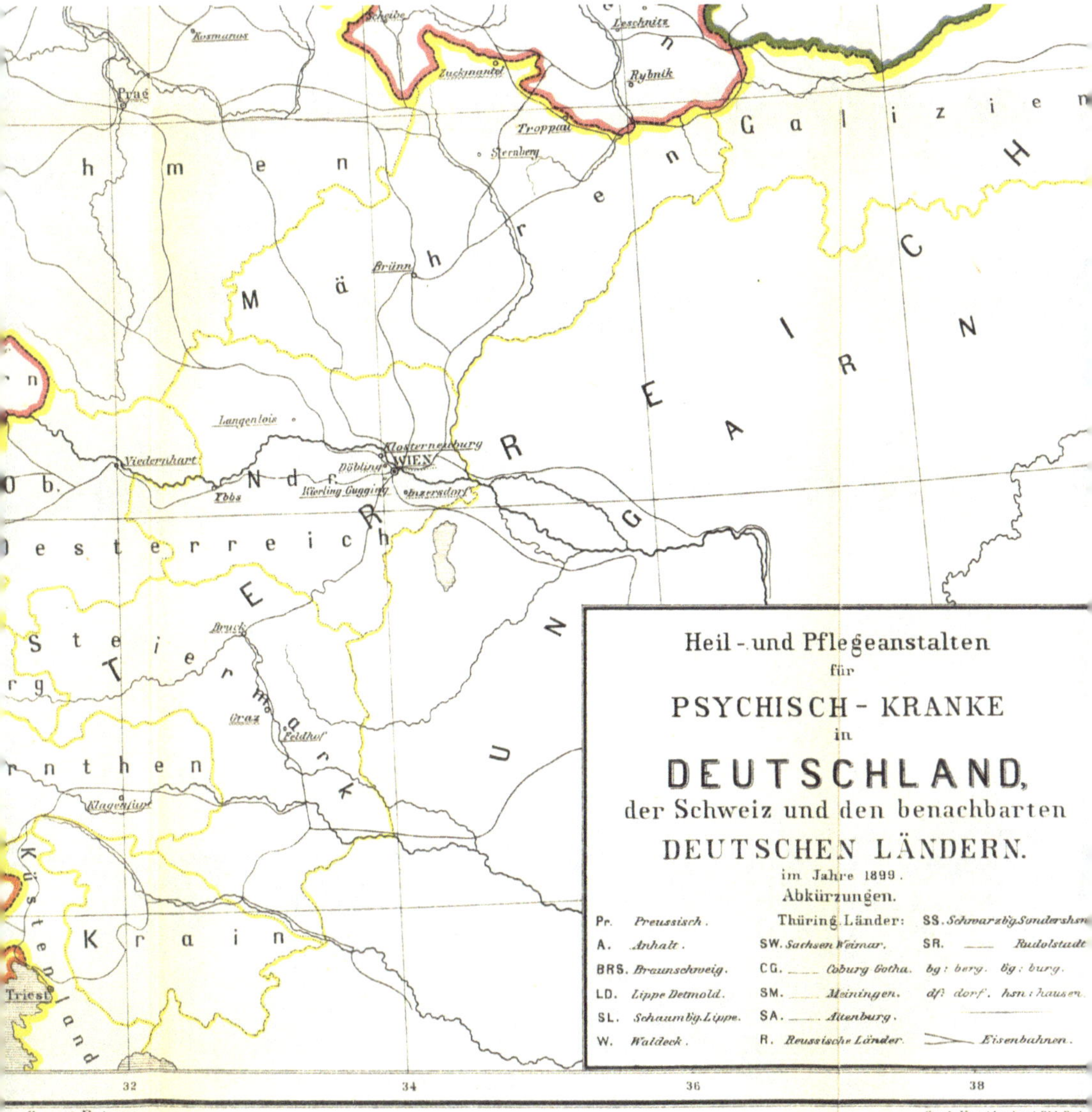

v. Georg Reimer.

Graph. Kunstdruckerei Rich Fuchs

FSC
www.fsc.org
MIX
Papier | Fördert gute Waldnutzung
FSC® C083411

Kolibri 360 GmbH
Ferdinand-Jühlke-Straße 7
99095 Erfurt, Deutschland
produktsicherheit@kolibri360.de